JN229181

双極性障害

病態の理解から治療戦略まで

第3版

加藤 忠史

理化学研究所 脳神経科学研究センター
精神疾患動態研究チーム チームリーダー

医学書院

〈著者略歴〉

加藤忠史（かとう・ただふみ）

理化学研究所脳神経科学研究センター　精神疾患動態研究チーム　チームリーダー

博士（医学），精神保健指定医，日本精神神経学会専門医・指導医

1988 年東京大学医学部卒業．同附属病院にて臨床研修．1989 年滋賀医科大学附属病院精神科助手．1994 年同大学にて博士（医学）取得．1995〜1996 年文部省在外研究員としてアイオワ大学精神科にて研究に従事．1997 年東京大学医学部精神神経科助手，1999 年同講師．2001 年理化学研究所脳科学総合研究センター精神疾患動態研究チーム　チームリーダー，2018 年より現職．

非常勤等：東京大学大学院医学系研究科脳機能動態学連携講座教授，六番町メンタルクリニック非常勤医師，日本医療研究開発機構（AMED）脳科学研究戦略推進プログラム　プログラムスーパーバイザー，*Psychiatry and Clinical Neurosciences* 誌 Editor-in-Chief，日本うつ病学会理事・双極性障害委員長，他

著書，論文：『双極性障害　第 2 版—双極症 I 型・II 型への対処と治療』（ちくま新書，2019 年），『臨床脳科学—心から見た脳』（岩崎学術出版，2018 年），『うつ病治療の基礎知識』（筑摩選書，2014 年），『岐路に立つ精神医学』（勁草書房，2013 年），英語論文（原著・総説）273 編，他

受賞歴：国際双極性障害学会 Mogens Schou 賞（2019），Brain and Behavior Research Foundation Colvin 賞（2017），ブレインサイエンス振興財団 塚原仲晃記念賞（2014），他

双極性障害—病態の理解から治療戦略まで

発　行	1999 年　5 月 21 日	第 1 版第 1 刷		
	2006 年 10 月 20 日	第 1 版第 4 刷		
	2011 年　5 月 15 日	第 2 版第 1 刷		
	2012 年　8 月 15 日	第 2 版第 2 刷		
	2019 年　6 月 15 日	第 3 版第 1 刷Ⓒ		
	2019 年 12 月　1 日	第 3 版第 2 刷		

著　者　加藤忠史

発行者　株式会社　医学書院

　　　　代表取締役　金原　俊

　　　　〒113-8719　東京都文京区本郷 1-28-23

　　　　電話　03-3817-5600（社内案内）

印刷・製本　アイワード

本書の複製権・翻訳権・上映権・譲渡権・貸与権・公衆送信権（送信可能化権を含む）は株式会社医学書院が保有します．

ISBN978-4-260-03917-8

第3版の序

　第2版の出版から，はや8年が経過した.

　この間にラモトリギン，アリピプラゾール，クエチアピンの双極性障害に対する適応拡大が行われ，治療の選択肢が増えた.

　2011年には日本うつ病学会による『双極性障害の治療ガイドライン』が発行され，日本における双極性障害治療の均てん化が図られた．8年前には，過少診断が懸念されていたが，今では双極Ⅱ型障害の過剰診断が懸念されるほどの状況となっている.

　この間に最も進んだのは，おそらく病態研究であろう．日本でも約3,000名でのゲノムワイド関連研究が行われ，新たな候補遺伝子が見出されるなど，大きな進歩があった.

　そして，第2版の折には，「双極性障害」という名前が定着してきた，と書いたが，今度はまもなく発行される予定のICD-11から，bipolar disorderの日本語訳が「双極症」と変更される見通しとなり，病名も次のステージに進もうとしている.

　このように，双極性障害を巡る状況はめまぐるしく変化し，その情報量も膨大であり，全分野に対し，最新情報を正確に伝えることが一人の人間に可能なのか，そして自分が果たしてそれにふさわしいのか，と自問自答しながら本書を改訂した次第である.

　そんな訳で，双極性障害に関する膨大な文献すべてを網羅できたとは言えないが，双極性障害について筆者が理解している内容をコンパクトにまとめ，双極性障害の概観をつかめる本ということであれば，本書の意義もあるかも知れないと考え，何とか改訂を終えた次第である.

　本書を入り口として，さらなる臨床経験，研究経験，文献の渉猟などを通して，双極性障害の理解を深めていただければと思う.

2019年5月

加藤忠史

初版の序

　双極性障害(躁うつ病)という病気に取り組み始めて，10年になる．最初は正直なところ，研究対象としての興味が大きかった．精神科の病気の中でも最もはっきりした病気であり，生物学的な要素が強いとされているので，統合失調症よりも早く原因を明らかにすることができるだろうという見通しがあったし，再発を繰り返すとはいえ寛解期が存在する以上，その状態を保てばよいわけだから治療も何とか可能だろうと思った．

　そんな動機で始めた双極性障害の研究ではあったが，実際に患者さんと接してみると，だんだんと切実にこの病気だけは何とかしなければ，とも思うようになった．何しろ，患者さん達の話を聞いていると他人事とは思えないのである．双極性障害は，それまで社会人として何の問題もない生活を送っていた人を突然襲うこともある病気だが，その後の治療次第で，何とか病気を乗り越えて元通りの社会生活が送れるようになる人から，精神科病院で一生を過ごすようになる人までいる．少し前まで営業マンとして一流企業で好成績を上げていたのに，ラピッドサイクリングが止まらず精神科病院に長期入院となり，家族にも次第に見放され，悔しい想いをして泣いている患者さんを見ると何ともいえない気持ちになる．

　そんないきさつで，双極性障害の原因を探り，根本的な治療法を開発しようという気の長い研究と並行して，なるべく多くの患者さんが疾患を受容し，最良の治療を受け，社会の中で偏見を受けずにのびのびと生きていけることを願って，色々な形で援助することも必要だと感じるようになった．その試みとして，患者会を開いたり，患者さんおよび一般向けの本，「躁うつ病とつきあう」を書いたりした．しかしながら，何といっても一番重要なのは，やはり精神科研修の中できちんと双極性障害の治療技術を伝えていくことだろう．何しろ，双極性障害と診断されて既存の治療をきちんと受けるだけで救われる人がほとんどなのだから．

　ところが，新しい研修医が来る度に配る「リーディングリスト」，すなわち是非読むべきお勧めの精神医学関連図書のリストを作る時でさえ，いつも

双極性障害の項だけは頭を悩ませていた．あまり大きな通読不能な教科書でも困るし，かといってあまり古いものでは時代に合わない．結局いつもあきらめていた．

「躁うつ病とつきあう」の出版以来，そろそろ研修医ないし若手精神科医向けの本格的な本も是非書かねば，という気持ちがさらに強くなり，この本を書くことを決心した．筆者の論文の半数以上は双極性障害に関するものだし，双極性障害に関するほとんど全ての領域について書いてきたつもりになっていたので，そうしたものをまとめていけば，そうそう書き足さなくても何とかなるだろう，と高をくくっていた．しかし実際に手がけてみると，全く簡単な仕事ではなく，自らの不勉強を恥じる他なかった．

しかし，とにかく双極性障害に関する一通りのことは触れることができたのではないかと思う．筆者の臨床経験の偏りもあって，実地臨床とはかけ離れた理想論との誹りを免れない部分もあるかも知れないが，この本が双極性障害患者の QOL 向上に少しでもお役に立てれば幸いである．

なお，本著で紹介した症例は，プライバシー保護のため，細かな点についてあえて実際と変えてあることをお断りしておきたい．

1999 年 5 月

著者

※文言の一部は時代の変化に合わせて修正しました．

目　次

第1章
歴史

A. 症状の記載

1 古代

躁状態，うつ状態を示す最も古い記載は，紀元前の古代ギリシャ時代にさかのぼる．当時，マニーとメランコリー（うつ）が病気として記載されていた．メランコリーという言葉の語源は「黒胆汁」であり，躁とうつは黒胆汁という体液の増減によって起こるとされていた．マニーという言葉は，今で言う躁のほかにも，興奮状態全般を示すと思われるが，アレタイオス（Aretaeus）が，両者が同じ患者に現れる場合があることを記載しており，これが双極性障害概念の源流と考えられている[1]．もちろん，医学自体が萌芽期にあった当時に，こうした状態を呈した人たちには，おそらく，内科的疾患の人も含まれていたことであろう．

一方，現存する最も古い中国の文献である紀元前 200 年頃の『黄帝内経』の癲狂篇にも，うつ状態，躁状態と思われる症状の記載がみられるという[2]．その後，様々な文献が現れたが，漢方の基本的な考え方は『黄帝内経』から大きく変わっておらず，疾患診断の概念はなく，現在でも状態像により処方が選ばれる．しかし，漢方治療の対象は主として神経症的なうつ状態に限られ，双極性障害によるうつ状態・躁状態は漢方治療の対象とはなりにくく，

中国でも主として西洋医学により治療されている[3]．最近では，漢方薬の双極性障害に対する臨床試験も行われてはいるが，西洋医学を基盤とした形で研究されている[4]．

982年に著された日本最初の医書『医心方』においても，躁状態と思われる記載があるが，これは中国の医書から取られたものだという．

2 中世

5〜15世紀のヨーロッパ中世においては，精神の病気といった考えは受け入れられなくなり，精神疾患は魔が憑いたものと解釈されていた．その間，イスラムでは，ギリシャ時代の医学が継承されていた．

日本では，平安時代には精神の変調を示す「くるふ」という言葉が，神やもののけが憑くことと考えられ，加持祈祷や滝に打たれるなどの対処法が行われていた．平安時代後期の『江記』(大江匡房)に，冷泉天皇が，「為太子狂乱之初，終日不顧足傷蹴鞠，欲留於梁上(皇太子時代，初めて狂乱され，足に怪我をしているのにそれを気にもせず，梁の上に鞠をのせようと，一日中蹴鞠をしていた)」など，躁状態を示す可能性のある記載が見られることは[5]，当時既に，躁状態が精神変調の一種として認識されていたことを示しているのかもしれない．

B. 疾患としての記載

江戸時代，安藤昌益は，庶民に起こる精神異常を観察し，1753年に刊行された『自然真営道』の『人相巻乱神病論』の中で，精神異常を，妄神病(軽躁状態)，進逆病(重症の躁状態)，脱神病(軽度のうつ状態)，退逆病(重度のうつ状態)など24に分類した[6]．特に，軽躁状態を精神疾患ととらえていた点は注目される．

1850年代に，躁状態とうつ状態が同一の患者に現れ，これらが一つの疾

患であるとの考え方を，フランスの2人の医学者が提唱した．ファルレ(Falret)は，躁状態とうつ状態を循環する病気ととらえ，循環精神病(folie circulaire)と命名し，バイヤルジェ(Baillarger)は同じ疾患に2つの異なる病像が現れたものとして，重複精神病(folie à double forme)と命名した．当時，彼らの間で，この発見の先取権を争って論争が行われたという[7]．

　同時期に，ドイツのカールバウム(Kahlbaum)は，気分循環症(Zyklothymie)として同様の病態を記載した．また，カールバウムの緊張病(Katatonie)の概念も，初期には躁，うつなどの状態を示し，経過とともに錯乱，昏迷を呈し，荒廃に至るものとされているが，ここにも双極性障害の一部が含まれていた可能性がある[8]．

　いずれにしてもこうした「うつ状態と躁状態の両方を呈する疾患」という考え方が，現在の双極性障害の概念に継承されている．

　クレペリン(Kraepelin)が19世紀末に，これらの知識を総合して，慢性に経過して人格に欠陥を残す早発性痴呆(現在の統合失調症)と並ぶ二大精神病の一つとして，周期性に経過して人格の欠陥を残さない精神病を，躁うつ病〔manisch-depressives Irresein(独)，manic-depressive illness(英)，時に MDI と略される〕と呼んだ．ここに重症な単極性の反復性うつ病も含まれていたことによって，その後「躁うつ病」は，しばらく単極性うつ病を含む概念として用いられた．Goodwin と Jamison による，双極性障害のバイブルと言うべき大著の第2版も，『Manic-Depressive Illness: Bipolar Disorders and Recurrent Depression』というタイトルとなっている[9]．現在，「躁うつ病」という言葉が用いられることは減っているが，用いられる場合には，単極性のうつ病は含まず，双極性障害を示すことが多い．

C. 反精神医学

　こうした近代精神医学の流れは，1970年代の反体制的な学生紛争と結びついた反精神医学の運動により一時停滞した．反精神医学は，米国のサス

（Szasz）や英国のレイン（Laing）らにより提唱され，ここでは精神病は病気ではなく，政治的出来事であり，こうした人たちを抑圧するための社会システムこそが問題であるとされた．こうした流れの中で，イタリアでは精神科病院が次々に廃止され，日本でも精神科病院や精神保健行政の改革が行われたり，極端な医局講座制の弊害が正されたり，研究至上主義を排し患者の人権を尊重するようになるなど，一定の役割を果たした．

　しかしながら，反精神医学を理論的背景として勃発した大学紛争が，旧帝大系の大学で四半世紀にわたり根本的には解決されないまま経過したことによって，長い間精神医学の研究と教育が停滞したことが，その後の精神医学の発展の阻害要因となった面は否定できない．日本精神神経学会では，1968年に学会認定医制度が提案されたが，教授を頂点とした医局講座制という医師の階級制度が医療を歪めていると糾弾され，紛糾し，他科学会で認定医，専門医制度が次々と作られる中，37年後の2005年になって，やっと学会専門医制度が導入された．日本精神神経学会は，紛争中，英文機関誌であったFolia Psychiatrica et Neurologica Japonica の刊行にも関心を失い，1975年から，外部団体であるフォリア刊行会が発行するようになった．こうした状況の中でも精神医学の研究を行おうとして多くの学会が設立された結果，精神医学関連の学会数が40～50に膨れ上がってしまったことは[10]，「学会が忙しくて研究ができない」という本末転倒の状況を生み出した．『Folia』から名前を変えた『Psychiatry and Clinical Neurosciences』は，2008年からようやく学会誌に戻り[11]，日本精神神経学会の学術大会も，少しずつ学問の場として復興しつつある．

　精神疾患の身体的基盤が明らかにされつつある現代において，反精神医学は既にその役割を終えたはずであるが，実際には「反精神医学」という名前が使われないようになっただけで，その精神は形を変えて今も受け継がれ，ジャーナリストなどによる極端な精神医学批判や，精神医学を否定する宗教など，様々な形での活動へと拡散しているという見方をする研究者もいる[12]．

　一方，米国では20世紀中頃，精神分析が流行し，1960年代までの20年近く，北米の精神医学の教授のほとんどが精神分析家であったという[13]．1982年に起きた，当時米国における精神分析を行う有名な病院の一つで

あった Chestnut Lodge 病院に抑うつ状態で入院した内科医の Osheroff 氏が，同院の治療内容が不適切であったと同院を訴えた事件は，その後の精神医学に大きな影響を与えた[14]．Osheroff 氏は，同院に 7 か月入院し，週 4 回の個人精神療法を受けたが改善せず，退院後，別の病院で躁うつ病と診断され，薬物療法により数週間で改善したという．裁判は Osheroff 氏の勝訴に終わり，双極性障害の治療は精神療法のみでは不十分であるという明確な司法判断を与えた．

こうした歴史的経緯もあり，現在では，精神疾患の原因をすべてを社会に帰する，あるいはすべてを心理に帰するような考えは影を潜め，よりバランスのとれた生物・心理・社会モデルが採用されるようになっている．

しかし，現代では逆に，生物・心理・社会モデルを隠れ蓑にして，何一つ真剣に取り組まないような風潮が出ているのではないか，という批判もある[15]．漠然と生物・心理・社会モデルを総論的に採用して思考停止に陥るのではなく，疾患ごとにおのおの適切なモデルを採用するなどして，生物・心理・社会モデルという大枠の中で，個別的，具体的な臨床の知を深めていく必要がある，ということであろう．

D. 非定型精神病概念の流れ

前述の通り，クレペリンが精神病を二分したが，その間に様々な移行型があるのも事実である．これらの中間的な病態，すなわち躁状態・うつ状態を基盤としながらも，統合失調症と同様の状態像も呈し，人格の欠陥を残さない疾患をどう考えるかについては，様々な考え方が出現した．これらの中間にもう一つの精神病概念を置く考え方として，フランスの急性錯乱(bouffée délirante)概念に始まり，ドイツのクライスト(Kleist)，レオンハルト(Leonhard)，日本の満田，鳩谷と引き継がれた，非定型精神病(atypical psychosis)の概念がある[16]．

満田は，遺伝学的研究から，統合失調症と躁うつ病の双方の中間的な存在

として，非定型精神病の概念を提唱した．その後鳩谷らが，その病像が意識の解体に基づくものであるなどの理論的な基盤を確立した．こうして，心因を伴って急性に発症し，「意識障害」を伴う，錯乱，困惑などの病状を呈し，人格水準の低下をきたすことなく寛解する予後良好な疾患が，非定型精神病とされた．しかしながら，その後，何をもって意識障害と定義するか，双極性障害との異同はどうなのかといった操作的な定義は提案されないまま長年が経過したため，結局，科学的検証を経て疾患概念として結実するには至らなかった．操作的定義がなされず，様々な見解が並行した状態であったために，「非定型精神病」という病名を好んで用いる医師の間でも，実際にはその評価者間一致度は低かった[17]．

DSM–5では，双極性障害による躁状態あるいはうつ状態の極期に錯乱や昏迷が現れてもよいとされ，こうした場合，「緊張病性の特徴を持つもの」とされている．日本の古典的な「非定型精神病」研究では，ホルモン療法についても検討されており，現代の双極性障害研究につながる面もある．日本における非定型精神病研究を継承するには，双極性障害のうち，極期に錯乱，昏迷を伴うサブタイプの臨床的特徴や薬剤反応性，遺伝要因などを検討するという方向での研究が必要であったと思われるが，残念ながら，こうした特徴的な患者群に関する実証的研究は十分に行われないままであった．関西地方の年配の精神科医の中には，現在もこの病名を好んで用いる医師が残っているかもしれないが，一般には，DSM–5やICD–10診断が標準として使用されており，「非定型精神病」はすでに歴史的概念となっている．

そもそも，脳器質性疾患による意識障害と区別できないような精神病状態を呈した場合に，積極的に精神疾患と診断することは，相当に慎重でなければならない．

最近，「抗NMDA受容体脳炎」の疾患概念が確立した[18]．NMDA受容体は，記憶や学習に重要な働きをもつグルタミン酸受容体の一つであり，統合失調症の病態にも関係があるといわれてきた．抗NMDA受容体脳炎は，主に卵巣奇形腫に伴って，傍腫瘍症候群として現れる辺縁系脳炎である．おそらく，奇形腫という特徴から，本来は脳にしか存在しないはずのNMDA受容体が発現してしまい，これを攻撃する自己抗体が作られ，この抗体が脳に

作用して，精神症状を引き起こすと考えられる．この脳炎の患者は，思考解体を伴う激しい精神運動興奮などの精神症状，および筋緊張症状から，以前であれば緊張病状態と診断されていたと考えられる．こうした疾患は，今後も新たに見つかってくるであろうし，原因不明の意識障害様の病態を呈する疾患については，こうした方向で研究を進展させていくべきであろう．

　何よりも，突然の錯乱状態では，「非定型精神病」を疑うよりも，まず脳器質性疾患を疑うべきである，ということを忘れてはならない．

E. DSM-III

　躁とうつという両極の症状よりも，周期性を重視したクレペリンは，反復性の単極性うつ病を躁うつ病に含めたが，その後のアングスト（Angst）らの臨床研究[19]により，双極性障害と単極性のうつ病とでは，臨床経過が異なり，双極性では再発が多いという違いがあることがわかり，やはり双極性障害とうつ病は異なる臨床単位であると考えられるようになった．

　DSM-III登場以前の日本では，ドイツ精神医学，特にブロイラー（Bleuler）の統合失調症の基本症状を陰性症状[注a]に置く考え方が根強く，統合失調症を幅広くとらえ，躁うつ病を極端に狭くとらえていた．躁うつ病は，極期には激しい症状を示すにしても，基本的にはよく治る疾患と考えられていたこともあって，精神医学における関心も，統合失調症に傾斜しており，極期に精神病症状を伴う双極性障害は，統合失調症と診断される場合が多かったと想像される．1971年に行われた，英国の精神科医と米国の精神科医に8名の患者に対する診断面接のビデオを見せた研究で，米国では統合失調症が広く，英国では躁うつ病が広いという違いがあることが判明し[20]，診断の信頼

a：陰性症状とは，思考貧困，感情鈍麻，意欲低下などであるが，診断的価値を置くには評価者間一致度が低いという問題点がある．すなわち，陰性症状の存在のみで統合失調症と診断できることにすると，偽陽性（false positive），すなわち実際は統合失調症ではないのにそのように診断されてしまう可能性が高くなる．

性を高めることが重要な課題となった.

こうした背景から，1980年，米国精神医学会は，初めての体系的な操作的診断基準である「精神障害の診断と統計のためのマニュアル」(DSM-III)を作成した．DSM-IIIでは，感情障害(affective disorder)という名称が使われ，ここに，双極性障害，大うつ病(major depression)，気分変調症(dysthymia)などが含められた．その結果，双極性障害は，それまでのような，統合失調症と並ぶ二大精神病の一つとしての躁うつ病概念から変貌を遂げ，感情障害の最重症型として位置づけられた．同時に，大うつ病が，以前は神経症レベルの病態とされていた病態を幅広く含んでいたことから，それまでの内因性うつ病＝うつ病という考え方から，より幅広い病態を大うつ病＝うつ病と考える方向へと転換し，この転換に際し，うつ病の概念の混乱が生じた面もあった[21].

F. 双極II型障害の登場

双極II型障害概念の源流の一つは，ダナー(Dunner)らの研究である．彼らは，双極性障害患者の病歴調査により，躁状態で入院したことがある群を双極I型，入院したのはうつ状態のみの群を双極II型，どちらでも入院していない群を，「その他の双極性」とした[22]. そして，双極II型の患者は，躁状態を伴う双極I型および単極性うつ病の患者とは経過が異なることを示した．すなわち，双極II型では，自殺企図歴が多く，退院後の自殺例が多いなどの特徴がみられた[23]. その後，双極II型障害患者の家族には双極II型の患者が多くみられ(4.2〜40.4%)，双極I型障害の家族における双極II型障害の頻度よりも高く，これは双極II型が単なる双極I型障害の軽症型という考えでは説明できないことから，双極II型障害は遺伝的に双極I型障害とは異なったカテゴリーであると考えられた[24,25].

G. 双極スペクトラム概念の登場

　一方，アキスカル(Akiskal)は，うつ病患者の中に，軽微な双極性の特徴を有する者がいることに着目し，これを軽微な双極性障害の表現型であると考え，軽微双極性スペクトラム(soft bipolar spectrum)の考えを提唱した.

　クレペリンが，躁うつ病にうつ病を含めたのは，①うつ病が躁病(双極性障害)の家系に現れ，あるいはその逆のケースもみられること，②うつ病から躁病に発展し，躁病からうつ病へと転じる場合があること，③反対の気質から病気が生じる(すなわち，抑うつ気質から躁病となったり，躁的気質からうつ病となる)場合があること，④同じエピソード中にうつ病と躁病が混ざること(混合状態)，という理由であった. ネオクレペリニアンを自称するアキスカルは，こうしたクレペリンの躁うつ病一元論に立ち返るべきだと主張した[26]. そして，現在の診断基準でうつ病とされる患者の中には，双極性の要素が混入している場合が多く，こうした例は抗うつ薬投与を慎重にし，気分安定薬を用いるなど，双極性障害としての対応を行うべきである，として双極スペクトラムの考えを提唱し，分裂双極性障害(統合失調感情障害)，躁うつ病(双極 I 型)，遷延した軽躁をもつうつ病，自生的で明瞭な軽躁病相をもつうつ病(双極 II 型)，循環気質者のうつ病，抗うつ薬や身体的治療によってのみ起こる軽躁とうつ病，物質ないしアルコール乱用によってのみ起こる軽躁とうつ病，発揚気質者のうつ病を一連のものとして定義する考えを示し[27]，こうした患者がしばしば境界性パーソナリティ障害と誤診されていることを強調した[28].

H. DSM-IV

　これらの研究の結果に基づいて，DSM-III-R では「特定不能の双極性障

害」の中に含まれていた双極II型障害(bipolar II disorder)が，1994年に発表されたDSM-IVからは，独立のカテゴリーとして明確に位置づけられ，双極性障害は，双極I型障害(bipolar I disorder)，双極II型障害(bipolar II disorder)，そして特定不能の双極性障害(bipolar disorder, not otherwise specified：NOS)に分けられた．

しかしながら，前述の通り，ダナーらは当初，入院歴のある患者を，躁状態での入院歴があるかないかで双極I型と双極II型に分けていたが，DSM-5では，当時ダナーらが「その他の双極性」と呼んだような，入院を要するほど重症な抑うつエピソードの経験がない患者も双極II型と診断される．したがって，当時，Research Diagnostic Criteria(RDC)で双極II型と診断された患者と，現在，臨床場面でDSM-5により双極II型と診断されている患者は，かなり質が異なってきている．現代のメンタルクリニックの現場において双極II型障害と診断される患者の多くは，うつ状態でも入院歴のない患者であり，当初の基準では双極II型とは診断されなかった患者群である．そのため，当時の家族研究の結果[24]が現在双極II型障害と診断されている患者についても当てはまる保証はない．双極II型障害の診断信頼性は低く[29]，日本においても，双極II型障害の診断については，おそらく医師の間での一致度は高くないと推定される．筆者がトリオ家系におけるゲノム研究目的で構造化面接(MINI)を行った被験者の方のうち，ほかの医療機関で双極II型障害と診断されていた方46名では，30%(14名)が構造化面接の結果ではI型と診断された．家族の情報が得られず，本人の病識が乏しい場合，躁状態での問題行動などが聴き取れなかった場合もあると考えられる．一方，22%(10名)はうつ病，気分変調症などと診断された．これらのケースでは，軽躁が4日未満であったり，エピソード回数を「数え切れない」と述べるなど，状況依存性の感情変化が軽躁，抑うつと捉えられていた可能性がある．また，本を読んで自己診断して受診するケースもあり，こうした自己診断が医師に影響を与えている可能性も考えられた[30]．

このように，入院を要するうつ病がなくても双極II型と診断されるようになったことに加え，軽躁状態の診断信頼性が低いことから，「双極II型障害」の輪郭が不鮮明となっているのが現状といえよう．

I. 特定不能の双極性障害

双極II型障害に関しても，こうした診断の難しさがある中，DSM-IV時代，米国では，特定不能の双極性障害という診断が多用された．米国で特定不能の双極性障害と診断されていた患者は，以下の2群が含まれていた．

1 双極スペクトラム

特定不能の双極性障害と診断される患者群の一つは，双極I型障害あるいは双極II型障害の基準は満たさないが，双極性障害の家族歴があるか，抗うつ薬服用中に軽躁状態となった場合，あるいは，多くの双極性を疑わせる特徴がみられる場合に，双極スペクトラム障害と考えて，抗うつ薬でなく気分安定薬などにより双極性障害に準じた治療を行おうとする場合である．

ガミー(Ghaemi)は，抑うつエピソードが短いこと，発症年齢が若いこと，抗うつ薬誘発性の(軽)躁状態，産後の発症，非定型うつ病の5つが，双極性の最も強力な予測因子であるとした[31]．また，双極II型障害が疑われる場合でも，軽躁状態の病歴確認には不確実さが残ることから，双極性障害かうつ病かというデジタルな判断でなく，双極性の要素がどれだけあるか，という定量的な視点でみることが重要である，との意見もあった．うつ病患者で軽躁の症状数を調べると，ヒストグラムは正規分布を示すことも，双極II型障害という独立のカテゴリーが存在するというよりも，双極スペクトラムの考えを概念的には支持するとされた[32, 33]．

日本でも，双極性障害の適応を取得した薬剤のプロモーション活動などにおいて，盛んに双極スペクトラムの考えが紹介され，一時はこの考えがかなり浸透した時期もあった[34]．しかし，その後，双極性障害が過剰診断されている傾向も認識されるようになっており[30]，双極スペクトラムという概念を無批判に使用するべきではなかろう．

2 小児・思春期の双極性障害

　米国では，小学生以下の，以前は双極性障害の発症年齢以前と思われていた子どもに対し，特定不能の双極性障害の診断がしばしば用いられた．これは，AD/HD〔注意欠如・多動(性)障害〕により精神刺激薬治療を受けたりしているケースで，双極Ⅰ型障害あるいは双極Ⅱ型障害の診断基準は満たさないものの，1日の間でも急激に変化するような，躁状態の症状に近い情動症状(衝動性，攻撃性など)がみられ，非定型抗精神病薬や気分安定薬による治療を行おうとする場合が多かったようである．これについては，「診断」の章で，改めて議論する(97頁)．

　米国では，マネージドケアと呼ばれる，保険会社が医療内容を厳密にコントロールするシステムが適用されている．日本にも「保険病名」という言葉があるように，米国でも，医師が薬物治療を行おうとする場合，適切な病名がないと治療が行えない，という事情から，「特定不能の双極性障害」という診断名の多用につながっていたと推察される．

　このように，双極Ⅱ型障害の出現と特定不能の双極性障害という診断の多用によって，米国では，双極性障害の罹患率は以前より高く見積もられるようになり，人口の4.5%が双極スペクトラムに該当すると報告されたこともあった[35]．

J. DSM-5

　このような状況の中，DSM-Ⅳから19年という長いインターバルの後，DSM-5が，2013年に出版された[36]．なお，今後，DSM-5.2といったような小さな改訂を行えるように，今回から，ローマ数字(DSM-Ⅴ)でなく，DSM-5と表記することになった．

　DSM-5で双極性障害に関して変更されたのは，以下のような点である．

⑴ うつ病と併せて気分障害とせず独立させた

　後述するように，最近の脳画像研究，ゲノム研究，死後脳研究などにおいては，双極性障害と統合失調症に共通な所見が多く見いだされている．これまではうつ病と双極性障害の関係が重視されてきたが，統合失調症との関係も強いことから，うつ病と双極性障害を合わせて気分障害とする大分類がなくなり，双極性障害が独立した大分類となった．

⑵ 混合性エピソードをなくし，躁病エピソードあるいはうつ病エピソードに，「混合性」の特定用語(specifier)をつけるようにした

　DSM-Ⅳの「混合性エピソード」は，躁病エピソードの基準と抑うつエピソードの基準を両方すべて満たす状態と定義されていたため，基準が厳しすぎて，実際にこの基準を満たすケースがほとんどなかった．しかしながら，閾値下の混合状態であっても，治療選択の参考になることから，基準が緩和された．また，以前よりよく研究されてきたのは，混合性の特徴を伴う躁状態であったが，混合性の特徴を伴う抑うつエピソードも診断できるようになった．

⑶ 躁病エピソードの基準の改訂

　A基準に「活動性・活力の増加」が追加された．B項目には「普段の行動と比べて明らかな変化」が加筆された．さらに，E項目には，症状がほぼ1日中，毎日存在すると明記された．これは，抑うつ病エピソードの基準との間に一貫性をもたせるという意味もあるが，1日のうちに急激に変化する情動症状を躁病エピソードと誤認することを減らすためであろう．

　これらはすべて診断を厳しくする方向であり，前述の小児・思春期の双極性障害の過剰診断への対応も意図したものと思われる．

⑷ 小児・思春期の障害に，重篤気分調節症(disruptive mood dysregulation disorder：DMDD)という新しい基準を創設

　これは，それまで小児・思春期の双極性障害と診断されていたケースは，双極性障害そのものではないとしても，臨床的な対処が必要な患者群であり，

これに対して診断基準を作り，研究するために設けられた．このような疾患が存在することが十分に検証されておらず，エビデンスがないままに診断基準が設けられたことに対しては批判もあったが，まずは研究を進めることが重要ということであろう．

⑸ 「不安性の苦痛を伴うもの」という特定用語の創設

以前より，双極性障害では，不安障害を併発しやすいことが指摘されてきたが，DSM-IVに基づく不安障害を併存症として持つ双極性障害患者は，治療の難しい臨床特徴が多く持っていることが明らかになってきた[37]ことにより，双極性障害と不安障害という無関係な二つの疾患が併発している，というスタンスから，不安を双極性障害の一つの症状として捉え，治療の参考にしようという方向の改訂であろう．

⑹ 抗うつ薬による躁／軽躁を双極性障害とする

以前は，抗うつ薬により躁転した場合は，物質誘発性気分障害と診断されていたが，この改訂により，抗うつ治療中に出現したが，治療の生理的作用を超えて持続する躁病あるいは軽躁病エピソードは，躁病あるいは軽躁病エピソードと診断する，と変更された．これは，双極スペクトラムの考え方を一部取り込んだものであるとも言える．

⑺ 産後の発症→周産期の発症

これは，産後に抑うつエピソードが生じやすいことに注目されがちであるが，実際には，妊娠後期より抑うつエピソードが増えてくるというエビデンスに基づき，変更されたものである．

⑻ 抑うつエピソードは喪失体験後でもよい

これについては，家族の死に対する哀しみをも疾病化するのか，といった批判もなされたが，家族の死などの喪失体験を契機として抑うつ状態となった場合でも，例えば罪業妄想，貧困妄想などを伴う抑うつ状態を喪失体験に対する心因反応と捉えるのは行きすぎであり，そうした場合には必要な薬物

療法を行うべきだ，という考えに基づくものであろう．

　DSM-5 に向けた議論の段階では，「精神病脱構築」（統合失調症と精神病性の気分障害を一つにまとめるという案），「ディメンション診断」（診断カテゴリーを取り払い，各疾患の傾向を量的に表現するという案）などが提案されていた．また，軽躁病エピソードの診断基準の，「4 日以上」をさらに短縮することによって双極 II 型をより診断しやすくするといった案も検討されていた．しかし，DSM-5 では，最終的にはこうした大幅な変更はなされず，混合性の考え方，抗うつ薬による躁転の基準，小児・思春期双極性障害濫用への対応など，常識的で合理的な線に収まった．

　診断基準が大幅に変わってしまっては，研究や臨床の連続性にも影響するため，このようなエビデンスに基づく最小限の変更とすることは，研究上も臨床上も有用であったと思われる．

　双極性障害の真の生物学的な原因が同定できたときこそが，双極性障害の DSM 基準が大幅に変更され，あるいは解体されるべきときとなるはずである．

K. RDoC

　米国では，DSM-5 への改訂が行われるのと並行して，DSM 離れというべき動きも起きていた．DSM-5 が米国精神医学会により作られたものであるのに対して，Research Domain Criteria（RDoC）は，米国国立精神保健研究所（National Institute of Mental Health：NIMH）が提唱したものである．これは，当時 NIMH 所長であった Thomas R. Insel が提唱したもので，DSM-5 による研究では，神経科学研究の知見を臨床に結びつけることができていない，という批判に基づき，DSM-5 のような精神疾患のカテゴリー分類をやめようという提案である[38]．

　最新バージョン（2018 年 5 月 30 日）では，下記 5 つのドメインで精神症状

を評価するとされている.

① Negative Valence Systems
② Positive Valence Systems
③ Cognitive Systems
④ Social Processes
⑤ Arousal and Regulatory Systems

　この RDoC プロジェクトを受けて，米国での研究費申請も，双極性障害，統合失調症といった診断分類を対象とした計画ではなく，RDoC を用いた申請が推奨されるなど，大きな影響を与えた(ただし，噂されているように，RDoC を用いた申請でなければ受理されない，という訳ではないとのことである).

　しかし，その後 Insel が NIMH 所長を退職して，Google を経て起業するという大きな変化があった．後任の Joshua Gordon は，RDoC が有用かどうかを検証する研究を進め，有用であれば使うが，有用でなければやめる，というスタンスのようである.

　この RDoC をどう考えるかは評価が分かれるところであるが，筆者は，長年精神医学が試みてきた診断分類によって，思ったような研究成果が得られないことに対する，神経科学研究者のいらだちの反映という側面が大きいように感じる.

　精神疾患の分類を解体したからといって，それで精神疾患が解明されるわけではなく，地道な研究により，双極性障害の一部でも良いから，生物学的に明確な原因を持つ一群を同定し，それを基盤にして，治療法や新たな診断分類を作っていく作業を続けるしかなく，診断基準を捨てれば解明できるというのは幻想であるように感じている.

L. ICD-11

世界保健機関(WHO)が作成している国際疾病分類の第11版(ICD-11)の英語版が，2018年6月に公開された[39]．これは，ICD-10以来，実に約30年ぶりの改訂である．それまでは，ICDが改訂される度にDSMが発表される，という順番であったが，今回のICD-11は改訂に時間を要し，DSM改訂の後となった．これを受けて，日本語版が作られ，2018年6月のパブリックコメントを経て，2019年5月の世界保健総会(WHA)に提出される．

ICD-11における最も大きな変更は，ICD-10では「F31 双極性感情障害〈躁うつ病〉」とされていた双極性障害が，「6A60 Bipolar type I disorder」と「6A61 Bipolar type II disorder」に分かれることである．一方，DSM-5と異なり，混合性エピソードは残るようである．

なお，ICD-10では，うつ病と双極性障害を合わせて「気分[感情]障害」とされていた．この気分障害(mood disorder)という用語は，1986年のDSM-III-Rから用いられるようになったもので，感情障害の病態は，外部の刺激によって惹起される"情動(emotion)"や気分などの広い機能を含む"感情(affect)"の障害というよりも，長期に持続し，あらゆる精神機能の基底として作用する"気分(mood)"の異常ととらえるべきである，との考えに基づくものであった．前述の通り，DSM-5では，双極性障害と統合失調症に共通な所見が多いことなどから，気分障害という大分類はなくなったが，ICD-11では，「気分障害」という大分類は維持された．

ICD-11の登場が，日本で最も大きな影響を与えそうなのは，病名の日本語訳の変更であろう．

M. 病名

WHO による国際疾病分類(ICD–10)[40] では，双極性感情障害(bipolar affective disorder)という病名が用いられていたが，日本精神神経学会が 2018 年 6 月に発表した ICD–11 の病名の日本語訳案においては，Bipolar type I disorder が双極症 I 型〈双極 I 型障害〉，Bipolar type II disorder が双極症 II 型〈双極 II 型障害〉と訳され，Bipolar disorder は双極症〈双極性障害〉と訳されている.

また，manic episode は躁病エピソード，depressive episode は抑うつエピソード，mixed episode は混合エピソードとされている.

DSM–III が日本語に翻訳される際，mental disorder という言葉に対して，精神障害という訳語が当てられた. これは，disorder という言葉が，disease というほどに病理学的な基盤に基づく概念ではないことにより使われたものであり，この disorder の訳語として，障害という言葉が選ばれたものである.

ところが，「障害」という言葉は，元々 disability，すなわちハンディーキャップを意味する言葉として，広く使われていた. そして，厚生労働省は，精神疾患の社会福祉施策を充実させるため，精神障害を知的障害(intellectual disability)，身体障害(physical disability)と並ぶ三障害と位置付けて，障害福祉施策に組み入れた. これにより，精神疾患の患者が様々な福祉施策の恩恵を受けられるようになったわけであるが，この精神障害という言葉が disorder なのか disability なのかは曖昧であった(あえて確信犯的にこれを曖昧にすることによって福祉を充実させるという施策をとったと推定される).

こうなると，mental disorder はすべて disability なのか，という話になり，精神疾患の患者がすべて治らない disability を抱えている，というイメージを伴うようになった可能性がある.

最近，英語では，persons with disabilities などという代わりに，神から与えられた挑戦という意味で，「challenged」という言葉を使おうという動き

がある．日本でも，「障害」という言葉は「害」の字を含むので，偏見を招きやすく，「障碍」あるいは「障がい」と書くべきだ，という意見を持つ人もでてきた[41]．こうなると，同じ病名を示しているにもかかわらず，表記がばらばらとなってしまい，言葉としての安定性にも支障をきたしてしまう．

そこで，病気を表す漢字である「症」であれば，不快感や差別意識を生みにくく，やまいだれに「正」と書く字であることから，「障害」の「害」の字が問題視されたようなことも起こりにくいと思われたことから，日本精神神経学会は，disorder を原則としてすべて「症」と訳すことを決めた．

実は，DSM-5 の訳語の検討の際，すでに「障害」は「症」に変更するのが日本精神神経学会の大方針であり，実際 DSM-5 では，パニック障害→パニック症，自閉性障害→自閉スペクトラム症，注意欠如多動性障害→注意欠如多動症，強迫性障害→強迫症など，多くの病名において，「障害」は「症」に置き換わった．ほかの病名は，「統合失調症」「認知症」など，以前から「症」であったことから，今や，障害が残っているのは「双極性障害」など一部だけ，「病」が残っているのは「うつ病」だけ，という状況になりつつある．

うつ病に関しては，さすがに社会に浸透しており，「抑うつ症」に変えることは避けられたが，双極性障害は，双極症に変更することとなったのである．

もちろん，新たな病名が定着するまでの当分の間は，双極症〈双極性障害〉と併記することになる．

ここまで定着した双極性障害という用語を双極症に変えることが果たして受け入れられるのか，筆者らは，アンケート調査を行った．『「双極性障害」を「双極症」に変更することに賛成ですか？』という質問に対して，賛成 160 名，反対 51 名，その他が 40 名で，変更は 63.7% の方に支持された．支持する意見は，障害は偏見を招くから，といったものであった．一方，賛成率は，家族(85%)に比べ，患者のほうが有意に低かった(64%)．反対意見は，双極性障害は「障害」というべき重症の病であり，「症」では軽いものと見られてしまう，という意見などであった[42]．この反対意見は，実際に症状が治らなくて困っている人たちが多いことを反映していると考えられるが，そ

れに加えて，セルフスティグマという側面がある可能性も否定はできない．「双極症」という病名に変わることで，今後，社会の偏見が減り，当事者が生きやすい世の中になっていくことを期待したいところである．

　現在，当事者の間では，双極性障害という言葉が一般的である．米国では，もはや manic depressive illness という言葉はめったに使われない一方，bipolar disorder という名前はほとんど誰もが知っている，という状況となっているが，日本の新聞などではいまだに「躁うつ病」という言葉が使われることのほうが多い．

　そのような状況の中で，新たに登場する「双極症」がどのように定着していくか，まだまだ未知数であるが，本書では，双極性障害(bipolar disorder)という用語を主に用いた．

　なお，研究および法学的場面では DSM-5 が使われることが多いが，行政的場面では ICD-10 が用いられている．日本精神神経学会専門医の研修手帳では，ICD-10 が必須で，DSM-5 はオプション扱いとなっている．

第2章
疫学と社会的影響

A. 疫学

　双極性障害の生涯有病率は，世界各国での研究のまとめによれば，双極Ⅰ型障害が0.2〜2.0％で，多くの研究は1.0〜1.5％の値を示している[9]．一方，「双極スペクトラム障害」に関する疫学研究では，生涯有病率は3.0〜8.3％と報告されているが，前章で述べた通り，双極スペクトラムという考え方自体に問題があり，この値はさすがに多すぎるであろう．

　日本では，双極性障害を含む大規模な精神疾患の疫学調査は2回の世界精神保健日本調査(WMHJ)，すなわちWMHJファースト(2002〜2006年)[43]およびWMHJセカンド(2013〜2015年)[44]のみといって良い．

　4,130名を対象としたWMHJファーストでは，双極性障害(Ⅰ型，Ⅱ型を含む)の生涯有病率は0.2％と低い値を示した[43]．その内訳は，双極Ⅰ型障害が0.08％，双極Ⅱ型障害が0.13％であった[45]．

　その原因としては，診断に用いたCIDI(Composite International Diagnostic Interview)の日本語訳の問題も考えられたため，CIDIの日本語訳が再考された上で，WMHJセカンドが行われた．

　2,450名を対象としたWMHJセカンドでも，双極性障害の生涯有病率は0.2％であったという[44](ただし，厚労省の報告書では0.4％となっている[46])．しかもその全員が双極Ⅰ型障害であったとされており，このデータだと，日

本の双極Ⅱ型障害の生涯有病率は0%ということになってしまい，Ⅰ型が1.0%，Ⅱ型が1.1%という米国のデータ[35]とは大きな開きがある．しかしながら，そもそもこのサンプルサイズで有病率1%未満の疾患の頻度を，信頼性を持って調べることは困難であり，正確な生涯有病率を求めるには，より大規模な調査が必要であろう．

双極性障害と大うつ病の生涯有病率の比は，米国では12.9%(2.1%/16.2%)[35,47]，ニュージーランドでは23.7%(3.8%/16.0%)[48]であるが，日本では3.5%(0.2%/5.7%)(有病率を0.4%とすれば7.0%)となる．面接に対する答え方の文化的な違い，スティグマによる参加者の偏り，あるいは精神科病床数の差によって入院率が異なることによる影響など，様々なサンプリングバイアス(ascertainment bias)が関与する可能性も考えられるが，遺伝的背景，環境因などによる真の差である可能性も否定はできない．

日本における双極性障害の頻度について，十分なサンプル数で調べた研究はほかになく，さらなる研究が必要と思われる．また，頻度差異の要因を明らかにするには，米国在住のアジア人における疫学調査なども必要であろう．

発症年齢は，日本では，平均20〜30歳代と考えられている．理化学研究所におけるゲノム研究のデータでは，平均37.0歳の患者の発症年齢は平均23.7歳(12〜45歳)であった[49]．ただし，これは両親が揃っているという条件でリクルートした被験者を対象としているため，高齢発症のケースを含めると，実際の平均発症年齢はより高いと考えられる．

日本でも，中学生の発症は時にみられるが，小学生以下で双極性障害と診断されることはまれである．米国で小児期に双極性障害と診断されたケースが，その後成人の双極性障害につながるかどうかについては，議論のあるところである(発症年齢の問題については，「診断」の章で述べる→97頁)．

フランスの臨床場面で，抑うつエピソードのために精神科外来を受診した患者の6%が双極Ⅰ型，22%が双極Ⅱ型であったと報告されている[50]．また，米国の地域疫学研究における1年有病率をみても，大うつ病が6.7%であるのに対し，双極性障害(Ⅰ型＋Ⅱ型)は2.6%であり，両者を合わせた気分障害患者のうち，3割弱を双極性障害が占めている計算になる[51]．このように，双極性障害が生涯有病率の割に，気分障害の中で大きな割合を占めているの

は，双極性障害のうつ状態が長く続く上，再発しやすいためであると考えられる．双極Ⅰ型障害の患者146名を平均12.8年にわたって経過観察した研究によれば，閾値下のうつ状態を含む抑うつ症状を伴う期間が32％を占めていたという[52]．また，双極Ⅱ型障害患者86名を13.4年間フォローした同様の研究では，抑うつ症状を伴う期間は50％に及んだ[53]（図1）．

B. 社会的影響

　双極性障害患者では，正しい診断が下され，適切な治療が行われるまでに，平均7.5〜9.6年の期間が経過しているという[54,55]．疾患未治療期間（duration of untreated illness：DUI）が長い患者は，入院回数が多く，自殺企図の回数が多い[56]．また，気分安定薬の導入が遅れることにより医療コストが増大すると考えられ，診断の遅れはコストの増大にもつながっている[57]．しかしながら，2016年に日本で行われたインターネット調査では，初診から双極性障害と診断されるまで平均4.0年と報告されており，啓発活動の進展などに伴い，未診断期間が短縮している可能性もある[58]．

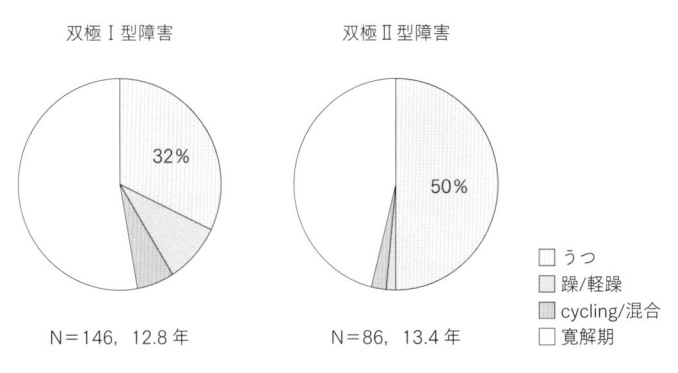

双極Ⅰ型障害　　　　双極Ⅱ型障害

32%　　　　50%

□ うつ
□ 躁/軽躁
■ cycling/混合
□ 寛解期

N＝146，12.8年　　　N＝86，13.4年

図1　双極性障害患者において抑うつ症状を伴う期間

〔Judd, L.L., *et al.* (2003) A prospective investigation of the natural history of the long-term weekly symptomatic status of bipolar Ⅱ disorder. Arch Gen Psychiatry 60, pp.261-269 より〕

双極性障害患者は，躁状態での問題行動により，失職，離婚，借金など，様々な社会的問題を抱えてしまう．一方，うつ状態では，長期に仕事ができなくなってしまう．こうしたことにより，双極性障害による社会的機能の障害は，例えば高血圧，糖尿病，狭心症，心不全，関節炎といったどのような慢性疾患と比べても，より重篤であり[59,60]，双極性障害患者の社会的予後は決して楽観できないという．

　退院後6か月の経過観察では，80％の患者で症状は改善していたにもかかわらず，仕事をしていたのは43％で，期待されるレベルの仕事に就けていた人は21％にすぎなかったという[61]．

　生産性の低下も大きく，患者1人当たり平均年間49.5日の生産日数の損失が生じているという[62]．

　家族に対する影響も大きく，双極性障害患者の家族226名の調査では，家族の9割以上が患者の問題行動に苦しんでいるという[63]．

C. 生命予後

　躁状態の有効な薬物療法が登場する以前には，急性躁状態により入院したケースの死亡率は高く，死因の40％は急性精神疾患による興奮と消耗であったという[64]．

　有効な治療法が確立した現在でも，依然として双極性障害患者の死亡率は一般人口よりやや高い．

　スウェーデンで，双極性障害により入院した患者15,386名の死因を調べた研究では，心血管疾患など，癌を除く多くの身体疾患による標準化死亡比（SMR）が，双極性障害患者では対照群より高かった．また，期間中の死亡者3,463名のうち，自殺により死亡した者が19.4％（672名）を占めていたという[65]．

　多くの研究のメタ解析によると，双極性障害の死亡率は一般人口に比べて2倍に及ぶという．自然死による死亡率は全体として1.5倍で，循環系が2

倍，呼吸器系が3倍のリスクであった．一方，非自然死による死亡率は全体として7倍であり，自殺が14倍，その他の暴力的な死（事故，殺人など）が4倍近くであった．一般身体疾患による死亡率が高い理由には，禁煙が十分に行われていないこと，一般身体疾患の治療へのアクセスが一般人口と同等でないこと，抗精神病薬による心血管リスク因子の増加などが関係しているのではないかという[66]．

このように，双極性障害は，生命予後という点でも，重大な疾患であるが，双極性障害による死亡率は，リチウム治療により有意に低下することも知られている[67]．

D. 双極性障害と犯罪

双極性障害患者計58,475名を対象とした12の研究のメタ解析によれば，暴力的犯罪行為の率は7.1％であり，この率は一般人口と比べて有意な差はなかったという〔オッズ比2.784(95％信頼限界0.687〜11.287，p＝0.152)〕[68]．

躁状態では，殺人などの重大犯罪は少ないものの，しばしばみられるのは，無銭飲食，職場でのお金の使い込みといった，比較的軽微な犯罪である．しかし，こうした犯罪でも，社会的に責任ある立場の者が社会的生命を失うもとになることは言うまでもない．

米国のマーク・ウィテカー氏は，まさにこのようなケースである．大企業の要職にある中で，価格カルテルについてFBIに内部告発し，3年にわたって捜査に協力したが，そのうち，自分がリベートを受け取るなどの不正を犯していたことまで告発するなど，奇異な行動をとって周囲を翻弄したという．このエピソードは映画にも描かれている[69,注b]．

一方，殺人などの重大犯罪の可能性があるのは，むしろうつ状態のほうで

---

b：映画自体は，躁状態の描写がわかりにくい上，日本に対する侮蔑的な表現も多く，お薦めできる内容ではない．

あり，ほとんどの場合，拡大自殺(自殺行為に他者を巻き込むこと)によって子どもを殺めるケースである．特に，産後にうつ状態になりやすいこともあって，産後に嬰児を殺める事例がある．

　起訴前精神鑑定を受けた例の統計では，統合失調症例では147例中28例(19%)が殺人であったが，躁うつ病例では21例中7例(33%)が殺人であり，この全例がうつ状態で，6例が母子心中であったという[70]．

　韓国で，うつ状態により子殺しに至った女性45名のうち，11名(24%)が入院時双極性うつ病(双極性障害の抑うつエピソード)と診断されていたが，入院中に躁転がみられたケースも多く，退院時診断は，73%(33名)が双極性障害であったという[71]．これは，双極性うつ病は，産後の発症が多いこと，精神病症状が多いことと関係していると考えられた．

E. 双極性障害と創造性

　双極性障害と創造性の関連は，双極性障害をもつ作家，芸術家を対象とした病跡学のテーマとして，盛んに議論されてきた．しかし，過去の偉人について，残された資料のみからその診断を議論しても，結論が得られにくいという難点があるし，頻度の高い疾患であるだけに，両者の関連には不確実な点もあった．

　アンドリアセン(Andreasen)が全米作家協会のメンバーに対して調査を行った結果で，作家に双極性障害は有意に多かったと報告されているが[72]，サンプル数が少なく，確実な所見とは言い難かった．その後，この問題をよく研究していたジャミソン(Jamison)の研究も，47名の作家・芸術家を対象としたもので，サンプル数は多くなかった[73]．なお，心理学者で双極性障害の研究者である氏が双極性障害を研究するに至ったのは，自らが双極性障害の多発家系に生まれ，双極性障害を発症したからにほかならないことを著書の中で述べている[74]．本書でも引用している，氏が共同著者の一人である大著『Manic-Depressive Illness』の莫大な情報量は[9]，おそらく軽躁状態にお

ける生産性の増加なくしてはなし得なかったものかもしれない.

　最近になって，意外な方法で，双極性障害と創造性に関する実証的なデータが報告された．これは，アイスランド全国民のゲノムデータを用いた研究である．アイスランドは，全国民 30 万人程度の小さな国で，国民の家系図『Book of Icelanders』が売られているほどしっかりした家系情報があり，医療記録も整っていた．また，地理的に隔離されており，比較的遺伝的にも均質だという．アイスランド出身のステファンソン博士はこのアイスランドの特性に着目し，政府に働きかけてバイオバンク法を成立させるなどして，deCODE Genetics 社（デコード社）を立ち上げ，国民のゲノム情報を集めて研究を進め，多くの研究成果を上げ，結果を国民にも還元した．2008 年にアイスランドが実質的に財政破綻し，デコード社も 2009 年に破産したが，米国の企業に買収され，今も活動を続けている．デコード社は，創造性に関わる職業（チェス，画家，作家，音楽家，舞踏家など）の 1,312 名において，統合失調症と双極性障害の"ポリジェニックリスクスコア"（関連する多数の遺伝子多型を組み合わせて罹りやすさを数値化したもの．詳しくは「ゲノム研究」の章→ 268 頁）を計算した．その結果，これらの人では両疾患のスコアが高かった．作家は両疾患に共通であったが，統合失調症のスコアは視覚芸術家，双極性障害のスコアは音楽家との関連が強かったという．ただし，論文には，これらは創造性に関わる遺伝的多様性の 0.25 ％しか説明しないとも明記されている[75].

　現代日本でも，芥川賞作家である故北杜夫氏および絲山秋子氏，故中島らも氏など，多くの作家が自らの双極性障害について語っている.

　北杜夫氏の作品は，『楡家の人びと』のように，うつ状態で書かれた重厚な作品と，軽躁状態で書かれたエッセー，『どくとるマンボウ』シリーズが好対照をなしている．この起伏の激しさと，軽躁状態そのものを反映した軽妙なエッセーは，株で破産したり，家族が入院を考えるほどの激しい躁状態にもかかわらず，この疾患をほとんどコントロールしようとせずに過ごしてこられた氏だからこそ書き得た作品群であろう[76].

　コピーライターとしても活躍した中島らも氏は，軽躁状態で執筆されたと思われる『ガダラの豚』のように，あふれるイマジネーションを作品として

結実させ，「こころだって，からだです」という名コピー[77] を生み出すなど，躁うつ病体験を作品として昇華させている．

　絲山秋子氏の場合，例えば『イッツ・オンリー・トーク』の主人公は双極性障害との設定であるが[78]，双極性障害は主人公の生活の一部として描かれており，主人公は「精神病というやつは，病気で状態が悪い上に，精神病であるという事実とも立ち合わなければならないので具合が悪い」と語っている．ここには，病気をきちんと対象化して見つめようとする，氏の双極性障害観が反映されているのかもしれない．絲山氏は，エッセーの中で，世の中に躁状態の情報が少ない理由は，当事者が詳細を語りたがらないからではないか，と指摘している．自分が躁状態だったときのことをまざまざと思い出すことはこの病気で一番つらいことであるから，躁病のエピソードで話しやすいのは笑い話にできる程度のことなのだ，との指摘には，当事者にしかわからない，この病気への受け止め方が作家の視線で描写されており，教えられるものがある[79]．

　最近では，與那覇 潤 氏が，著書の中で双極性障害体験について語っている[80]．氏は日本近代史学者であるが，気分の問題であると思っていた抑うつ状態が，知的能力を失うものであるということを体験し，そのことによって，自分自身の歴史観が変化したと述べ，自身の体験に基づいて，人間のありかたには「言語」と「身体」という2つの極があり，躁は言語，うつは身体に偏った状態ではないかと考察するとともに，この体験をもとに，現代を，「言語という帝国と民族という身体の対立」と捉え直すに至ったという．さらに，能力主義の社会において，「能力が下がった自分」で生きていくことが大変な重荷であるとした上で，「能力というものの概念自体を書き換えることで，自分やほかの患者さんたちが生きていける方法を考えるしかない」と考え，「能力」の概念，能力主義の意味を根底から組み替える再考察を行うことにより，アフォーダンスの概念を援用し，能力とは，個人に宿るものでなく，その人の周囲との関係性の中に宿るものであると再定義し，どれだけ大きな能力の差をカバーできるかでそのもの(環境)の価値をはかってみよう，と提案している．こうした考察は，病気にかかる体験が，知的な創造性につながったという好例であろう．また，うつ状態では選択肢があることが

怖くなってしまう，という自身の体験に基づき，うつとは「選択肢の極小化」ではないか，食欲低下も，寝たきりになることも，「とにかく選択の余地をゼロにしよう」とする身体的な欲求の表れなのではないか，という新たな視点も提供している[81]．

近年，自閉スペクトラム症などでも，当事者自身による出版物や語りを通して，当事者の精神内界の理解促進と新たな対処法の検討などが進みつつあるが[82]，症状の理解自体に当事者研究が有効であった自閉スペクトラム症と異なり，双極性障害における躁状態，うつ状態の症状は，他者からも一見明快なように見える．しかし，その本質を看破するには，こうした作家，著述家による当事者研究は意義あるものとなるだろう．

このように，双極性障害をもつ作家，著述家といっても，それぞれに双極性障害とのつきあい方が異なり，作品への影響も様々である．作家の才能は，その作家固有のものであり，その才能の発揮に際して，生産量への影響や病気にまつわる体験など，様々な形で双極性障害が影響していることがあったとしても，少なくとも，双極性障害が創造性を生み出す病であるという言説は，言い過ぎであろう．

第3章
症状・経過

A. はじめに

双極性障害は，躁状態，うつ状態などの病相(エピソード)[注c] を繰り返すが，その間は症状のない寛解期(euthymic state)となる疾患である．

医学においては，通常，症状の組み合わせから「症候群」を診断し，それが病理学的基盤をもつ一定の疾患を反映していれば，「疾患」の診断につながる．双極性障害の場合，ある時点における症状の組み合わせによる症候群のまとまりは，躁状態，うつ状態などのエピソード(病相)である．そして，経過の中で現れるエピソードの組み合わせによって，disorder を診断するという，2段階のプロセスを経て診断に至る．この disorder が，一定の病理学的基盤をもつ「疾患(disease)」と呼べるものであるかどうかは，今後の研究に委ねられている．

本章では，各病相においてどんな症状が現れるのか，これらの病相がどのようなパターンで出現するのか，などについて示し，これらの症状に基づいた診断については次章で述べる．

---

c：DSM-5 では，エピソードという用語が用いられるが，臨床場面では病相と呼ぶことも多い．本書では適宜両方の用語を用いている．

B. 躁状態(manic state)

躁状態は，身体の調子や感情を含めて，すべての生命活動の基盤となっているような気分，すなわち「生命感情」とも呼ばれるものが全体に亢進する状態である．DSM-5診断基準では，表1のように定義されている．軽躁状態の診断基準と比較すると，軽躁状態は4日間以上とされているのに対して躁状態は7日以上とされており，持続期間の定義も異なるが，本質的に異なる点は，社会生活に著しく支障をきたすか否かである．躁状態では，患者本人が問題を感じる場合もあるが，何よりも周囲が支障を感じることが多い．そして，躁状態のさなかにある本人は症状のために気にかけることができないが，長期的にみると，本人の名誉が大きく損なわれ，また経済的損失を被ってしまうことも多い．

気分的には，とにかくうきうきした気分で楽しくて仕方がない(爽快気分，気分高揚)．誰かれとなく話しかけたくなり，話す人がいなければ電話をかけて長話をしたり，あるいは鼻歌でも歌いたくなる．何事もうまくいくように思えて楽観的となる．自分が誰よりも優れた人間に思えてくる(自尊心肥大，誇大性)．眠らなくても平気で，夜遅くまで構わず行動し，朝早くから起き出して活動する(睡眠欲求の減少)．人と話し始めると話がやまず，こちらが口を挟めないほど延々と話し続ける(多弁，会話心迫)．話は，連想が豊かでどんどん広がるが，逆にどの話も中途半端で内容はまとまらない(観念奔逸)[d]．観念奔逸が顕著になると，本人の中では連想から出てきた言葉で

---

d：躁状態における観念奔逸と，統合失調症における連合弛緩の鑑別は，観念奔逸は連想が豊かなためにどんどん脇道にそれていくような思考であり，連合弛緩は思考のまとまりを欠くために文章相互，ないし単語相互間の意味的連関が不明確になっているような思考である．しかし，重度になるといずれであるかの鑑別は難しくなる．こうした場合は，他の特徴を含めて総合的に診断した上で，どちらなのか判断することになる．むしろ観念奔逸か連合弛緩か，ということだけにとらわれず，状態像と経過全体をつかむことのほうが重要であろう．

表1 躁病エピソードのDSM-5診断基準

A. 気分が異常かつ持続的に高揚し，開放的または易怒的となる．加えて，異常にかつ持続的に亢進した活動または活力がある．このような普段とは異なる期間が，少なくとも1週間，ほぼ毎日，1日の大半において持続する(入院治療が必要な場合はいかなる期間でもよい)．

B. 気分が障害され，活動または活力が亢進した期間中，以下の症状のうち3つ(またはそれ以上)(気分が易怒性のみの場合は4つ)が有意の差をもつほどに示され，普段の行動とは明らかに異なった変化を象徴している．
 (1) 自尊心の肥大，または誇大
 (2) 睡眠欲求の減少(例：3時間眠っただけで十分な休息がとれたと感じる)
 (3) 普段より多弁であるか，しゃべり続けようとする切迫感
 (4) 観念奔逸，またはいくつもの考えがせめぎ合っているといった主観的な体験
 (5) 注意散漫(すなわち，注意があまりにも容易に，重要でないまたは関係のない外的刺激によって他に転じる)が報告される，または観察される．
 (6) 目標指向性の活動(社会的，職場または学校内，性的のいずれか)の増加，または精神運動焦燥(すなわち，無意味な非目標指向性の活動)
 (7) 困った結果につながる可能性が高い活動に熱中すること(例：制御のきかない買いあさり，性的無分別，またはばかげた事業への投資などに専念すること)

C. この気分の障害は，社会的または職業的機能に著しい障害を引き起こしている，あるいは自分自身または他人に害を及ぼすことを防ぐため入院が必要であるほど重篤である，または精神病性の特徴を伴う．

D. 本エピソードは，物質(例：乱用薬物，医薬品，または他の治療)の生理学的作用，または他の医学的疾患によるものではない．
 注：抗うつ治療(例：医薬品，電気けいれん療法)の間に生じた完全な躁病エピソードが，それらの治療により生じる生理学的作用を超えて十分な症候群に達してそれが続く場合は，躁病エピソード，つまり双極I型障害の診断とするのがふさわしいとする証拠が存在する．

注：基準A〜Dが躁病エピソードを構成する．少なくとも生涯に一度の躁病エピソードがみられることが，双極I型障害の診断には必要である．

〔日本精神神経学会(日本語版用語監修)，髙橋三郎，大野 裕(監訳)：DSM-5 精神疾患の診断・統計マニュアル．p.124，医学書院，2014 より〕

あっても，周囲には全くまとまりのない断片的な発言としか思えないほどになる．話をしている最中も周囲の音や周囲に見えるものに気を取られて，話がそちらの方にそれていく(注意散漫)．あるいは自分の話した言葉の語呂合わせを思いついてそちらに話がそれる(音連合)．朝早くから起き出して，人に電話したり，部屋の模様替えをしたり，早朝より出勤して仕事をしたり，

盛んに活動する(活動性亢進)．最初のうち仕事ははかどるが，次第に何かせずにはいられなくなり，じっとしていられず(行為心迫)，いろいろな仕事に手をつけてそのままほったらかしにするため，結局能率は上がらない．さらに，楽観的になっているので，借金をしてまで不相応な高額の買い物をしたり，異性に声をかけて性的に無分別な行動に走ったりする(快楽的活動への熱中)．さらに躁状態が進行すると，話を遮られたり，自分の行動を止められると容易に怒り出し(易怒性)，相手が上司であろうと構わずくってかかり，議論を始める．

躁状態では疼痛閾値が低下し，けがをしても気にせず行動することがある．

躁病患者の記入した質問票の例を図2に示す．また躁状態の患者が自らの信条を書いて自宅の壁に飾っていた様子を図3に示す．

> **症 例** ｜ 21歳男性，双極Ⅰ型障害，躁病エピソード，中等症

元来は内向的，神経質な性格で，友人は少なかったという．専門学校卒業後，洋服店に勤めている．

高校2年頃，特に誘因なくうつ状態となった．人と話すのが怖くなり，自宅で一日中臥床し，テレビを見ても人と話しても内容が頭に入らない感じであったという．食欲はむしろ亢進し，過食のため体重が増加した．近医を受診し投薬を受け，2週間ほどで軽快．その後，年に1，2回，同様のうつ状態となったが，2週間ほどで自然に軽快したため，通院はしなかった．

21歳時，うつ状態となり，2週間ほど家にこもったあと回復したが，回復の2日後より逆に調子がよくなり，多弁で，夜も1時間半程度しか眠らなくなった．勤務先の店でもはしゃぎすぎた様子で，客に冗談を言うなど様子がおかしいため，上司より「皆から浮いているぞ」と休養を勧められた．以前よりバイクが好きであったが，バイク店に行き欲しかった高価なバイクをローンで購入．ほかにも消費者金融でローンカードを作って，100万円ほどの買い物をした．家でも，夜遅くまで友人に電話して，電話中に感極まって泣き出したり，音楽をかけてひとりで踊ったり，今までしなかったようなことをする．親に無断で外泊し，繁華街の路上で寝てきたが，血だらけで，足にもマメができていたという．様子がおかしいため，両親が連れて精神科受診．

受診時，サングラスをかけ，茶髪に，Tシャツ姿．表情は豊かで，声は大き

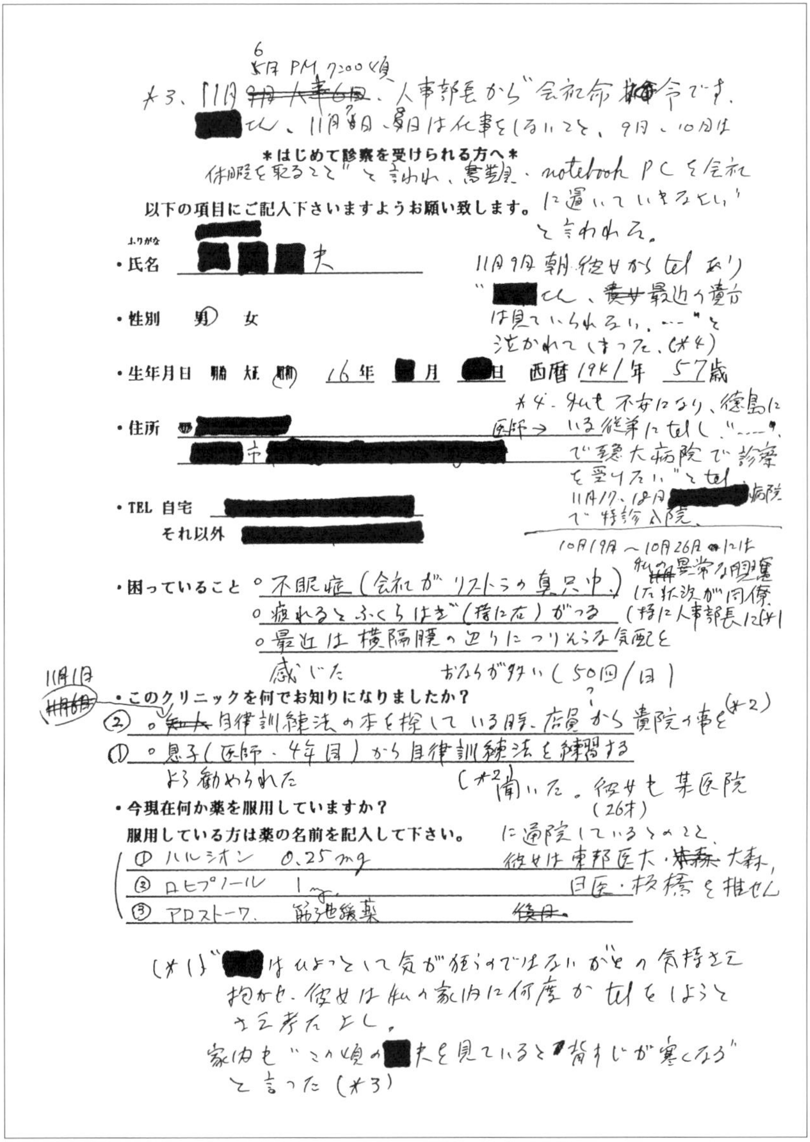

＊はじめて診療を受けられる方へ＊

以下の項目にご記入下さいますようお願い致します。

- 氏名 〔ふりがな〕　■■■ 夫

- 性別　男　女

- 生年月日　明　大　昭　平　16年　■月　■日　西暦 19■■年　57歳

- 住所　■■■■■　■■市■■■

- TEL 自宅　■■■■■■■■
  それ以外

- 困っていること　○ 不眠症（会社がリストラ真只中）
  ○ 疲れるとふくらはぎ（特に左）がつる
  ○ 最近は横隔膜の辺りにつりそうな気配を感じた　おならが多い（50回/日）

- このクリニックを何でお知りになりましたか？
  ② ○ 自律訓練法の本を探している時、店員から貴院の事を
  ① ○ 息子（医師・4年目）から自律訓練法を練習するよう勧められた

- 今現在何か薬を服用していますか？
  服用している方は薬の名前を記入して下さい。
  ① ハルシオン　0.25mg
  ② ロヒプノール　1mg
  ③ アローゼン　筋弛緩薬

図2　躁病患者が記入した質問票の例

質問票からあふれんばかりに文字が書き連ねられている。「不眠症」のほか、「疲れるとふくらはぎがつる」「横隔膜の辺りにつりそうな気配を感じた」「おならが多い」など、躁状態自体ではないものの、それなりに主訴をもっていることが感じられる。

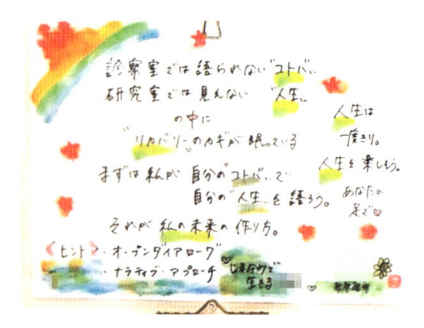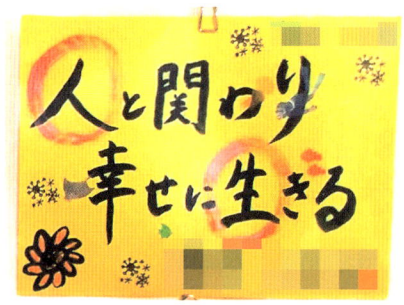

図3　双極性障害を持つ方(30歳代女性)が躁状態の時に送ってくれた写真
躁転時に書いて，自宅の壁に貼ったものを撮影したとのこと．「それが私の未来の作り方」「人生を楽しもう」「人と関わり幸せに生きる」という言葉や，色使いなど，気分が高揚し，生命エネルギーにあふれた様子が伝わってくる．この後，服薬も中断してしまい，激しい躁状態となって入院したとのこと．
(寛解後にご本人の許可を得て掲載)

さ，速さは中等で抑揚豊か．会話は奔逸的．会話中，感極まったように泣き出す．面接中は，身振り手振りは多いが，席に座って話している．

　「こんな自分になったのは初めて．幸せです．いい面で変わることができた」「街を歩いていると，キムタクみたいに女の子たちに注目されている感じ」「海外旅行に行きたい．今までは外人は全くだめだったけど，英会話もしゃべれるようになる」「プラス思考で，金持ちになる」「路上で寝てたとき，血が出てるのに気づいたけど，痛くなかった．気功で血を止められると思った」「仕事をやめて芸能界に入ろうと思っている」などと話した．

　入院を勧めたところ，本人は最初「絶対嫌です」と激しい口調で述べていたが，説得しているうち，「入院なんて悔しい」と泣き始めた．ある程度は納得した様子であり，関連の精神科病院に紹介し，即日入院となった．

　1週間保護室にて治療した後，1か月後に退院したが，退院後すぐにうつ状態となり，1か月ほど寝込んだという．

57歳男性，双極Ⅰ型障害，躁病エピソード，中等症

　元来やや自己中心的な性格で，親友はいなかったという．高校2年頃(17歳)，2週間ほど意欲，食欲が低下し，寝つきが悪くなり，頭が回らない感じを伴う時期があったというが，学校には行っていた．その後，2，3年に1回ぐらい同様の軽うつ状態を呈するようになったが，その度に2週間程度で自然に軽快していた．また，同時期より，1，2年に1回，逆に少し高揚して，やや活動性が上昇し，頭の回転がよくなるような時期があったというが，周囲からはほとんど気づかれていない．

　大学卒業後，銀行に勤めたが，最初の職場は5年勤めたあと，「仕事がつまらないので」辞めたという．その後も，「会社が傾いたから自分から辞めた」「社長が馬鹿なのでばかばかしくなり」「社内の人間関係に嫌気がさして」などの理由で，最短1か月，最長10年ごとに転職することが続いた．転職時の精神状態についてははっきりしないが，いずれも上記のような軽躁状態だった可能性が考えられた．

　47歳より，現在の職場(外資系銀行)に勤務し，数年前より部長に昇進している．上司の話では，職場での人間関係がうまくいかないため人事管理は不得手だが，経理などの仕事の能力は高く，かなり責任ある仕事を任され，十分こなしていたという．しかし，人と議論しているときにコントロールが利かないほど興奮して，気に入らない部下を罵倒したり，執念深く憎しみを増加させるようにみえることが何度かあったという．

　57歳時7月頃より，何もやる気がなく，明け方4時には覚醒し，意欲，食欲が低下し，頭が回らない感じを伴う時期が出現．仕事には行っていたものの，それまでの軽うつ状態に比べ長引き，1か月ぐらい続いたあとに自然に軽快した(初めての抑うつエピソード)．

　その後10月に，何人かの部下に退職勧告を行う仕事を任され，ストレスに感じていたが，その仕事をしているうち，次第に気分が高揚し，逆に部下を辞めさせることに嬉々とした様子になってきた．多弁に話し続け，どんどん新しい発想がわき，「頭の回転が速すぎて口が追いつかない」感じとなった．多くの重要な仕事を人に任せず1人で抱え込むようになり，どんどん仕事を広げ，毎日朝7時から夜10時過ぎまで，土日も休むことなく働き，夜もほとんど眠らずに仕事関連のことをしていたが，上司の話では実際には仕事は破綻しつつあったという．ほかの部長に，仕事のアイデアを書いたファクスを夜遅くに送りつけることも頻回であった．しかしこうした状態でも，家族はいつもの本人と特に変わりないと考え，問題視していなかった．

　11月頃には，友人を家に招待し，朝の6時まで休みなくしゃべり続けたた

め，友人が驚き異常に気づいたという．職場では，同僚と話す度に異常な速さで大量のメモを取るが，メモを自室に大量に散らかしたままにしており，全くまとまりのある仕事ができる状態ではなくなっていた．この頃社長より妻に，本人を休ませるように連絡があり，妻は初めて異常に気づいた．その後社長の指示に従い会社を休んでいたが，家でも，テレビで官僚の腐敗問題を見て義憤を感じ，官庁に電話して「大臣を出せ！」と要求し，聞き入れられないと「ふざけるな馬鹿野郎！」と怒鳴るなど，普段は全くみられない言動があった．妻も治療が必要と考えて精神科を受診させた．

受診時，質問票にあふれんばかりの内容を書いた(図2参照)．診察時は，一応椅子には座っており，多弁で休みなく話すが，制止は可能であった．病識はほとんどなく，会社の仕事の状況ばかりを話したが，眠れないこと，足がつることなども訴えはしていた．

双極Ｉ型障害，躁病エピソード，中等症と診断し，発症年齢は気分循環症の出現を発症ととれば17歳，抑うつエピソードをとれば57歳と考えられた．

会社を休むことはできているため，炭酸リチウム(200 mg)1回1錠　1日3回および非定型抗精神病薬の処方で外来治療を開始したところ，当日より十分睡眠がとれるようになり，1週間後にはほとんど正常気分となった．血清リチウム濃度は0.4 mMであった．治療開始3週間目より非定型抗精神病薬を減量し，4週間目より中止．

初診時より疾患についての説明を行い，2回目には心理教育用パンフレットも渡して治療継続の必要性を本人および妻に説明したところ，本人は「わかりました」と服薬の必要性を理解したようなことを述べたが，治療開始後6週目には予約日に受診しなかった．こちらから電話をしたところ，妻は本人が受診していないことは知らない様子で「すぐに受診させます」と述べ，通院は再開された．その後も繰り返し治療の必要性などを話し合い，その度に納得したようなことを述べるが，治療が継続できるかどうか不安な状態であった．しかし，何とか外来での治療軌道に乗り，次第に落ち着いた．

C. うつ状態(depressive state)

うつ状態は躁状態とは逆に，生命感情が低下した状態である．しかし躁状態と違って，一時的なうつ状態は誰でも多少なりとも経験するものであることから，どこからを病的なうつととらえるかということも問題になる．

伝統的な精神医学では，誰もが経験する正常範囲の抑うつ的な気分は，嫌な出来事で誘発され，よいことがあれば一時的に改善するが，うつ病では何かよいことがあっても気分が改善しないし，悪いことがあったから悪くなるというものでもないとされた．また，罪業感ないし自責感や，悲しみさえも感じられないような状態も病的なうつ状態に特徴的であると考えられた．

　このように，伝統的には，うつ病における抑うつ気分と正常の悲哀感とを区別しようとする試みがなされてきたが，最近では正常範囲の抑うつと病的な抑うつの間は連続的なものであると考えられるようになってきており，DSM-5 のうつ病エピソードの定義(表2)では，「どんな楽しい出来事があっても，一時的にさえ気分がよくならない」という定義が含まれていないため，健常者の嫌な気分とうつ病の抑うつ気分との間に明確な質的な差異を認めておらず，伝統的な精神医学的診断に比べ，うつ病の範囲は広くなっている．

　うつ状態では，前述のようなどんなよいことがあっても改善しないような嫌な気分が一日中，毎日毎日持続し(抑うつ気分)，それまで関心を持っていたことに全く興味が持てなくなり(興味喪失)，何をするのもおっくうでやる気になれない(おっくう感，意欲低下)．食欲がなく，食べても砂をかむようでおいしいと思えず(食欲低下)，体重が何 kg も減ってしまう(体重減少)．あるいは逆に，甘いものが欲しくなり，食べ過ぎてしまう場合もある(過食)．夜は寝つきも悪く，朝早く暗いうちから目が覚めて眠れない(入眠困難，早朝覚醒)．身体の動き全体が鈍くなってしまい，機敏に動けず，はたから見ても動作がゆっくりになってしまう(制止)．苦しさに頭を抱え込んでいたかと思うと，じっとしているのも苦しく，頭をかきむしったり，どうしよう，どうしよう，と落ち着かずに歩き回る(焦燥)．何をしてもすぐに疲れてしまう(易疲労感)．夜眠れないと，嫌なことばかりが頭に浮かび，悶々とする．過去に失敗したことを悔やんだり，うまくいかないのはすべて自分が悪い，と考えてしまう(自責感)．自分は迷惑ばかりかけている存在であり，世の中の何の役にも立たない，取るに足らない人間だと感じる(微小念慮)．頭の回転が悪くなったような感じで，考えが進まず，人の話を聞いても全く頭に入らない(思考制止，思考力減退)．本を読もうとしても，数行でさえ頭に入らず，同じ所ばかり読んでしまい，とても集中して読めない(集中困難)．こん

表2 抑うつエピソードの DSM-5 診断基準

A. 以下の症状のうち5つ(またはそれ以上)が同じ2週間の間に存在し,病前の機能からの変化を起こしている.これらの症状のうち少なくとも1つは,(1)抑うつ気分,または(2)興味または喜びの喪失である.
注:明らかに他の医学的疾患に起因する症状は含まない.
(1) その人自身の言葉(例:悲しみ,空虚感,または絶望感を感じる)か,他者の観察(例:涙を流しているように見える)によって示される,ほとんど1日中,ほとんど毎日の抑うつ気分(**注**:子どもや青年では易怒的な気分もありうる)
(2) ほとんど1日中,ほとんど毎日の,すべて,またはほとんどすべての活動における興味または喜びの著しい減退(その人の説明,または他者の観察によって示される)
(3) 食事療法をしていないのに,有意の体重減少,または体重増加(例:1か月で体重の5%以上の変化),またはほとんど毎日の食欲の減退または増加(**注**:子どもの場合,期待される体重増加がみられないことも考慮せよ)
(4) ほとんど毎日の不眠または過眠
(5) ほとんど毎日の精神運動焦燥または制止(他者によって観察可能で,ただ単に落ち着きがないとか,のろくなったという主観的感覚ではないもの)
(6) ほとんど毎日の疲労感,または気力の減退
(7) ほとんど毎日の無価値感,または過剰であるか不適切な罪責感(妄想的であることもある.単に自分をとがめること,または病気になったことに対する罪悪感ではない)
(8) 思考力や集中力の減退,または決断困難がほとんど毎日認められる(その人自身の言葉による,または他者によって観察される)
(9) 死についての反復思考(死の恐怖だけではない).特別な計画はないが反復的な自殺念慮,または自殺企図,または自殺するためのはっきりとした計画
B. その症状は,臨床的に意味のある苦痛,または社会的,職業的,または他の重要な領域における機能の障害を引き起こしている.
C. そのエピソードは物質の生理学的作用,または他の医学的疾患によるものではない.
注:診断基準A〜Cにより抑うつエピソードが構成される.抑うつエピソードは双極I型障害でしばしばみられるが,双極I型障害の診断には必ずしも必須ではない.
注:重大な喪失(例:親しい者との死別,経済的破綻,災害による損失,重篤な医学的疾患・障害)への反応は,基準Aに記載したような強い悲しみ,喪失の反芻,不眠,食欲不振,体重減少を含むことがあり,抑うつエピソードに類似している場合がある.これらの症状は,喪失に際し生じることは理解可能で,適切なものであるかもしれないが,重大な喪失に対する正常な反応に加えて,抑うつエピソードの存在も入念に検討すべきである.その決定には,喪失についてどのように苦痛を表現するかという点に関して,各個人の生活史や文化的規範に基づいて,臨床的な判断を実行することが不可欠である[.

［日本精神神経学会(日本語版用語監修),髙橋三郎,大野 裕(監訳):DSM-5 精神疾患の診断・統計マニュアル.pp.125-127, 医学書院, 2014 より］

な状態では生きていても仕方ない，何ひとつ希望が見いだせない，死んだ方がましだ，と思うようになり(希死念慮)，自殺をするしかない，と思ってしまう(自殺念慮)．うつ状態には，様々な類型があるが，これは「診断」の章(→ 75 頁)で述べる．

双極性障害のうつ状態では，単極性の大うつ病におけるうつ状態に比して，自殺企図が多い，制止が強い，(不眠でなく)過眠がみられることが多い，身体愁訴が少ない，精神病性の特徴(幻覚・妄想)を伴うことが多い，非定型の特徴(気分の変動性，過眠，過食など)を伴うことが多い，などの特徴がある[9]．

こうしたことから，ガミー(Ghaemi)は，抑うつエピソードがあるが双極性障害の基準を満たさないケースで，症状・経過の特徴から双極性を診断しようとする双極スペクトラムの診断基準案を提示した[31](表3)．Mitchell も，双極Ⅰ型障害の初回抑うつエピソードを診断するための基準を提案した(表4)[83]．

しかし，その後，Ghaemi の診断基準に基づいて，双極性障害の抑うつエピソードを区別する試みが行われた結果，この診断基準を支持する結果は得

表2 注1：悲嘆を抑うつエピソードから鑑別する際には，悲嘆では主要な感情が空虚感と喪失感であるのに対して，抑うつエピソードでは持続的な抑うつ気分，および幸福や喜びを期待する能力の喪失であることを考慮することが有用である．悲嘆における不快気分は，数日～数週間にわたる経過の中で弱まりながらも，いわゆる"悲嘆の苦痛"(pangs of grief)として，波のように繰り返し生じる傾向がある．その悲嘆の波は，故人についての考えまたは故人を思い出させるものと関連する傾向がある．抑うつエピソードにおける抑うつ気分はより持続性であり，特定の考えや関心事に結び付いていない．悲嘆による苦痛には肯定的な情動やユーモアが伴っていることもあるが，それは，抑うつエピソードに特徴的である広範な不幸やみじめさには普通はみられない特徴である．悲嘆に関連する思考内容は，一般的には，故人についての考えや思い出への没頭を特徴としており，抑うつエピソードにおける自己批判的または悲観的な反復想起とは異なる．悲嘆では自己評価は一般的には保たれているのに対して，抑うつエピソードでは無価値感と自己嫌悪が一般的である．悲嘆において自己批判的な思考が存在する場合，それは典型的には故人ときちんと向き合ってこなかったという思いを伴っている(例：頻繁に会いに行かなかった，どれほど愛していたかを伝えなかった)．残された者が死や死ぬことについて考える場合，一般的には故人に焦点が当てられ，故人と"結び付く"ことに関する考えであり，一方，抑うつエピソードにおける死についての考えは，無価値感や生きるに値しないという考えのため，または抑うつの苦痛に耐えきれないために，自分の命を終わらせることに焦点が当てられている．

表3 双極スペクトラムの診断基準案

A) 少なくとも 1 回の大うつ病エピソード
B) 自発的な軽躁あるいは躁状態がない
C) 以下のどちらかと D 項目の二つ以上．または以下の両方と D 項目の一つ以上
    1. 第一度親族に双極性障害の家族歴
    2. 抗うつ薬誘発性躁状態あるいは軽躁状態
D) C 項目を両方満たさない場合は，以下のうち六つ以上
    1. 発揚性格（ベースライン，うつ状態でないとき）
    2. 反復性大うつ病エピソード（>3 回）
    3. 短期大うつ病エピソード（平均<3 か月）
    4. 非定型うつ症状（DSM-IV）
    5. 精神病性大うつ病エピソード
    6. 大うつ病エピソードの発症年齢が早い（<25 歳）
    7. 産後うつ病
    8. 抗うつ薬の効果減弱（急性効果はあるが予防効果がない）
    9. 3 種以上の抗うつ薬が無効

〔Ghaemi, S. N., *et al.* (2001) The bipolar spectrum and the antidepressant view of the world. J Psychiatr Pract 7, pp.287–297 より〕

られなかった．例えば，約 4,000 名のうつ病患者において，治療反応性などを調べた大規模研究である STAR*D においては，治療反応性と Ghaemi による双極スペクトラムの特徴との関連が調べられたが，関係は見られなかった[84]．

こうしたことから，明らかな躁病エピソード，軽躁病エピソードなしに，抑うつ状態の症状や経過をもって双極性障害を診断する試みは困難であると考えられ，DSM-5 診断基準にはこうした考えは取り入れられなかった．結局のところ，こうした臨床特徴だけでは単極性うつ病と双極性障害の抑うつエピソードを鑑別することはできず，バイオマーカーに期待するしかないと結論される[85]．

なお，エビデンスとはいえないが，筆者の印象では，双極性障害のうつ状態は，重症度の割に症状数が少なく，病識が乏しい場合もある．訴えが少ないために見逃される可能性もあり，注意が必要と思われる．

また，抗うつ薬服用により，衝動性が高まる，攻撃的になるなどの状態が

表4　躁病エピソードの既往がない大うつ病エピソードを経験した人において双極 I 型障害を診断するための確率論的アプローチの提案

以下の特徴のうち，5個以上が存在した場合，双極 I 型障害の大うつ病エピソードの診断の可能性が高い	以下の特徴のうち，4個以上が存在した場合，単極性うつ病の診断の可能性が高い
症候学と精神状態の徴候 　過眠または/かつ日中の居眠りの増加 　過食または/かつ体重増加 　他の非定型症状（鉛管様麻痺など） 　精神運動制止 　精神病性の特徴または/かつ病的罪責感 　気分の変動性/躁症状 疾患の経過 　最初の大うつ病の発症が早い（25 歳未満[*]） 　複数回のうつ病エピソード（5 回以上[*]） 家族歴 　双極性障害の家族歴あり	症候学と精神状態の徴候 　入眠困難，睡眠減少 　食欲不振または/かつ体重減少 　活動レベルが正常あるいは増加 　身体愁訴 疾患の経過 　最初の大うつ病の発症が遅い（25 歳以上[*]） 　現在のエピソードの期間が長い（6 か月[*]を超える） 家族歴 　双極性障害の家族歴なし

[*]これらの数字の確認のためには，さらなる研究と検討が必要である．
〔Mitchell, P.B., *et al.* (2008) Diagnostic guidelines for bipolar depression: a probabilistic approach. Bipolar Disord 10, pp.144–152 より〕

起きうることが示唆され，「賦活症候群」と呼ばれたが，当初より焦燥，パニック発作，不眠，易刺激性，敵意，攻撃性，衝動性，アカシジアといった症状に加え，軽躁状態，躁状態が挙げられていた通り，双極性障害の治療経過中に見られる抗うつ薬による躁転を反映していると考えられる[86]．大うつ病性障害における抗うつ薬治療中にこうした症状が現れた場合は双極性障害の可能性を疑う必要があろう．また，双極性障害では，抗うつ薬によりこうした症状が誘発されやすいと考えられ，抗うつ薬の使用を極力控える必要がある．こうした症状が現れた場合は，薬剤による悪化の可能性を常に考えながら治療を行う必要がある．

　双極 I 型障害と II 型障害のうつ状態の差については，II 型で多い症状として，自殺・自殺企図，不安，月経前不快気分，アルコール乱用（女性のみ），非定型の特徴がある．また，I 型で多い症状としては，精神病性の特徴，焦

燥がある[9,87]．経過や疫学の上では，II型で多い特徴としては，うつ状態で過ごす期間が長い，病相回数が多い，急速交代型(rapid cycler)が多い，女性が多いといった特徴があり，I型では入院が多く，重症度が高く，うつ病エピソードの期間が長く，治療を受けているケースが多いといった特徴がある[9]．

　内海は，双極II型のうつ状態の特徴として，①不全性(症状発現が不ぞろいである)，②易変性(変動しやすい)，③部分性(抑うつの出現に選択性がある)の3つを挙げている[88]．不全性とは，抑うつ気分が強い割には，精神運動制止がみられない，といったように，症状が不ぞろいになることを示す．易変性とは，症状が数日単位，あるいは数時間単位で移ろいやすいことを示す．そして，この易変性は，ささいなことを契機に起こるように見えるため，性格の問題ととらえられやすい．そして，部分性とは，抑うつの出現場面に選択性があるように見えることを示す．職場ではうつ状態を示すが，帰宅後や休日は元気に見える．内海が指摘するこれらの特徴は，非定型の特徴と重なる点が多い．非定型うつ病(大うつ病，非定型の特徴をもつもの)は，大うつ病の中でも，パーソナリティ障害や不安障害との併存率が高い．こうした特徴が双極II型障害の特徴として強調されるようになったことも，双極II型障害とパーソナリティ障害の鑑別の困難さに繋がっているかもしれない．

症 例	46歳女性，双極II型障害，抑うつエピソード，中等症

　元来社交的，活発で，友人も多かった．大学卒業後，営業の仕事に就いたが，勤務成績もよく，顧客からも信頼されていた．

　46歳時，突然夫より離婚したいと言われたのを機に落ち込み，悪いことばかり考えるようになり，一日中臥床し，夜は寝つけなくなった．焦燥感から大声を上げて怒り，物を投げたりすることもあった．その後も同様のうつ状態が5か月続いたが，その年の8月頃急に爽快な気分となり，頭の回転が急に速くなった感じがした．普段の3倍くらいしゃべるようになり，友人に頻回に長電話した．しかし，友人からは「しゃべりすぎる．何を言っているかわからない」と言われた．夜は遅くまで起きて片づけをし，洋服や帽子などを多数衝動買いした．この頃，食欲は亢進し，体重が4kg増加した．この状態が4，5日

間続いたあと，再び元気がなくなり，わけもなく涙を流したり，仕事や家事もできず，一日中臥床して過ごすようになった．9月，精神科を受診し，抗うつ薬を投与されたが改善しなかった．顧客の頼みで無理を押してやむなく出勤したところ，さらに自信をなくして落ち込み，次第にほとんど食事をしなくなり，口もきかず，じっとしていられず歩き回るようになった．職場でも仕事にならず，休むようにいわれたため，再び仕事を休み始めたが，家でも落ち着かず家の中をうろうろと暗い表情で歩き回り，一切口もきかず，食事もせず，風呂にも入らない．頭の回転が遅くなった感じで，悪いことばかり考えてしまい，テレビ，新聞も見る気になれないという状態となり，11月当科を初診した．

初診時，表情は暗く変化に乏しい．声は小さく，話し方はゆっくりで抑揚に乏しい．応答潜時も延長している．周囲に無関心な印象を与える．面接途中から落ち着かなくなり，面接室内をうろうろと歩き回る．

入院とし，炭酸リチウムなどを投与したところ，焦燥はすぐにおさまったが，依然表情は暗く，ほぼ一日中臥床し，「内容はあまり理解できないが暇つぶしに」と読書をしたりしていた．

12月の病棟行事を機に突然積極的に会話をするようになり，化粧が濃く，多弁で他患に干渉したりお菓子を配って回る，いびきについて他患に注意し，けんかになる，などの状態となった．軽躁状態とも考えられたが，家族の情報では病前通りのことであった．抗うつ薬は漸減中止とし，一時，非定型抗精神病薬を投与したが，その後も同様の状態で経過し，翌年2月には退院となった．

症 例 ｜ 34歳男性，双極 II 型障害，抑うつエピソード，中等症

元来積極的，楽天的，外向的で，周囲の人にも信頼され，いつもリーダー的な存在であったという．大学卒業後，スーパーに勤務し，仕事もよくでき，職場での評価も高かった．地道に貯金もしていたという．

29歳で結婚．その後，気分が高揚気味となり，「独立したい」と会社を辞め，外食産業に転職した．この頃他人に指図されると怒り出すことが多くなり，パチンコに多額の金をつぎ込んだり，カードローンで借金を作ったりしたという．

30歳時，職場の人間関係で悩み始め，自分には能力がないと思い込み，毎日不眠で，食欲が低下し，体重が1か月で5kg減少した．「独立する夢も打ち砕かれた」と退職してレンタルビデオ店に勤めるようになった．しかし，「一

体自分は何をやっているのか」と悩み，1年もしないうちに辞めてしまった．

　次の就職先を探しているうちに，面接で面接官と意気投合し，新しいスーパーに勤め始めた．次第に気分が高揚し，毎日5時に起きて家を出て，夜10時過ぎまで働いたが，まったく疲れは感じず，頭の回転が速くなり，次々に新しい企画を始めたりした．職場では能力を評価され，店長を経て本部の幹部に抜擢された．ところが半年ほどして，次第に自分には能力がないと思い始めた．夜も眠れず，1時間おきに目が覚め，朝早くから目が覚めて布団の中で悶々としている．朝方が特に嫌な気分で，毎朝嘔吐し，何とか仕事には行くが，社長との折衝などがあると気が重く，落ち込んでしまう．仕事の能率も低下し，書類を書いてもまともな内容も書けず，自分でも何をしているかわからなくなる．妻にも相談できないまま，自ら退職してしまった．気分がすぐれないまま次の仕事（外食産業）を探して就職したが，いきなり店長にさせられ，責任に耐えられなくなり，就職して4週目に5日間家出してしまった．家出の間は家に電話はするが，電話口では一言も口をきかなかった．港で1日海を見たりして過ごし，車で海に飛び込もうか，首を吊って死のうか，家族は生命保険で何とかやっていけるだろうか，などと考えていたという．その後帰宅したが，帰宅後も食欲はなく，1か月で8 kgの体重減少があり，頭の回転が悪い感じがする，人と話すのが嫌でうまく話せない，テレビを見る気にも本も読む気にもなれない．夜は寝つけず，昔のことを思い出して，すべて自分に問題があったと考えてしまう．

　X年12月当科を初診．受診時，身なり，体動，表情などは自然で，声も大きさ，速さ，抑揚など中等．話もよくまとまっていた．初診時，妻は前述のような軽躁状態の存在について否定し，本人の弁もはっきりしなかったため，双極II型障害は疑われるものの一応大うつ病反復性と診断し，イミプラミン（25 mg）3錠にて治療開始した．開始後14日目に急に改善し，すっかり元の調子に戻ったと述べた．この時点で病歴を再び聞き直した結果，双極II型障害と診断を変更し，炭酸リチウム（200 mg）2錠→3錠を併用するとともに，イミプラミンは漸減，中止した．翌2月には新たに職を探し，勤め始めた．

　本症例は，初版で双極II型障害の症例として提示した．当時は，1回目のエピソードも入院を要するほど重篤ではなかったため，軽躁病エピソードと判断され，双極II型障害と診断された．しかし，会社を辞め，他人に指図されると怒り出し，パチンコに多額の金をつぎ込み，カードローンで借金を作ったなど，社会生活上の問題を引き起こしていることを考えると，双極I型障害と診断すべきであろう．筆者自身の中ですら，I型とII型の境界線が時代とともに移動していることに気づかされたケースである．本症例のような病歴の聴取漏れは極力避けなければならないし，双極性障害が疑われるケースで，三環系抗うつ薬を処方することがあってはならない．

D. 混合状態(mixed state)

　クレペリンは躁状態・うつ状態の基本症状を感情，精神運動，思考の3つの軸に分けてとらえ，これらの種々の組み合わせで現れるのが混合状態であるとした[89].

　クレペリンは，混合状態を，①抑うつあるいは不安躁病，②興奮性あるいは焦燥性うつ病，③思考貧困を伴う躁病，④躁性昏迷，⑤観念奔逸を伴ううつ病，⑥制止を伴う躁病，の6つに分類したが，これらのうち，実際に臨床的に多くみられるのは，①抑うつあるいは不安躁病，②興奮性あるいは焦燥性うつ病，の2つであるとしている.

　DSM-IVでは，混合性エピソードは，躁病エピソードの基準と抑うつエピソードの基準を両方すべて満たす状態とされていた．この基準は大変厳しいため，この基準を満たすケースはほとんどなかった.

　クレペリンの考え方に従うと，興奮性・焦燥性うつ病は，感情，思考は抑うつ的だが，精神運動面が躁的な状態と考えることができる．また，抑うつ・不安躁病は，感情のみが抑うつ的で，思考，精神運動面が躁的な状態と考えることができる．躁状態からうつ状態へのスイッチプロセスの中で，感情不安定が強くなり，ささいなことで泣く，といった抑うつ気分が前景に出てきた状態も，同様の枠組みで考えることができる[89].

　このように，DSM-IVの基準にとらわれず，躁状態とうつ状態の症状が混在している状態を混合状態ととらえる考え方が一般的となり，躁状態に近い混合状態に加え，うつ状態を中心とする場合も「抑うつ混合状態」と呼ばれるようになった．DSM-IVでは，混合性エピソードをもつ場合には双極I型障害と診断されることになっていたが，こうした流れの中で，双極II型障害にも抑うつ混合状態がみられると考える研究者も増えた[90,91]．双極II型障害では，通常不機嫌な軽躁状態はまれであり[91]，双極II型障害にみられる混合状態とは，焦燥を伴ううつ状態などの抑うつ混合状態と考えられる．このように，混合状態に関しては，DSM-IVの基準が厳密に適用されずに，研究者

によって考え方がまちまちになってしまった結果，双極性障害患者のうち混合状態を呈する者の割合は 10〜67％と，研究によって大きくばらついていた[9].

こうした流れを受けて，DSM-5 では，混合性エピソードをなくし，躁病エピソードあるいは抑うつエピソードに，「混合性」の特定用語(specifier)をつけるようなった(表5). したがって，双極 II 型障害のみならず，うつ病でも混合状態を認め，混合性の特徴を伴う抑うつエピソードを伴ううつ病も診断可能となった. 混合性の特徴を伴ううつ病は，双極性障害のリスクが高い状態として注意すべき診断分類ということができ，治療ガイドラインでも，混合状態の患者に抗うつ薬を投与することは症状の悪化をきたす可能性が高く，気分安定薬や非定型抗精神病薬による治療を考慮する必要があることが指摘されている[92]. なお，DSM-5 では，躁病，うつ病の両エピソードを満たす場合は躁病に分類される. DSM-5 の混合性の特徴の基準においては，躁病エピソードでは，うつ病エピソードの症状のうち，食欲，睡眠，集中困難，焦燥を除く診断項目のうち 3 つ以上を満たすこと，うつ病エピソードでは，躁病エピソードの基準のうち，易怒性を除き 3 つ以上を満たすことが要

表5 DSM-5 における「混合性の特徴」の特定用語

混合性の特徴を伴う：「混合性の特徴」の特定用語は，双極 I 型障害または双極 II 型障害における，現在の躁病，軽躁病，または抑うつエピソードに適用することができる.

「躁病または軽躁病エピソード，混合性の特徴を伴う」
A. 躁病エピソードまたは軽躁病エピソードの基準を完全に満たし，現在または直近の，躁病または軽躁病エピソード期間の大半において，以下の症状のうち少なくとも 3 つ以上が存在する.
 (1) その人自身の言葉(例：悲しみまたは空虚感を感じる)か，他者の観察(例：涙を流しているように見える)によって示される，顕著な不快気分または抑うつ気分
 (2) すべて，またはほとんどすべての活動における，興味または喜びの著しい減退(その人の説明，または他者の観察によって示される)
 (3) ほぼ毎日の精神運動性の制止(他者によって観察可能で，ただ単にのろくなったという主観的感覚ではないもの)

(続く)

表 5 （続き）

(4) 易疲労感，または気力の減退

(5) 無価値感または過剰であるか不適切な罪責感（単に自分をとがめること，または病気になったことに対する罪の意識ではない）

(6) 死についての反復思考（死の恐怖だけではない），特別な計画はないが反復的な自殺念慮，または自殺企図または自殺するための特別の計画

B. 混合性症状は他者によって観察可能であり，その人の通常の行動から変化を起こしている．

C. その症状が，躁病エピソードと抑うつエピソードを同時に完全に満たす場合は，躁病における顕著な障害と臨床的重症度のため，「躁病エピソード，混合性の特徴を伴う」と診断されるべきである．

D. 混合性症状は，物質（例：乱用薬物，医薬品，他の治療）の直接的な生理学的作用によるものではない．

「抑うつエピソード，混合性の特徴を伴う」

A. 抑うつエピソードの基準を完全に満たし，現在のまたは直近の抑うつエピソードの期間の大半において，以下の躁・軽躁症状のうち少なくとも 3 つ以上が存在する．

(1) 高揚した，開放的な気分

(2) 自尊心の肥大，または誇大

(3) 普段より多弁であるか，しゃべり続けようとする心迫

(4) 観念奔逸，またはいくつもの考えが競い合っているという主観的体験

(5) 気力または目標指向性の活動の増加（社会的，職場または学校内，性的のいずれか）

(6) 困った結果につながる可能性が高い活動に熱中すること（例：制御のきかない買いあさり，性的無分別，またはばかげた事業への投資などに専念すること）

(7) 睡眠欲求の減少（普段よりも眠らないのにもかかわらず，よく休めたと感じる；不眠とは対照的である）B．混合性症状は他者によって観察可能で，その人の通常の行動から変化を起こしている．

B. 混合性症状は他者によって観察可能で，その人の通常の行動から変化を起こしている．

C. その症状が，躁病エピソードと抑うつエピソードを同時に完全に満たす場合には，「躁病エピソード，混合性の特徴を伴う」と診断されるべきである．

D. 混合性症状は，物質の生理学的作用によるものではない（例：乱用薬物，医薬品，または他の治療）．

注：抑うつエピソードに関連する混合性の特徴は，双極 I 型障害または双極 II 型障害に発展する重大な危険要因であることがわかっている．その結果，この特定用語の存在に注意することは，治療計画および治療反応を追跡するうえで，臨床的に有用である．

〔日本精神神経学会（日本語版用語監修），髙橋三郎，大野　裕（監訳）：DSM-5 精神疾患の診断・統計マニュアル．pp.149-150，医学書院，2014 より〕

求されている．このように，躁病エピソードと抑うつエピソードに共通な診断項目は基準に含まれていないため，3つという基準を満たすことはやはり難しく，混合状態が診断されにくいという問題点は今も残っている．

このように，混合状態の診断法についてはまだまだ議論が残るところではあるが，それでもなお，混合状態は臨床的には重要視されている．これは，不機嫌な躁病(irritable mania)，不快躁病(dysphoric mania)などでは，爽快気分を中心とする場合に比べると，その治療反応性が悪いという問題があるためである[93]．そのため，DSM-5では混合性の特徴を伴うとは診断されない状態であっても，ある程度は治療の指針となりうると考えて良かろう．特に，混合状態では，炭酸リチウムよりもオランザピンやバルプロ酸に対する治療反応がよいことや，混合状態は双極性障害のあらゆる病相の中でも，最も自殺のリスクが高いなど，混合状態には実際的な治療的意義があるといえよう．

このようなことから，本書の「治療戦略」の章(→ 121 頁)では，混合状態を別項目として取り上げることはせず，躁状態，うつ状態の治療に含めた．

症 例　28 歳女性，双極 I 型障害，混合性の特徴を伴う

　　元来明るく，外向的な性格．高校卒業後，会社勤務を経て 20 歳時に結婚，退職．翌月より軽うつ状態を経て躁状態となり，多弁，観念奔逸，易怒性，被害妄想が出現し，2 か月間入院．双極性障害，躁病性，精神病像を伴うもの，と診断された．その後 23 歳，24 歳，27 歳で躁状態により入院．うつ状態ははっきりしなかった．退院後，炭酸リチウムを規則的に服用するようになると精神状態は落ち着き，家事・育児ともに問題なくこなしていた．

　　28 歳時，副作用のため炭酸リチウムを 800 mg より 600 mg に減量したところ，2 週間後より，易疲労感，焦燥感，多弁，情動不安定，集中困難などが出現した．次第に不機嫌，易怒性，落ち着きのなさ，多動，不眠(早朝覚醒)が悪化した．テレビや新聞なども見る気がなくなり，何もやる気がせず家事は手につかないが，じっとしているのもいらいらして，大量に買い物をしたり，子どもにあたったりする状態となったため，本人の希望により入院となった．

　　入院時は憔悴した様子で，早口でやや大きな声で話す．話はまとまっている．やや落ち着きないが，面接時には何とかじっとしていられる．ブスッとし

て不機嫌に吐き捨てるような口調で話すが，面接時攻撃性は認めない．躁症状（注意散漫，活動性増加，買いあさり），抑うつ症状（抑うつ気分，興味喪失，焦燥，意欲低下，思考力減退）が混在する混合状態と考えられた．

　炭酸リチウム 800 mg，抗精神病薬などにより治療開始したところいったんは落ち着いたが，次第に行為心迫，易怒性，多弁，不眠などが悪化し，頻回にナースステーションを訪れて色々な要求をするようになったため，躁状態と診断を変更した．要求，不満が多く威圧的・自己中心的，頻回に家族に電話する，規則を守ろうとしない，看護師や他患に対する暴言などの問題があった．気分は一貫して不機嫌，易怒的であった．抗精神病薬 2 種を最大量投与し，やっと落ち着いた．抗精神病薬減量中止後も軽度の混合状態が続き，不機嫌などは軽度残存するものの，外泊時も特に問題はないため，退院とした．

E. 軽躁状態（hypomanic state）

　DSM-5 における躁状態と軽躁状態の違いは，持続期間が短くてもよい（躁病エピソードが 7 日以上なのに対して，軽躁病エピソードが 4 日以上），という違いもあるものの，結局のところ，エピソードが「社会的または職業的機能に著しい障害を起こすほど，または入院を必要とするほど重篤ではなく，精神病性の障害はない」ということである（表6）．

　そして，躁状態に比べて，診断基準が緩い分，様々な患者が軽躁状態と診断される可能性がある．

　DSM-IV までは，抗うつ薬により躁転した場合は，物質誘発性気分障害と診断されていたが，DSM-5 からは，抗うつ治療中に出現したが，治療の生理的作用を超えて持続する躁病あるいは軽躁病エピソードは，躁病あるいは軽躁病エピソードと診断する，と変更された．これによって，抗うつ薬服用中に出現した場合でも，抗うつ薬中止後も長く続くような躁状態や軽躁状態があれば，やはり双極性障害と診断されるということが明確にされた．抗うつ薬と躁転の問題については，次章で詳しく議論する（→ 83 頁）．

　内海は，軽躁状態が躁状態と異なる点として，思考の転導性が躁状態ほど強くないため，まとまった作業が遂行できることや，自我親和的であること

などを挙げている[88].

表6　軽躁病エピソードの DSM-5 診断基準

A. 気分が異常かつ持続的に高揚し，開放的または易怒的となる．加えて，異常にかつ持続的に亢進した活動または活力のある，普段とは異なる期間が，少なくとも4日間，ほぼ毎日，1日の大半において持続する．

B. 気分が障害され，かつ活力および活動が亢進した期間中，以下の症状のうち3つ（またはそれ以上）（気分が易怒性のみの場合は4つ）が持続しており，普段の行動とは明らかに異なった変化を示しており，それらは有意の差をもつほどに示されている．
  (1) 自尊心の肥大，または誇大
  (2) 睡眠欲求の減少（例：3時間眠っただけで十分な休息がとれたと感じる）
  (3) 普段より多弁であるか，しゃべり続けようとする切迫感
  (4) 観念奔逸，またはいくつもの考えがせめぎ合っているといった主観的な体験
  (5) 注意散漫（すなわち，注意があまりにも容易に，重要でないまたは関係のない外的刺激によって他に転じる）が報告される，または観察される．
  (6) 目標指向性の活動（社会的，職場または学校内，性的のいずれか）の増加，または精神運動焦燥
  (7) 困った結果になる可能性が高い活動に熱中すること（例：制御のきかない買いあさり，性的無分別，あるいはばかげた事業への投資などに専念すること）

C. 本エピソード中は，症状のないときのその人固有のものではないような，疑う余地のない機能の変化と関連する．

D. 気分の障害や機能の変化は，他者から観察可能である．

E. 本エピソードは，社会的または職業的機能に著しい障害を引き起こしたり，または入院を必要とするほど重篤ではない．もし精神病性の特徴を伴えば，定義上，そのエピソードは躁病エピソードとなる．

F. 本エピソードは，物質（例：乱用薬物，医薬品，あるいは他の治療）または他の医学的疾患の生理学的作用によるものではない．
  注：抗うつ治療（例：医薬品，電気けいれん療法）の間に生じた完全な軽躁病エピソードが，それらの治療により生じる生理学的作用を超えて十分な症候群に達して，それが続く場合は，軽躁病エピソードと診断するのがふさわしいとする証拠が存在する．しかしながら，1つまたは2つの症状（特に，抗うつ薬使用後の，易怒性，いらいら，または焦燥）だけでは軽躁病エピソードとするには不十分であり，双極性の素因を示唆するには不十分であるという点に注意を払う必要がある．

〔日本精神神経学会（日本語版用語監修），髙橋三郎，大野　裕（監訳）：DSM-5　精神疾患の診断・統計マニュアル．pp.132-133, 医学書院，2014 より〕

幼稚園の頃に両親が離婚し，母の実家で育てられた．

大学入学後，自分が周囲の学生より劣っていると感じ，ひきこもるように
なったが，3か月ほどで回復．その後，うつ状態と軽躁状態を繰り返すように
なった．うつ状態では，気分が落ち込み，何事にも興味がもてなくなる．気を
紛らわすために食べることが増え，体重が5kg以上増加した．昼夜逆転し，
朝8時に寝て，夕方起きる，という生活となった．一方，軽躁状態のときは，
気分は爽快で，誇大的となり，睡眠は5〜6時間となり，多弁で，アイデアが
色々浮かぶという．

大学3年の頃に，うつ状態のため，初めて精神科を受診し，抗うつ薬の処方
を受けたが，効果がなく，治療を中断した．うつ状態のため2回留年したが，
何とか復学した．再度別の精神科を受診し，双極性障害の診断で炭酸リチウム
とミルナシプランを処方された．しばらくは服用していたが，再発したので，
結局やめてしまった．その後も，病院を受診しては中断することを数回繰り返
した．

大学を卒業後，大学院に進学したが，うつ状態のため退学．派遣会社の仕事
をするようになった．

32歳時，再度うつ状態となった．薬物療法は受けたくないと訴えるため，
心理士に認知行動療法を依頼し，無投薬にて経過を観察していたところ，1か
月ほどして，特に誘因なく，急激に改善し，そのまま軽躁状態となった．

友達を飲み会に誘い，2週間で3回ほど明け方まで飲んだ．それでも，ほか
の日は，いつもよりは2時間くらい短いとはいえ，5〜6時間の睡眠はとって
いた．人と会う予定がある日は特に，朝から何となくそわそわする．人としゃ
べっていると楽しくて仕方がない．映画を見たり，本を読んだりする度に，い
つになく感動してしまう．その後も，感動のシーンが何度も頭に浮かんでく
る．楽しいといえば楽しいが，エネルギーを浪費しているような感じもする．
公認会計士の資格を取ろうとして勉強していたが，勉強はいつも以上にスムー
ズにでき，集中できる．特に浪費などはない．気分は楽しくて爽快．しかし，
自分で病識があるだけに怖い感じもする．職場で，アルバイトが頑張っている
のに，正社員がだらだらしているのをみて，こんなことじゃいけない，と
ちょっと声を荒げたことがあった．元々がおとなしいと思われていたので，
周囲の人たちはちょっとびっくりしていた．こうした状態は1か月ほどで落ち
着いた．しかし，落ち着いたあとは，以前のように何事も意欲をもって取り組
めないと感じて，少し意気消沈した感じがしてしまうという．

F. 躁転・うつ転

うつ病相から躁病相へ，安定した寛解期を経ることなしに急速に移行することを躁転という．逆に躁状態からうつ状態に転じることをうつ転という．これらをまとめてスイッチプロセスと呼ぶこともある．

うつ状態は単独で出現，すなわち寛解→うつ→寛解，という経過で出現することも少なくないが，躁状態はうつ状態から躁転するか，躁状態のあとにうつ転するという経過をたどる場合が多い[94]．

いずれにしても，病相は通常単独でなく連続して現れるものなので，どんな病相においても反対の極を視野に入れて治療する必要がある．

このようにそもそも双極性障害は治療の有無に関わりなく，突然躁転する可能性のある疾患である．しかし，治療中に躁転した場合，治療による有害な反応と理解されやすく，何をもって治療誘発性の躁転と判断すべきかがあいまいであることによって，治療の有効性の判断が難しくなっている面がある．

国際双極性障害学会(ISBD)では，治療による躁転，うつ転を，treatment emergent affective switch(TEAS)(治療により発現した感情交代)と呼ぶことを提唱し，これをDefinite, Likely, Possibly, Unlikelyに分けて細かく定義している[95]．

G. 精神病症状(psychotic symptoms)

幻覚，妄想，緊張病症状などによって現実検討力を失った状態を精神病状態といい，これらの症状を精神病性の症状という．以前は，脳の異常が推定される精神疾患すべてを「精神病」とする語法もあったが，精神病という言葉に偏見が染みついてしまっていることもあって，最近ではこうした使い方はあまりなされなくなった．しかしながら，psychoticという形容詞的用法

に関しては，英語，日本語とも言い換えようがなく，現在でも幻覚・妄想などを伴う場合に対して，精神病性，精神病症状，といった言葉が用いられている．したがって，現在では，双極性障害そのものを「精神病」と呼ぶことはないが，双極性障害において幻覚，妄想などが出現した場合には「精神病症状を伴う双極性障害」と呼ばれる．

　精神病症状が気分に一致しているか，あるいは調和していないかは臨床上重要である．ヤスパース(Jaspers)は，統合失調症に特異的な妄想着想，妄想知覚，妄想気分などを一次妄想とし，他の心的事象から二次的に生じる妄想を二次妄想，あるいは妄想様観念とした[96]．気分に一致した妄想とは，ほぼヤスパースの妄想様観念に相当するといえよう．

　精神病症状は，双極性障害において決してまれなものではなく，躁状態ではおよそ半数以上，うつ状態でも 1/3〜半数にみられる[9]．これらの多くは妄想であり，幻覚は比較的少ない．

　よくみられるのは，躁状態では誇大妄想(「超能力がある」「すごい発明をした」「自分は神である」「もうすぐ総理大臣になる」など自分を過大評価する妄想)，うつ状態では罪業妄想(過去のささいな失敗を取り上げて，自分は重大な罪を犯してしまったと考える妄想)，貧困妄想(「破産した」など)，心気妄想(「癌にかかっている」など)，虚無妄想または否定妄想(「自分の身体がなくなった」「世界が消滅した」などすべての存在を否定するもの)といった，気分に一致した精神病症状である．うつ病におけるこれらの妄想は，微小妄想とも呼ばれる．その特殊な形として，不死妄想(自分は永遠の苦しみの中に置かれ，死ぬことすらできず生き続けなければならない)というものもある．否定妄想と不死妄想が顕著な場合，コタール症候群(Cotard syndrome)と呼ばれるが，頻度は高いものではない．

　被害妄想の場合は，「自分は重大人物だから CIA に狙われるかもしれない」というように誇大妄想から発展した場合，「自分は恐ろしい罪を犯したから警察が捕まえに来ている」などと罪業妄想から発展した場合など，気分に一致した精神病症状の範囲で理解される場合もあるし，より統合失調症的な一次妄想に由来する場合もあるので，ケースによって判断されなければならない．

気分に一致しない精神病症状としては，作為体験，互いに会話する内容の幻聴など，シュナイダー(Schneider)の一級症状[97]，すなわち自我障害に関連した妄想がみられることもある．このような場合は，前後によほど明らかな躁・うつ病相がなければ，診断的には疑わしいものとなる．しかし，双極性障害患者の中に，躁状態の極期にこうした症状を呈する者は，頻度は少ないが存在する．

気分に一致しない精神病症状を伴う場合は，家族歴にも統合失調症が多く，炭酸リチウムに対する反応性も悪い．精神病症状が出現した場合は，気分安定薬のみでは不十分で，抗精神病薬の併用が必要となる．

精神病症状は，病相を反復するにつれて次第に減少していく傾向がある[9]．

| 症 例 | 25 歳女性，双極 I 型障害，躁病エピソード，気分に一致する精神病性の特徴を伴う |

元来優しく，純真な性格で，友人は多かった．

18 歳(高校 3 年)頃，特に誘因なく人と話したがらない，無気力で寝てばかりいる，忘れ物が多い，甘いものを多く食べる，などの状態となり，勉強ができず成績が低下した．しかし，1 年ほどで自然に回復．その後，大学在学中や就職後は特に問題なかった．

25 歳時，1 月初めより次第に気分が高揚し，多弁となり始めた．2 月には友人とパーティーを企画し，大騒ぎをして酒を飲み過ぎ，急性アルコール中毒で入院した．退院後，自宅に帰らずに友人宅を泊まり歩き，友人宅から出勤したが，人に物をどんどんあげてしまう，3 時間程度しか眠らず動き回る，多弁，何かと感激して涙を流す，といった状態となった．職場の同僚が異常に気づき，救急車で救急病院を受診し，精神科受診を勧められ，精神科受診．炭酸リチウム 600 mg などを投与されたが，次第に，ご飯とおかずをぐちゃぐちゃに混ぜて食べる，ミサをするといって庭に祭壇を作り，両親を夜遅くまでつき合わせ，両親が寝ようとすると怒り出して物を投げる，夜中に近所の子どもを連れ出し，星を見ながら宇宙の広さ，深遠さについて延々と説教するなど，奇異な言動が目立ち始め，入院となった．

入院時は，面接中もイヤホンで音楽を聴いており，じっとしていられずに立ち上がったりする．表情は険しく，大きな声で奔逸的な内容を話し続け，話を遮るのは困難であった．

炭酸リチウム 800 mg および非定型抗精神病薬より治療開始したが，次第に

「頑張れ」などと自分を励ます神父の声が聞こえるようになった．本人は，「神父さんがいつもそばについて守ってくれている」という．また面接中に突然目をつぶり，主治医に向かって手をかざしながら「ちょっと待ってください．先生が今考えていることがわかります」などと言うこともあった．非定型抗精神病薬により鎮静効果は得られたが，気分高揚，誇大性などの中核症状が不変のため，炭酸リチウムをカルバマゼピンに変更したところ奏効し，1か月ほどでほぼ寛解状態となった．

　寛解後，心理教育を行ったところ，躁転に対する不安が出現し，なかなか外へ出ようとしない時期が数か月続いたが，次第に躁転不安は減少し，以後は定期的に外来通院し，躁状態が再発した際も軽度なうちに対処することができた．その後はアドヒアランスもよく，精神状態は安定している．

H. 緊張病症状（catatonic symptoms）

　双極性障害のうつ状態，躁状態の極期において，一過性に緊張病型統合失調症に類似した緊張病症状を呈することがある．

　緊張病症状とは，DSM-5 では，昏迷，カタレプシー，蠟屈症，無言症，拒絶症，姿勢保持，わざとらしさ，常同症，外的刺激の影響によらない興奮，しかめ面，反響言語，反響動作のうち3つ以上が優勢であるような臨床像を呈する場合とされている（表7）．

　緊張病状態で入院した患者の多くは統合失調症ではなく双極性障害の経過をたどるとの報告もある．緊張病状態では抗精神病薬投与が悪性症候群を引き起こす可能性に留意する必要があり，ベンゾジアゼピンや電気けいれん療法（ECT）が有効であるなど，治療上も特徴があるので，的確に診断する必要がある．

　なお，気分に一致しない精神病症状を伴う双極性障害患者にはリチウムが無効であることが多いが，躁状態，うつ状態の極期に緊張病症状を呈する患者はむしろリチウムに対する反応性はよいかもしれない[8, 98]．

　なお，錯乱・昏迷を終末像とし，その軽症型として躁状態・うつ状態をとらえる非定型精神病の考え方と，躁状態・うつ状態を基本状態とし，錯乱・

表7　DSM-5における「緊張病」の特定用語

A. 臨床像は以下の症状のうち3つ(またはそれ以上)が優勢である.
　(1) 昏迷(すなわち，精神運動性の活動がない，周囲と活動的なつながりがない)
　(2) カタレプシー(すなわち，受動的にとらされた姿勢を重力に抗したまま保持する)
　(3) 蠟屈症(すなわち，検査者が姿勢をとらせようとすると，ごく軽度で一様な抵抗がある)
　(4) 無言症〔すなわち，言語反応がない，またはごくわずかしかない(既知の失語症があれば除外)〕
　(5) 拒絶症(すなわち，指示や外的刺激に対して反対する，または反応がない)
　(6) 姿勢保持(すなわち，重力に抗して姿勢を自発的・能動的に維持する)
　(7) わざとらしさ(すなわち，普通の所作を奇妙，迂遠に演じる)
　(8) 常同症(すなわち，反復的で異常な頻度の，目標指向のない運動)
　(9) 外的刺激の影響によらない興奮
　(10) しかめ面
　(11) 反響言語(すなわち，他人の言葉を真似する)
　(12) 反響動作(すなわち，他人の動作を真似する)

コードするときの注：障害名を記録する際には随伴する精神疾患名を入れておくこと〔例：293.89(F06.1)うつ病に伴う緊張病〕．関連する精神疾患を先にコードすること(例：神経発達症，短期精神病性障害，統合失調症様障害，統合失調症，統合失調感情障害，双極性障害，うつ病，その他の精神疾患)〔例：295.70(F25.1)統合失調感情障害，抑うつ型；293.89(F06.1)統合失調感情障害に関連する緊張病〕

〔日本精神神経学会(日本語版用語監修)，髙橋三郎，大野　裕(監訳)：DSM-5 精神疾患の診断・統計マニュアル．p.118，医学書院，2014 より〕

昏迷をその派生と考える DSM-IV の双極性障害概念とでは，見方は違っても，重なり合った患者群を対象としていると考えられるので，過去に「非定型精神病」と診断されている場合，病歴聴取を通してその意味するところを注意深く判断し，実際は双極性障害である可能性について吟味しなければならない．

30 歳女性，双極 I 型障害，抑うつエピソード，重症，緊張病性の特徴を伴う，気分に一致しない精神病性の特徴を伴う

　元来内向的な性格．高卒後会社に勤め，特に問題なかったが，18 歳時躁状態となり精神科初診．アドヒアランスが悪く，ほとんど服薬しなかったが，1 週間ほどで改善した．その後，年に 1，2 回の躁状態またはうつ状態が出現するようになり，28 歳時，29 歳時に躁状態で入院したが，いずれの病相においても，精神病像はまったく認めなかった．その後は炭酸リチウムを服用するようになり，安定していたが，30 歳時，妊娠希望のため炭酸リチウム服薬中断後，不眠が出現．次第に自責感，抑うつ気分，決断困難，精神運動制止，食欲低下などが出現して入院となった．入院時より，制止が強くなり食事にも介助を要する状態であった．

　抗うつ薬にて治療を開始したが，次第に悪化し，希死念慮も出現．入院の 1 週間後には，CT 検査時に機械の音から幻聴(知人が自分を責める声)が聞こえたという．2 週目より炭酸リチウム 600 mg も加薬．その後，制止はやや改善傾向であったが，次第に妄想(「婦人科で坐薬を入れたときにマイクを入れられた」)，幻聴(「お前のせいで何もかもだめになった」という声)が出現し始めた．その後も同様の症状が続いていたが，5 週目の朝，昏迷状態となった．身体を硬直させて開眼しているが，自発語はなく，話しかけても全く応答がなかった．カタレプシーおよび，「いのちいのちいのち……」と単調な調子で繰り返す常同言語がみられた．抗精神病薬の投与を開始し，保護室入室とした．疎通性は一時的には改善したが，保護室でも上体を右に傾けた奇異な姿勢で，「右向け言うたら右向いて，左向いたら左向いて」「××県××市……」など奇妙な独語を呪文のように唱えるなどの状態が続いた．保護室入室 5 日目頃より，疎通性は改善したが，妄想，幻聴が続いており，思考伝播もあった．約 2 週間保護室にて治療したあと出室．その後は精神病症状，抑うつともに次第に改善し，入院 2 か月目にはほぼ正常気分となった．その後軽躁状態となったあと，寛解し，4 か月目で退院した．

I. 急速交代型(rapid cycling)

　急速交代型とは，1 年に 4 回以上躁・うつの病相を繰り返す場合をいう(表 8)．外来の双極性障害患者の約 5〜20 %にみられる[99]．急速交代型には女性

表8　DSM-5 における「急速交代型」の特定用語

急速交代型(双極 I 型障害または双極 II 型障害に適用することができる)：躁病，軽躁病，または抑うつエピソードの基準を満たす気分エピソードが，過去 12 か月の間に少なくとも 4 回存在する．

　注：エピソードは，少なくとも 2 か月間の部分または完全寛解，あるいは対極性のエピソードへの転換(例：抑うつエピソードから躁病エピソードへ)によって区切られる．

　注：双極性障害，急速交代型の基本的特徴は，過去 12 か月の間に少なくとも 4 回の気分エピソードが出現することである．これらのエピソードはどの組み合わせや順序でも起こる．これらのエピソードは，抑うつ，躁病，または軽躁病エピソードの期間および症状数の基準を両方満たしていなければならない．さらに，これらのエピソードは，完全寛解または対極性のエピソードへの転換によって区切られていなければならない．躁病および軽躁病エピソードは同じ極とみなされる．急速交代型のパターンで起こるエピソードは，より頻繁に出現するという事実を除いては，急速交代型でないパターンで起こるエピソードとの違いはない．急速交代型のパターンと定義するために考慮される気分エピソードから，物質(例：コカイン，副腎皮質ステロイド)または他の医学的疾患が直接の原因であるエピソードは除かれる．

〔日本精神神経学会(日本語版用語監修), 髙橋三郎, 大野 裕(監訳)：DSM-5 精神疾患の診断・統計マニュアル. p.150, 医学書院, 2014 より〕

が多く，また，甲状腺機能障害の頻度が高い．潜在的な甲状腺機能低下が危険因子となる[100]．明確な定義はないが，数日ごとに病相を繰り返す場合を，ultra-rapid cycling といい，症例報告されているが，非常にまれである．途中に寛解期を挟む場合と挟まない場合があり，寛解期のない場合のほうが，より治療反応性が悪い．

　急速交代型は遺伝的に異なった一群ではないかと検討されたこともあったが，その後否定され，ほかの双極性障害と異なった臨床単位の疾患というわけではないと考えられる[101]．

　発症時から急速交代型である場合と，途中から急速交代化した場合とがあるが，後者が 80% を占める．いずれにしても，通常の双極性障害に比べて炭酸リチウムは無効ではないものの反応性はよくない．むしろ，炭酸リチウムを投与しても病相を年 4 回以上繰り返してしまうというのが元々の定義で

ある．こうした場合，ラモトリギンやクエチアピンの有効性が示されている．

　途中から急速交代化した場合は，家族の high EE（expressed emotion）[注e] など，慢性的ストレスが関与している場合がある[99]．また，抗うつ薬の持続的投与が急速交代化を引き起こしている場合もある．三環系抗うつ薬（TCA）とプラセボを，うつ状態，躁状態にかかわらず，一定期間服用した研究によると，三環系抗うつ薬を服用した場合のほうが，病相反復が多いことが報告されており，三環系抗うつ薬が急速交代化を引き起こすことは疑いがない[102]．

| 症 例 | 62 歳女性，双極 II 型障害，急速交代型 |

　元来内向的な性格．高卒後就職したが，人と接するのが嫌で退職し，以後家事手伝いをしていた．24 歳時に結婚．

　26 歳時，第 1 子出産後に，不眠，食欲低下，抑うつ気分，精神運動制止，倦怠感などが出現した．治療は特に受けなかったが，3 か月経過した後「ある日突然に」軽快したという．その後は主婦として問題なく家事をこなしていた．29 歳時，家業の商店を手伝い始めたが，次第に仕事が大変と感じるようになり，再び同様のうつ状態となった．精神科を受診し投薬を受けたところ，40 日ほどして突然軽快し，逆に声が大きくなり，早口で，夜ほとんど眠らずに仕事をするなど軽躁状態となったが，2，3 日で落ち着いた．その後，うつ状態の再発予防目的で，うつ状態，軽躁状態を問わず抗うつ薬（イミプラミン75 mg，アモキサピン 75 mg など）を投与されたところ，毎年数回うつ状態となり，軽躁状態を経て寛解する，というパターンを繰り返す急速交代型となり，30 年近くこの状態が続いた．

　57 歳時より，うつ状態改善後は抗うつ薬を中止するようにし，炭酸リチウム 600 mg（血清濃度 0.5 mM）投与を開始したところ，病相は軽症化したが依然続いていた．61 歳時の 1 年間には，1 週間から 4 か月のうつ状態が計 6 回みられ，うち 2 回では躁転し，軽躁状態となっていた．寛解期は 5 回みられたが，合計で 100 日 / 年しかなく，1 年のうち 7 割以上は病相期という状態であった．うつ状態になると，朝早く目が覚め，何をするのもおっくうで家事ができず一日寝て暮らし，食欲がなく，頭が働かない感じとなる．うつのときでも，

e：家族が，患者に対して攻撃的な言動を示したり，患者の言動に対して感情的に巻き込まれすぎたりしている状態．

通院は何とかできる．この状態はある日突然軽快し，その日から買い物に行ったりできるようになるという．しかし，逆にまた眠れなくなり，夜遅くまで起きていて朝は4〜5時頃から編み物をしたり，テレビを見たりして過ごし，気分は爽快で，友人に何度も長電話をし，買い物をするとすぐに10万円くらいの服などを買ってしまう．このように調子の高いときには，突然思い立って家の改装をしようと大工さんを呼んだり，クーラーが古いから取り換えようとしたりする．

炭酸リチウムを1,000 mg(0.7 mM)に増量するとともに，カルバマゼピン600 mgを加えたところ，軽うつ状態は出現するものの，何とか生活できる程度に安定した．

J. 人格変化，閾値下気分症状

双極性障害は，その定義からいえば人格変化はきたさないはずである．しかし，双極性障害において残遺性人格変化が生じるという見方もある[103]．人格変化といっても，統合失調症の陰性症状に類似している場合，情動不安定性や対人関係の不安定さなど，境界性パーソナリティ障害に類似している場合，脳の器質的変化が想定される場合などがある．

陰性症状類似状態の場合は，統合失調症との鑑別が問題になるが，双極性障害患者でも統合失調症に類似したある種の欠陥を呈する場合があるという見方もあり[104]，クレペリンも，病相が繰り返されると間欠期においても精神的変化が生じると記載している．

しかしながら，統合失調症において，欠陥状態とされる状態の一部は，実際にはホスピタリズムによる社会的要因に起因する場合がある．同様に，双極性障害における"人格変化"と呼ばれる状態にも，病相を繰り返したことによって生じた社会的・職業的なレベルの低下などが関係している場合もある．また，仮に人格変化に見える状態があったとしても，これを残存する抑うつ症状でないと言い切れるかどうかは，疑問である．

一方，境界性パーソナリティ障害のような病像を呈している場合も，閾値下気分症状である場合がある．特に，うつ状態で入院した際に，うつ状態と

いう心的エネルギーが低下した状態において，入院という環境によって引き起こされる，退行した言動，依存的な態度，自傷行為などの状態像は，境界性パーソナリティ障害に類似しているため，うつ状態による入院中の言動だけで境界性パーソナリティ障害と診断することには十分慎重でなければならない．

また，躁状態がコントロールされずに長期間経過した場合に，反社会性，自己愛性，未熟性，衝動性など，パーソナリティ障害によるものと誤って判断される場合もある．

また，双極性障害による社会生活の障害によって，二次的にひきこもり状態を呈する場合や，早期に双極性障害を発症したことによる生育環境の問題から，境界性に近いパーソナリティの変化を伴う場合，あるいは病相反復によって社会経験を長期に剥奪されたことによる人格の未熟さがパーソナリティの問題と判断される場合などもあると推測される．

K. 認知機能障害（cognitive dysfunction）

最近では，上記の双極性障害でも統合失調症様の残遺症状が見られるのではないか，という議論は，双極性障害の認知機能障害として，形を変えて議論されるようになっている．統合失調症における認知機能障害の研究の進展に伴い，双極性障害でも，様々な神経心理学検査バッテリーを用いてその成績を調べると，より軽度であるが，統合失調症に類似した，あるいはやや特徴の異なった成績の低下がみられると報告され，これが認知機能障害を反映する，と考えられるようになったのである[105]．これは，前項で人格変化と呼ばれた現象を，神経心理学的検査を用いて定量的に評価しようとしたものともいえる．こうした所見は，心理社会的な機能と関係しているため，こうした検査に臨床的な意義があるのではないか，と期待され，研究されている．

寛解期の双極性障害患者で成績低下がみられる認知機能検査としては，Wisconsin カード分類テスト（達成カテゴリー数），言語性記憶，視覚探索課

題における反応時間の低下などがある[105, 106].

　しかし，認知機能検査の成績低下があればこれが「認知機能障害」という症状である，と結論するのは，少々短絡的であろう．こうした研究では，これらの検査が服薬中に行われていること，寛解期であっても，閾値下の気分症状の影響が否定できないこと，不眠による意識水準の問題の影響が否定できないこと，そして気分，意欲，覚醒度といった全般的な機能に問題があったときには，「認知機能検査」の結果が「認知機能」を反映するとはいえないことなど，様々な問題点がある[107]．実際，双極性障害患者において，不眠と認知機能を評価した研究によれば，睡眠の障害が作業記憶，言語学習の成績と相関しており，睡眠の治療により，これらの認知機能は改善したと報告されている[108]．

　そもそも，こうした認知機能障害の検査法は，脳損傷患者における巣症状を評価するために作成されたものである．

　脳損傷と臨床症状との解剖学的対応を探る学問領域である，臨床神経心理学においては，留意すべき原理が存在する．言語などの高次機能が障害されていると判断するには，まず，基本的な要素的機能が障害されていないことを確認する必要がある．言語の障害は，構音器官の麻痺でも，意識障害でも起きるものであり，言語の検査で成績が低下していたから言語機能の障害である，と単純に結論できないわけである．

　神経心理学的診察では，構音器官の麻痺，視力，視野，聴力，触覚などの要素的機能から順次に系統的に調べ，高次機能の障害が，こうした要素的機能の障害によるものではないこと，そして意識や全般的な知的機能の低下によるものでもないことを確認する必要がある．いずれにせよ，心理機能，神経機能の階層性に注意を払うことが肝要である．

　双極性障害における認知機能障害研究でも，こうした階層性への注意が必要である．双極性障害における認知機能障害研究は，遺伝的な素因がどの程度関与しているのか，経過とともにどのように変動していくのか，その神経基盤は何か，どのような臨床パラメーターと相関しているのか，どのような心理社会的機能と関連しているのか，そして治療の影響がどれだけ関与しているか，といったことをこれから明らかにしていこう，という段階にある．

これまでの報告によれば，双極性障害患者でみられる処理速度の障害は，治療薬剤が影響している可能性がある．また，双極性障害における認知機能障害は，躁病エピソードや入院が多く，罹病期間が長いことと関係している．特に，躁病エピソードの回数と言語性宣言的記憶の課題成績低下が関連している．多くの所見はうつ病エピソード，躁病エピソード，寛解期を問わずみられることから，素因依存的なものと考えられるが，疾病の進行とともに悪化するという．言語記憶の低下，精神運動速度の低下は，発症年齢が若いことと関連している[109]．また，抗精神病薬を服用している人では，より認知機能障害が強い[104]．双極性障害患者の一部に認知機能が低下している人がいるものの，患者と健常者の認知機能には重なりが大きく，患者全体で認知機能が低下しているというよりも，低下しているサブグループがあると考えたほうが妥当との考えもある[104]．

いずれにせよ，寛解期の双極性障害にみられる認知機能障害がどのような性質のものであるかは，まだ十分に明らかにされているとは言えず，今後の課題である．

最近では，認知機能障害よりも，やはり社会的機能そのものを評価すべきだという考え方も現れており，Functioning Assessment Short Test（FAST）（簡易機能評価検査）[110] という，自律的に生活が送れているか，仕事で収入を得て，お金の管理ができているか，本や映画に集中できるか，友人や家族と良い関係を持ち，趣味などを楽しめているか，といった社会的機能を評価する尺度も作られ，すでに臨床試験にも用いられている[111]．

L. 衝動性

病相期にみられる精神症状とは別に，寛解期にみられる素因依存的な症状であることが疑われているものとして，前述の認知機能障害のほかに，衝動性（impulsivity）がある．

衝動性は，行為あるいはその結果を熟慮することなく，行われる行動のパ

ターンと定義され，Barratt 衝動性スケール(BIS-11)がしばしば用いられる．双極性障害患者では，寛解期においても BIS-11 のスコアが高く，衝動性が高いことは，発症年齢が若いこと，エピソード回数が多いこと，および自殺企図の既往と関連していた[112,113]．また，双極性障害患者における，行動検査により調べた反応抑制の指標が，犯罪と関係していたとの報告もある[114]．

　もし，衝動性が病相と関係なく素因依存的にみられるとすると，双極性障害の本質にも関連する可能性があり，病態の手がかりとなるかもしれない．すなわち，気分と衝動性が同じ神経系により制御されており，その制御の障害が双極性障害である，という可能性である．しかし，双極性障害においてみられる衝動性は，寛解期にみられるものであっても，閾値下の気分症状と相関していることから[115]，やはり状態依存性のものと考える立場もある．

　双極性障害ではアルコール乱用あるいは依存[116]，インターネット依存[117]などを併発することも多いが，これも衝動性を介して関連している可能性が疑われている．その他，病的賭博，買い物強迫，性嗜癖，および仕事嗜癖(いわゆるワーカホリック)など，行動嗜癖(behavioral addiction)と呼ばれる症状は，いずれも双極性障害において多くみられるとの報告もあり，やはり衝動性との関連が指摘されている[118]．ただし，これらも閾値下の気分症状によるものである可能性は否定できず，さらなる研究が必要であろう．

M. 病前性格・気質

　歴史的には，双極性障害の病前性格としては，クレッチマー(Kretchmer)の記載した循環性格が有名である．これは，社交的，善良，親切，温厚などの社会的同調性と気分の波を特徴とする．また，単極性躁病の病前性格として，「マニー親和型性格」も記載されている[119]．これは秩序との同一視に対する両価性，精力的あるいは熱中性，アモルフなどに特徴づけられるという．こうした性格をもつ者が秩序世界に閉じこめられた状況で躁病が生じるのだという．

しかし，その後の実証的な研究では，必ずしも双極性障害患者が，対照群に比して，こうした病前性格の特徴を示すという結果は得られていない[120]．Angst らによる，19 歳時に性格特徴を調べ，12 年後の精神医学的予後を調べた前向き研究でも，双極性障害を発症した者で，有意な差がみられたのは情緒不安定のみであった[121]．以前指摘されていた病前性格は発症後に調査されたものであり，症状そのものの影響を強く受けた結果である可能性が考えられる．

　一方，生来軽躁的な気質の人が，うつ病相を繰り返すという場合があり，こうした患者を soft bipolar spectrum の中に位置づけ，recurrent depression with hyperthymic temperament と呼ぶ考え方もある[122]．自記式質問紙である TEMPS-A(Temperament Evaluation of the Memphis, Pisa, Paris, and San Diego Autoquestionnaire)を用いて，気質と双極性障害の関係を調べた研究もあるが[123]，状態依存性の症状と気質を区別することはできない．しかし，双極性障害患者の家族でも高揚気質が多いとする研究は，気質が双極性障害の遺伝的基盤と関連している可能性を示唆するかもしれない[124]．

N. 不安症との併発

　以前より，双極性障害では，不安症を併発しやすいことが指摘されてきた(表9)[37, 125-128]．不安症を伴う双極性障害患者は，発症年齢が若く，抑うつ状態が重症で，寛解しにくく，急速交代型が多いなど，全体に治療が難しい臨床特徴が多い[37]．

　こうした流れを受けて，DSM-5 では，不安による苦痛を伴うもの，という新たな基準が登場した(表10)．

表9　構造化面接を用いた双極性障害患者における不安症の併発頻度

著者	年	国	人数(名)	現在(%)	生涯(%)
Bauer[125]	2005	米国[*1]	328	38.3	43.3
Boylan[37]	2004	カナダ[*2]	138	55.8	−
Simon[126]	2004	米国[*2]	500	>50	−
Henry[127]	2003	仏[*3]	318	−	24
Kawakami[128]	2004	日本[*4]	42 (気分障害)	19	−
加藤	未発表	日本[*5]	60	15	

構造化面接：[*1]SCID-IV, [*2]unknown, [*3]DIGS, [*4]CIDI, [*5]MINI

表10　DSM-5における「不安性の苦痛」の特定用語

不安性の苦痛を伴う：現在または直近の，躁病，軽躁病，または抑うつエピソードの期間の大半において，以下の症状のうち少なくとも2つ以上が存在する．
(1) 張りつめた，または緊張した感覚
(2) 異常に落ち着かないという感覚
(3) 心配のための集中困難
(4) 何か恐ろしいことが起こるかもしれないという恐怖
(5) 自分をコントロールできなくなるかもしれないという感覚
　　▶**現在の重症度を特定せよ**
　　軽度：2つの症状
　　中等度：3つの症状
　　中等度〜重度：4つまたは5つの症状
　　重度：4つまたは5つの症状に運動性の焦燥を伴う．
　　注：不安性の苦痛は，プライマリケアおよび精神保健の場面で，双極性障害およびうつ病でも特に目立った特徴の1つとして記述されてきた．強い不安は，自殺のより高い危険性，より長い罹病期間，および治療に対する反応のない可能性がより高いことと関連している．したがって，不安性の苦痛の存在，およびその重症度を正確に特定することは，治療計画を立てることと治療反応をみていくために，臨床的に有用である．

〔日本精神神経学会(日本語版用語監修)，髙橋三郎，大野　裕(監訳)：DSM-5 精神疾患の診断・統計マニュアル．pp.148-149，医学書院，2014より〕

双極性障害と診断されたがよくわからない，今のままだと辛い，と訴えて受診．幼少時より父はいつも怒り，母は愚痴を言い，家は殺伐としていた．小学生時代はクラスの中心人物で，毎日が楽しかったという．中学生時代，学級委員になったがクラスをまとめられず，無力感を覚えた．高校時代は居場所がない感じがし，時に学校を休んだ．大学進学後，友人ができたが，次第に仲間はずれにされ，一人で過ごすことが増えた．大卒後，専門職に就職．

就職3年目のX−8年に，上司に感情的に怒鳴られたことを機に，会社で仕事ができなくなり，精神科医院を受診．抑うつ気分，興味・喜びの喪失などがあり，うつ病と診断され，抗うつ薬を処方された．X−7年，1年間休職後回復したが，同時に爽快気分，誇大性，多弁，性的逸脱行動など，躁状態となった．3か月で抑うつ状態となった後，回復した．X−3年，職場の人間関係に悩み仕事を辞めた．職業訓練校に通った後，X−1年専門職として就職．再び抑うつ的となり，当院を受診した．

受診時は抑うつエピソードとはいえなかったが，明らかな躁・うつ病相の既往を認め，双極Ⅰ型障害に社交不安症を併発していると診断した．

双極性障害には炭酸リチウム400 mg，バルプロ酸400 mgを，社交不安症に対しエスシタロプラム20 mgを処方した．社交不安症の症状は話しづらいと言うため，並行して心理士との面接を勧めた．その後2〜4週毎に診察したが，躁・うつ病相の再発はなく，面接時は常に職場でのイライラを訴えた．職場で皆に無視されている，上司に会社の問題点をメールで指摘したら無視された，といった内容であった．心理士より，人の気持ちが読めない傾向があると指摘があり，詳細に発達歴を聴取したが，発達障害を疑わせる点はなかった．

X+2年5月抑うつ状態となり，1か月休職後，復職の相談中に，上司に他の部署に移ることを勧められてショックを受け，言い合いとなり，人事担当者からリワーク通所を勧められた．X+2年6〜12月リワークに通ったが，集団の中に入れず，職場特異的と考えていた社交不安がより汎化されたものであったと判明した．担当精神保健福祉士に職場の人事担当と復職に向け職場の環境調整を進めてもらい，X+3年1月復職の予定となり，テスト出社を開始した．数か月のテスト出社期間に数回，不調により欠勤したところ，産業医との面談で復職は無理であろうと指摘されたことから，自ら退職．障害者雇用の枠組みで求職し，再就職することができた．

双極Ⅰ型障害の治療目的で受診したが，診療経過中，本人の苦痛や社会的障害はむしろ併発症である社交不安症に由来すると判明した．今後も双極Ⅰ型障害の薬物療法と並行して，社交不安症に対する対応が必要と思われる．

O. 発達障害との併発

　双極性障害は，注意欠如多動症(AD/HD)や広汎性発達障害と併発する場合もあることが指摘されている．AD/HD 患児の家族には大うつ病が多く，AD/HD 患児には双極性障害の合併が多い．AD/HD 患児 73 名，対照健常児 26 名を比較した研究では，患児の 24 名(33%)が気分障害を有し，双極性障害 8 名(11%)が含まれていた[129]．このように，AD/HD と気分障害は，共通の遺伝的基盤があると考えられている．

　自閉スペクトラム症(ASD)の患者において家族歴を調べた研究で，統合失調症および双極性障害の家族歴が有意に多かったことから，これらの間には遺伝的なオーバーラップがあると考えられた[130]．ただし，家族研究の結果においては，妊娠中のバルプロ酸服用が児の ASD のリスクになる[131]といった要因も否定できないと思われる．しかしながら，GWAS で得られた PRS を用いた研究でも，わずかながら，双極性障害と ASD の間に関連があると報告されている[132]．また，全エクソーム解析によるまれな変異の研究でも，双極性障害と ASD の間に重なりがあることが指摘されている[133]．

　以下に，AD/HD 傾向を伴う症例を提示する．

| 症 例 | 16 歳男性，双極 I 型障害 |

〔加藤忠史，金生由紀子(2006)小児・思春期の双極性障害　近年の増加の要因について．臨床精神医学 35, pp.1399-1405 より改変引用[134]〕

　正常分娩で出生し，運動発達に遅れはなかったが，言語発達にやや遅れがあった．幼稚園時，多動傾向，および園で先生の指示が理解できないと指摘され，児童相談所に相談したが，問題ないと言われた．

　小学校入学後は，整理，整頓ができず，忘れ物が多く，提出物が出せなかった．しかし，衝動性，多動は明らかではなかった．成績は特に問題なく，欠席も少なかった．やや不器用で，字がかなり下手であったという．学校では，す

ぐ誰とでも友達になり，目立って面白いことをするタイプであった．

中学入学後，野球部に入部したが，厳しい練習に悩み，2年生(13歳)になると，「野球部を辞めるには学校を辞めるしかない」と言って学校を休み始め，不登校となった．親，教師の説得で一時登校しても，また不登校となることを繰り返した．家では，1週間部屋に鍵をかけて閉じこもることもあった．不登校の理由として，「頭が痛く胸が苦しい」と訴えたため，親が病院受診を勧めたところ，本人がカウンセラー受診を希望したため，中学3年(15歳)時，児童精神科専門医を受診．抑うつ気分を伴う適応障害と診断された．また，AD/HDの傾向を指摘された．SSRIを処方されたが服薬しなかった．2回目以降は，「短時間の診察では十分相談できない」と本人は受診しなくなり，以後は母親のみ受診した．

中学3年末頃より，数日間の気分が「ハイな」時期と，数日間の気分が落ち込む時期を，約2週間の間隔で繰り返すようになった．「ハイな」時期には，インターネット上の掲示板に管理人に削除されるほどの性的内容を盛んに書き込み，盛んに買い物をし，1人で親に相談なく，無賃乗車で遠方まで出かけ，翌朝まで帰ってこない，1日に30回以上電話したり，深夜・早朝に小学校時代の友人宅を突然訪問する，などの言動が目立ち，相手の親から苦情の電話が来るほどであった．注意すると激怒した．一方，落ち込む時期には，ふさぎ込み，食事をせず，遺書を書いたり，自殺念慮を訴えたり，自殺の名所まで行ったこともあった．何とか高校に進学し，最初は通ったが，数週間で，不登校の時期と，軽躁で学校の授業中や集会で不適切な発言を行ったり，クラスメートとトラブルを起こしたりする時期を繰り返した．双極性障害と診断が変更され，炭酸リチウムを投与され，1,000 mgまで増量したが，服薬は不定期であった．学校は，問題行動を心配した親が欠席させようとしても，自ら突然登校することもあった．しかしながら，高1の夏頃からは，無気力で，不安，集中力の低下などを訴え，ほとんど寝て過ごすようになった．学校も休んだり通学したりを繰り返し，ついには自主退学した．その秋には躁状態となり，電話を盛んにしたり，早朝から予備校に行ったり，辞めた高校に行ったりするようになった．炭酸リチウムに加え，ペロスピロン4 mgを投与され，躁状態は落ち着いた．双極性障害の治療目的で，当院を初診した．

初診時の本人の主訴は，「友人とけんかしたので気分が落ち込む」とのことであった．現在症は，体動，表情，声の大きさ，速さ，話し方などは自然で，話の内容もまとまっていた．神経学的検査，脳波検査では，顕著な異常はなかった．WAISでは，Total IQ 89であったが，言語性IQ 105，動作性IQ 66と乖離がみられた．また，動作性検査の中では，組み合わせと絵画配列が，言語性の中では理解が特に低いというばらつきがみられた．既往歴，検査所見などから，DSM-IV診断は，Ⅰ軸：双極Ⅰ型障害，急速交代型，Ⅱ軸：特定不能の

注意欠如・多動(性)障害，となった．炭酸リチウムに加え，バルプロ酸400 mg → 1,200 mg を開始したが，受診直後より躁状態となり，活動性亢進，睡眠欲求の減少，多弁，誇大性(有名なスポーツ選手と友人だと確信して会いに行く，など)が出現．その後もうつと躁を繰り返したため，カルバマゼピン400〜600 mg の併用を開始したが，副作用のため中止した．リチウムにより甲状腺機能がやや低下したため，レボチロキシン 25 μg を併用した．その間，手首を自傷したり，家の自室に引きこもって中から鍵をかけて数日間籠城したりと，行動化を繰り返した．これらの治療にも反応しないため，リチウムは無効と判断し，オランザピン 5 mg を加えたところ，躁・うつの病相はほぼ消失した．しかし，気分の波がおさまっても時折暴力，大量服薬などの行動化は続いている．

　その後も，アルバイトやビジネス専門学校などに行くが，長くて 1 か月しか続かず，再びひきこもることを繰り返し，生産的な活動には至っていない．

P. 経過

　双極 I 型障害は，躁状態で発症する場合とうつ状態で発症する場合があり，躁状態で発症する場合のほうがやや多いとされている．双極性障害の発症年齢の定義としては，軽躁状態の既往歴の確認において信頼性が高くないこともあって，初めての大気分エピソード(抑うつエピソード，躁病エピソード)を発症と定義することが多い．したがって，双極 II 型障害は，必然的に初めての抑うつエピソードを発症ととらえることになる．そのため，双極性障害全体としてみると，うつ状態で発症するケースの方が多い．

　入院した単極性うつ病患者(病相 3 回以内)において，躁転した 37 名(13%)を他の 245 名と比較した研究によれば，躁転群では双極性障害の家族歴が多かったという．抗うつ薬投与量には差はなかった[135]．うつ病患者における躁転可能性の指標としては，若年発症(25 歳未満)，双極性障害の家族歴，精神病症状の 3 つが特に重要と考えられる[136]．

　また，軽躁・軽うつの繰り返し，すなわち気分循環性障害が先行する場合もある．最初の病相から次の病相までは 2〜5 年を経過することが多く，そ

の後は次第に病相間隔が短縮して，5回目くらいからは1年以内に再発を繰り返すようになる．このように，病相を繰り返すごとに病相間隔が短くなるのが，双極性障害の経過の大きな特徴である(図4)．

Koukopoulos らは，双極性障害におけるエピソードのパターンを，抑うつエピソードから躁病エピソードを経て寛解期に至る DMI 型と，躁病エピソードから始まり抑うつエピソードを経て寛解期に至る MDI 型に分けて検討を行っている．Ⅰ型，Ⅱ型合わせて855名のうち，27.5％が DMI 型，29.8％が MDI 型であった．その結果，DMI 型では MDI 型に比べ，抑うつ状態の期間が長く，気分安定薬が効きにくいという特徴が見られた[137]．一方，MDI 型では物質乱用が多く見られた．特に，リチウム反応については，MDI 型のほうが DMI 型よりもオッズ比4.4で有効性が高かったと報告されている[138]．

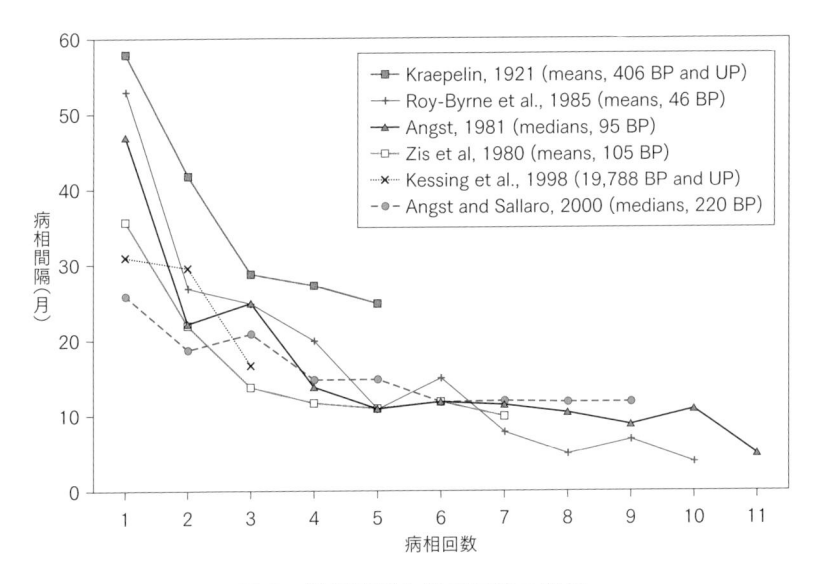

図4　病相間隔と病相回数の関係

BP：双極性障害，UP：単極性うつ病

〔Goodwin, F.K., and Jamison, K.K.R. (2007) Manic-Depressive Illness: Bipolar Disorders and Recurrent Depression. Second Edition. Oxford University Press より〕

第4章

診断

A. 診断基準

　臨床診断には，①治療方針の決定，②予後予測，③患者，家族に対する説明の道具，④医師，医療スタッフ間におけるコミュニケーションの手段など，様々な機能がある．いずれにせよ，治療の出発点となるべきものである．

　30年ほど前，DSM診断基準が浸透する以前は，「医者の数だけ Schizophrenia の概念がある」などと言われるほど，診断方法が医師によりまちまちであった．このような医師によって異なる診断は，各々の医師にとって①，②の意味をもっていたかもしれないが，③，④の面では困難があった．

　1980年代にDSM-Ⅲが日本に紹介され，日本でも，特に研究においては，操作的診断基準が広く用いられるようになった．一方，ICD は WHO が作った疾患分類であり，精神疾患に限らず公文書などで用いられる．ICD-10 には，双極Ⅱ型障害の診断分類がなく，反復性うつ病で回復後に一時的に気分が高揚する場合もある，などとの記載があったことから，DSM とは診断が異なっていたが，ICD-11 においては，双極Ⅱ型障害が取り入れられるようになり，DSM との差は少なくなった．一方，双極性障害とうつ病を合わせた「気分障害」の大分類が残ったこと，混合性エピソードの概念が維持されること，統合失調症の基準においては，シュナイダーの一級症状を重視していることなど，臨床家にとっては ICD-11 のほうが納得しやすい面も

多い．DSM-IVの時代には，診断信頼性（評価者間一致度により検証される）が高いという点で，DSM を使うべきとする根拠があったが，DSM-5 においては，フィールドトライアルにおける診断一致率が低いまま公開されてしまったという問題点がある[139]．今後も研究場面では DSM-5 が使われると思われるが，公文書の記載はすでに ICD が中心となっており，今後ますます ICD-11 を使う局面が多くなるかも知れない．

中堅精神科医の多くがポスト DSM 世代となった現代，DSM をマニュアル的に用いただけの表面的な診断に陥っているのではないか，との反省もある．DSM 診断基準といえども，それまでの長い精神医学研究の歴史の上に成り立つものである．その背景を知ることによって，画一的な診断でなく，ケース・バイ・ケースで臨機応変な対応が可能になるのではないだろうか．例えば，「抑うつエピソード，非定型の特徴を伴う」は双極性障害で多いという知識（後述）は正しいが，非定型の特徴が定義された背景である hysteroid dysphoria の経緯を知っていれば，薬物療法が行き詰まったとき，患者を別の視点からとらえることにより，精神療法の新たな方向性が見えてくるかもしれない．あるいは，妄想性障害や社交不安症の診断基準を知っているだけの場合と，これらの間をつなぐ重症対人恐怖に関する議論を知っている場合とでは，臨床を行う上でも，見方が全く変わってくるはずである．

なお，DSM では，2 つ以上の診断名を列挙する，併発症（comorbidity）の概念がある．併発症は，合併症（complication）とは異なる．合併症は，例えば糖尿病の結果白内障になった，というように因果関係のある場合で，併発症は因果関係のない偶然による併発を念頭に置いている．

B. 診断の実際

1 エピソードの診断

DSM-5 における双極性障害の診断においては，エピソードの組み合わせ

により疾患を診断する.

　まず, うつ状態, 躁状態, 軽躁状態のうち, どの病相にあるかの診断がなされなければならない(第3章表1, 2, 6参照→33頁, 40頁, 52頁). うつ状態では抑うつ気分または興味喪失が, 躁状態では気分高揚または易怒性が必須条件となっていることに留意されたい. なお, 躁状態では, 気分高揚があればB項目から3つでよいのに対し, 易怒性のみの場合は, B項目から4つを満たす必要があるとされている. これはおそらく統合失調症との鑑別のためであろう. 統合失調症による精神運動興奮を伴う幻覚妄想状態でも, 易怒的で興奮している状態は起きうることから, 易怒性のみで躁状態と診断することは慎重でなければならないということであろう.

　なお, 症状評価は, 必ずしも症状項目通りに順々に聴かねばならないというわけではない. まず主訴を聴き, その時間経過を聴きながら, 話の流れに合わせて関連の症状の有無を聴いていく, という普通の面接の中で, すべての項目がチェックできればよい.

　研究用の構造化面接では, 症状項目をもれなく聴けるように, すべての質問項目が用意されているため, 研究用に行う場合, ついつい「すみません, 型通りの質問なのですが…」などと言い訳してしまいがちであるが, 被験者は, むしろ, きちんと科学的な評価を受けているという印象をもつ場合もあるし, 実際, 構造化面接を行うことによって, 臨床で見逃していた新たな事実が判明することも多い. また, 躁状態における問題行動は恥ずかしくて自らは言い出せない, という感覚をもつ患者では, 例えば「性的逸脱行動はありましたか」などとストレートに質問した方がむしろ答えやすい場合もある.

　次に, その重症度と精神病性の特徴の有無を判断する. DSM-5では, 軽症(診断基準を最小限満たすレベル), 中等症, 重症(症状による機能障害が著しい場合), 精神病性の特徴を伴う, に分けられる. 精神病性の特徴は, 気分に一致したものと一致しないものとに分けられる. 以前にうつ病ないし躁病エピソードの基準を満たしていたが, 現在は一部の症状のみが残っている場合は, 「部分寛解」とする.

　さらに, エピソードの特徴について, 「特定用語」により記述する.

　エピソードの特徴としては, 不安性の苦痛を伴う(表10 → 68頁), 混合性

の特徴を伴う(表 5 → 48 頁)，（気分に一致するまたは気分に一致しない)精神病性の特徴を伴う(表 11)，緊張病を伴う(表 7 → 58 頁)の他，抑うつエピソードに対して，メランコリアの特徴を伴う(表 12)，非定型の特徴を伴う(表 13)，というものがある．これらの特定用語は，治療方針決定においても参考になるものであり，その診断信頼性については十分とはいえないものの，治療方針につながる見立てとして，日常臨床の中でも十分活用すべきものである．

「メランコリアの特徴」(表 12)は，伝統的診断でいう「内因性」のうつ状態に相当する．よいことがあっても全く改善しないような抑うつ気分が存在し，早朝覚醒，日内変動，制止・焦燥，体重減少，罪責感のうち 3 つ以上を示す場合である．

「非定型の特徴」(表 13)は，元来はモノアミン酸化酵素阻害薬の反応者の特徴から抽出されたものであるが，メランコリアとは逆に，気分の反応性があり，よいことがあると気分が明るくなるという特徴を示す．さらに，体重増加または食欲増加，過眠，鉛様の麻痺(手足が鉛のように重たい感覚)，対人関係の敏感さ，のうち 2 つ以上を示す場合をいう．以前の「hysteroid dysphoria」概念と重なる．こうした患者は，パーソナリティ障害を伴う場合，季節性感情障害である場合などもあるが，双極性障害でも多くみられる．

「精神病性の特徴」に関しては，気分に一致する特徴か，気分に一致しない

表 11　DSM-5 における「精神病性の特徴」の特定用語

精神病性の特徴を伴う：妄想または幻覚は，エピソードのどの時期にも存在する．精神病性の特徴が存在する場合は，それが気分に一致するか，一致しないかを特定せよ．
　「気分に一致する精神病性の特徴を伴う」：躁病エピソードの期間中，すべての妄想および幻覚の内容は，誇大性や不死身などの典型的な躁病の主題と合致している．しかし，疑い深さまたはパラノイア，特に個人の能力や業績などに対する他人の疑念に関するそうした症状が主題になることもある．
　「気分に一致しない精神病性の特徴を伴う」：上記のようには，妄想および幻覚の内容がそのエピソードの極性の主題と一致しない．または，気分に一致しないものと一致するものとが混ざった主題の内容になっている．

〔日本精神神経学会(日本語版用語監修)，髙橋三郎，大野　裕(監訳)：DSM-5 精神疾患の診断・統計マニュアル．pp.151-152，医学書院，2014 より〕

特徴かを特定する．気分に一致する精神病性の特徴は，躁状態では誇大妄想，うつ状態では貧困妄想，心気妄想，罪業妄想などである．一方，気分に一致しない精神病性の特徴には，シュナイダーの一級症状である，思考伝播，作為体験などが含まれる．被害妄想の場合には，内容と構造により，いずれかを判断する必要がある．なお，統合失調症を疑って診断面接する場合は，最

表 12 DSM-5 における「メランコリアの特徴」の特定用語

メランコリアの特徴を伴う：
A. 現在のエピソードの最も重度の期間に，以下のうち 1 つが存在する．
   (1) すべての，またはほとんどすべての活動における喜びの喪失
   (2) 普段快適である刺激に対する反応の消失(何かよいことが起こった場合にも，一時的にさえ，ずっとよい気分とならない)
B. 以下のうち 3 つ(またはそれ以上)：
   (1) はっきり他と区別できる性質の抑うつ気分があり，深い落胆，絶望，および／または陰鬱さ，またはいわゆる空虚感によって特徴づけられる．
   (2) 抑うつは決まって朝に悪化する．
   (3) 早朝覚醒(すなわち，通常の起床時間より少なくとも 2 時間早い)
   (4) 著しい精神運動焦燥または制止
   (5) 有意の食欲不振または体重減少
   (6) 過度または不適切な罪責感
   注：「メランコリアの特徴を伴う」という特定用語は，これらの特徴がエピソードの最悪期に現れるときに適用される．喜びを感じる能力はほとんど完全に消失しており，単なる減少ではない．気分の反応性の欠如を判断する基準としては，非常に待ち望んでいた出来事に対してさえも抑うつ気分はまったく晴れないということである．気分はまったく晴れないか，部分的にしか晴れない(例：正常の 20〜40％までで，一度に数分しか持続しない)．「メランコリアの特徴を伴う」という特定用語に特徴的な“はっきり他と区別できる性質の”気分は，メランコリアの特徴のない抑うつエピソードのときに経験される気分とは質的に異なったものとしてその人に経験される．ただ単に，より重篤で，長く続き，または理由なく現れるなどと表現される抑うつ気分は，質的にはっきり他と区別されるとはみなされない．精神運動性の変化はほとんどいつも存在し，他者によって観察可能である．
   　メランコリアの特徴が同一人物において，複数回のエピソードにわたって繰り返す傾向は大きくない．この特徴は外来患者ではなく，入院患者で多くみられ，軽度の抑うつエピソードではより重度の抑うつエピソードと比べて起こりにくく，精神病性の特徴を伴う場合には起こりやすい．

〔日本精神神経学会(日本語版用語監修)，髙橋三郎，大野　裕(監訳)：DSM-5 精神疾患の診断・統計マニュアル．pp.150-151，医学書院，2014 より〕

初から幻覚・妄想の存在を疑うが，双極性障害やうつ病と疑って診断面接する場合に，幻覚・妄想についての確認が不十分となりがちである．気分障害の面接においてこそ，構造化面接と同様に，明示的に(例えば，テレビやラジオからあなた向けの特別なメッセージが送られてきたと確信したことはありま

表13　DSM-5における「非定型の特徴」の特定用語

非定型の特徴を伴う：この特定用語は，これらの特徴が，現在または直近の抑うつエピソードの期間の大半において優勢である場合に適用される．
A. 気分の反応性(すなわち，現実のまたは可能性のある楽しい出来事に反応して気分が明るくなる)
B. 以下のうち2つ(またはそれ以上)：
    (1) 有意の体重増加または食欲増加
    (2) 過眠
    (3) 鉛様の麻痺(すなわち，手や足の重い，鉛のような感覚)
    (4) 長期間にわたり対人関係上の拒絶に敏感(気分障害のエピソードの間だけに限定されるものではない)で，意味のある社会的または職業的障害を引き起こしている．
C. 同一エピソードの間に，「メランコリアの特徴を伴う」または「緊張病を伴う」の基準を満たさない．
　注：「非定型うつ病」には歴史的意義があり(すなわち，古典的な焦燥感の強い"内因性"うつ病像に対して非定型である．この内因性うつ病像は，外来ではめったに抑うつが診断されず，さらに青年期や成人期早期には決して診断されなかった時代には，それが標準的であった)，今日では，この用語が示唆しうる，まれな，または変わった臨床像ということを意味してはいない．
　　気分の反応性は，楽しい出来事(例：子どもの訪問，他人から褒められること)があった際，元気になれる能力である．好ましい外的環境が続いた場合は，より長い期間にわたって気分は(悲観的でなく)正常気分になることがある．食欲の増加は，食事量の明らかな増加や体重増加として現れる．過眠は，夜間の睡眠や昼寝の時間が延長して少なくとも計10時間以上(または抑うつのないときより2時間以上長い)になっている場合も含む．鉛様の麻痺は，通常，手足が重く，鈍く，または重みでつぶれそうな感覚として定義される．この感覚は，通常，少なくとも1日に1時間は存在するが，一度に数時間以上持続することもしばしばある．他の非定型の特徴と異なり，対人関係上，拒絶感に対する病的な敏感さは，早期に生じて成人期の大半に持続する特性である．拒絶に対する敏感さは，その人が抑うつにあるときにもないときにも生じるが，抑うつの期間中に増悪することがある．

〔日本精神神経学会(日本語版用語監修)，髙橋三郎，大野　裕(監訳)：DSM-5 精神疾患の診断・統計マニュアル．p.151，医学書院，2014より〕

すか，というように)幻覚・妄想について確認するべきであり，しっかり尋ねると，予想しなかったケースで幻聴や妄想の存在が明らかになることが多い．

2 器質性，症状性の判断

DSM-5 では，「他の医学的疾患による双極性障害および関連障害」(表14)，「物質・医薬品誘発性双極性障害および関連障害」(表15)の診断項目がある．

前者においては，症状が「他の医学的疾患の直接的な病態生理学的結果で

表14 他の医学的疾患による双極性障害および関連障害の DSM-5 診断基準

A. 異常に高揚した，開放的な，または易怒的な気分と，活動性または活力の異常な増加が臨床像において優勢である期間が顕著かつ持続性に存在する．
B. 病歴，身体診察所見，または検査所見から，その障害が他の医学的疾患の直接的な病態生理学的結果であるという証拠がある．
C. その障害は，他の精神疾患ではうまく説明できない．
D. その障害は，せん妄の経過中にのみ起こるものではない．
E. その障害は，臨床的に意味のある苦痛，または社会的，職業的，または他の重要な領域における機能の障害を引き起こしているか，自己または他者を傷つけるのを防ぐために入院が必要であるか，または精神病性の特徴が存在する．
コードするときの注：他の医学的疾患による双極性障害および関連障害のための ICD-9-CM のコードは，特定用語によらず **293.83** である．ICD-10-CM のコードは，特定用語による(下記参照)．
▶**該当すれば特定せよ**
　(F06.33)躁病の特徴を伴う：躁病または軽躁病エピソードの基準を完全には満たさない．
　(F06.33)躁病または軽躁病類似エピソードを伴う：基準 D を除いて躁病エピソードを完全に満たすか，または基準 F を除いて軽躁病エピソードを完全に満たす．
　(F06.34)混合性の特徴を伴う：抑うつ症状も存在するが，臨床像において優勢ではない．
コードするときの注：精神疾患の病名の中に，他の医学的疾患の病名も含むこと〔例：「293.83(F06.33)甲状腺機能亢進症による双極性障害，躁病の特徴を伴う」〕．他の医学的疾患にもコードをつけ，医学的疾患による双極性障害および関連障害の直前に，独立して記載すること〔例：「242.90(E05.90)甲状腺機能亢進症」，「293.83(F06.33)甲状腺機能亢進症による双極性障害，躁病の特徴を伴う」〕．

〔日本精神神経学会(日本語版用語監修)，髙橋三郎，大野　裕(監訳)：DSM-5 精神疾患の診断・統計マニュアル．pp.145-146，医学書院，2014 より〕

表15　物質・医薬品誘発性双極性障害および関連障害の DSM-5 診断基準

A. 顕著で持続性の気分の障害が臨床像において優勢で，高揚した，開放的な，または易怒的な気分によって特徴づけられる．抑うつ気分，または，すべてのまたはほとんどすべての活動に対する興味または喜びの著しい低下を，伴う場合と伴わない場合とがある．
B. 病歴，身体診察所見，または検査所見から，(1)および(2)の証拠がある．
    (1) 基準Aの症状は，物質中毒または離脱の期間中またはその直後か，医薬品曝露後に出現した．
    (2) その物質・医薬品は基準Aの症状を引き起こすことが可能である．
C. その障害は，物質・医薬品誘発性ではない双極性障害または関連障害ではうまく説明されない．物質・医薬品誘発性ではない独立した双極性障害または関連障害で説明されるという証拠には，以下のものが含まれる．
    症状が物質・医薬品使用の開始に先行する；症状が急性の離脱または重度の中毒が終わった後，かなりの期間(例：1か月)持続する；または物質・医薬品誘発性ではない双極性障害および関連障害が独立して存在することを示唆する他の証拠(例：物質・医薬品誘発性でない反復エピソード)がある．
D. その障害は，せん妄の経過中にのみ起こるものではない．
E. その障害は，臨床的に意味のある苦痛，または社会的，職業的，または他の重要な領域における機能の障害を引き起こしている．

▶**該当すれば特定せよ**〔物質分類に関連した診断については「物質関連障害および嗜癖性障害群」の表1(下記)を参照〕：
中毒中の発症：その物質による中毒の基準を満たし，症状が中毒中に発症した場合
離脱中の発症：その物質による離脱の基準を満たし，症状が離脱中または直後に発症した場合

物質・医薬品誘発性双極性障害および関連障害を引き起こす物質の分類(「物質関連障害および嗜癖性障害群」の表1より抜粋)

アルコール	I/W
幻覚薬	
フェンシクリジン	I
他の幻覚薬	I
鎮静薬，睡眠薬，または抗不安薬	I/W
精神刺激薬*	I/W
その他(または不明)	I/W

I：中毒中の発症

W：離脱中の発症

*アンフェタミン型物質，コカイン，および他のまたは特定不能の精神刺激薬を含む

〔日本精神神経学会(日本語版用語監修)，髙橋三郎，大野　裕(監訳)：DSM-5 精神疾患の診断・統計マニュアル．pp.142-143, p474, 医学書院，2014 より〕

あるという証拠がある」とされているが，これは，一般身体疾患による精神症状であるかどうかについて，完全に一般身体疾患の診断に丸投げする状態となっており，DSM 診断の最も弱い点となっている．

物質・医薬品による精神症状に関しては，その薬が症状を引き起こしうるものであって，その薬の使用と時間的な関係があることや，物質・医薬品誘発性でない双極性障害であることを示唆する証拠がないことなどが診断の参考になるとされている．

一般身体疾患で躁・うつ症状を呈する可能性があるものとして，MSD マニュアルでは，表16 のようなものが挙げられている．しかし，甲状腺機能障害などの内分泌疾患，脳卒中やパーキンソン病などの神経疾患については異論はないとしても，糖尿病など，因果関係が明確でないものも多く含まれており，注意が必要である．

また，添付文書において，うつ病を起こすか悪化させる(表17)，躁病・躁状態を引き起こすか悪化させる(表18)ことが記載されている薬を抽出して表に示した．抑うつを引き起こす薬剤として，最も注意すべきはインターフェロンであろう．その他，モノアミンやアセチルコリンの代謝・受容体・シグナル伝達に影響する薬，免疫系に作用する薬(抗体薬を含む)，ホルモンおよびホルモンの阻害薬または産生阻害薬(前立腺癌や乳癌の治療薬を含む)，抗ウイルス薬，抗悪性腫瘍薬(分子標的薬を含む)，抗菌薬，そして精神神経疾患の治療薬などに，うつ状態を引き起こす可能性のある薬が多い．また，躁状態を引き起こす薬剤としては，インターフェロン，抗パーキンソン病薬，クラリスロマイシンなどの抗菌薬，モダフィニルなどがある．抗菌薬に関しては，セフェム系のセフェピムによる意識障害を伴う脳症や，キノロン系による幻覚・妄想なども注意が必要である．

ただし，表17, 18 に示した通り，添付文書の記載だけを見ると，うつ病を起こすか悪化させる薬にクエチアピンが含まれていたり，躁病・躁状態を悪化させる薬にバルプロ酸が含まれているなど，混乱を招く面もある．臨床試験で有害事象と医師に判断されたものはとにかく記載されてしまうというシステムでは，こうした不備が残ることは否めない．

米国における 26,192 名の調査では，37.2％が副作用としてうつ病が起き

表16　抑うつ症状および躁症状の原因

疾患の種類	抑うつ	躁病
結合組織疾患	SLE	リウマチ熱 SLE
内分泌疾患	アジソン病 クッシング病 糖尿病 副甲状腺機能亢進症 甲状腺機能亢進症 甲状腺機能低下症 下垂体機能低下症 性腺機能低下症	甲状腺機能亢進症
感染性疾患	AIDS 進行麻痺(実質型神経梅毒) インフルエンザ 伝染性単核球症 結核 ウイルス性肝炎 ウイルス性肺炎	AIDS 進行麻痺 インフルエンザ セントルイス脳炎
腫瘍性疾患	膵頭部癌 播種性癌腫症	―
神経疾患	脳腫瘍 複雑部分発作(側頭葉) 頭部外傷 多発性硬化症 パーキンソン病 睡眠時無呼吸症 脳卒中(左側前頭葉)	複雑部分発作(側頭葉) 間脳腫瘍 頭部外傷 ハンチントン病 多発性硬化症 脳卒中
栄養性疾患	ペラグラ 悪性貧血	―
その他*	冠動脈疾患 線維筋痛症 腎不全または肝不全	―

(続く)

表 16 （続き）

疾患の種類	抑うつ	躁病
薬剤性疾患	アンフェタミン離脱 アムホテリシン B 抗コリンエステラーゼ作用のある駆虫薬 バルビツール酸系薬剤 β 遮断薬(プロプラノロールなど一部) シメチジン コルチコステロイド サイクロセリン エストロゲン療法 インドメタシン インターフェロン 水銀 メチルドパ メトクロプラミド 経口避妊薬 フェノチアジン系薬剤 レセルピン タリウム ビンブラスチン ビンクリスチン	アンフェタミン類 特定の抗うつ薬 ブロモクリプチン コカイン コルチコステロイド レボドパ メチルフェニデート 交感神経刺激薬
精神障害	アルコール依存症および他の物質使用障害群 反社会性パーソナリティ障害 不安症群 境界性パーソナリティ障害 早期の認知症疾患 統合失調症	―

＊うつ病はこれらの疾患においてよく生じるが，因果関係は確立されていない．
〔MSD マニュアル　プロフェッショナル版より[140]〕

表17 うつ病を引き起こすあるいはうつ病を悪化させる可能性のある薬

■禁忌とされ，警告が出されている薬
　（うつ病・うつ状態，自殺念慮，自殺企図が発現または悪化することがある）

薬品名	薬効分類	代表的な適応病名
インターフェロンβ-1b	インターフェロン製剤	多発性硬化症
レセルピン	降圧剤，抗精神病薬	高血圧症など
テトラベナジン	不随意運動治療薬	ハンチントン舞踏病

■うつ病に対し禁忌とされている薬（うつ病が発現，悪化，再燃することがある）

薬品名	薬効分類	代表的な適応病名
リバビリン	抗ウイルス剤	C 型慢性肝炎
メチルフェニデート	中枢神経刺激剤	注意欠如／多動性障害(AD/HD)
マジンドール	食欲抑制剤	高度肥満症
ピモジド	抗精神病薬	統合失調症，自閉症，精神遅滞
ジフェンヒドラミン・臭化カルシウム注	アレルギー性疾患治療剤	アレルギー性鼻炎

■うつ病に対し慎重投与とされている薬（悪化させたり，自殺念慮が現れることがある）

薬品名	薬効分類	代表的な適応病名
バレニクリン	禁煙補助剤	禁煙の補助
ブロダルマブ	抗 IL-17 受容体 A 抗体	尋常性乾癬など
ベリムマブ	抗 BLyS 抗体	全身性エリテマトーデス
ビガバトリン	抗てんかん剤	点頭てんかん
メドロキシプロゲステロン	黄体ホルモン	月経周期異常など

■うつ病の副作用が指摘されている薬

抗悪性腫瘍薬（分子標的薬を含む）

アキシチニブ[1]，アベマシクリブ，アレムツズマブ[1]，イキサゾミブ，イピリムマブ，イマチニブ，イリノテカン，エルロチニブ，オキサリプラチン，オシメルチニブ，オビヌツズマブ，カペシタビン，カルフィルゾミブ，カルムスチン，ストレプトゾシン，テムシロリムス，テモゾロミド，ドキソルビシン，トラスツズマブ，トラスツズマブ・エムタンシン，ニボルマブ，ニロチニブ，ノギテカン，パクリタキセル，バンデタニブ[1]，プララトレキサート，ボルテゾミブ，ラパチニブ，レナリドミド，三酸化ヒ素

（続く）

表17 （続き）

■うつ病の副作用が指摘されている薬（続き）

抗ウイルス薬（HIV 感染症，サイトメガロウイルス感染症，C 型慢性肝炎）

ネビラピン[2]，リルピビリンまたはその合剤[4]，ソホスブビル，ドルテグラビルナトリウム・アバカビル・ラミブジン，アタザナビル，エムトリシタビン，テノホビル＋ジソプロキシル，ドルテグラビル，ポナチニブ，マラビロク，ラミブジン，ラルテグラビル，ガンシクロビル，バルガンシクロビル

薬品名	薬効分類	代表的な適応病名
ホルモン関連薬		
デキサメタゾン[2]	副腎皮質ホルモン	関節リウマチなど
エストラジオール	経皮吸収エストラジオール	更年期障害など
エンザルタミド	前立腺癌治療薬	前立腺癌
コリオゴナドトロピンアルファ	ヒト絨毛性性腺刺激ホルモン	排卵誘発など
トルバプタン	バゾプレッシン V_2 受容体拮抗薬	心不全，肝硬変
ドロスピレノン・エチニルエストラジオールベータデクス	黄体ホルモン・卵胞ホルモン	月経困難症
ブデソニド	吸入ステロイド	気管支喘息
レトロゾール	アロマターゼ阻害薬	閉経後乳癌
ソマトロピン	成長ホルモン	成長ホルモン分泌不全症
免疫関連薬（抗体薬を含む）		
ペグインターフェロン$\alpha2a, b$[2]，インターフェロン$\alpha2b$，$\beta1b$	インターフェロン	C 型慢性肝炎など
アバタセプト	T 細胞選択的共刺激調節薬	関節リウマチなど
ウステキヌマブ	抗 IL-12/23p40 抗体	クローン病など
エクリズマブ	抗補体(C5)抗体	発作性夜間ヘモグロビン尿症など
タクロリムス	免疫抑制薬	腎移植など
アダリムマブ，インフリキシマブ	抗 TNFα抗体	関節リウマチなど
抗菌薬等		
リファブチン	抗酸菌症治療薬	結核など
アムホテリシン B，イトラコナゾール，ボリコナゾール	抗真菌薬	真菌感染症

（続く）

表17　うつ病を引き起こすあるいはうつ病を悪化させる可能性のある薬（続き）

■うつ病の副作用が指摘されている薬（続き）

抗菌薬等		
デラマニド	結核化学療法薬	多剤耐性肺結核
メトロニダゾール	抗原虫薬	トリコモナス症，感染性腸炎など
モキシフロキサシン	ニューキノロン系経口抗菌薬	感染症
ボノプラザン・アモキシシリン・メトロニダゾール，ラベプラゾール・アモキシシリン・メトロニダゾール，ランソプラゾール・アモキシシリン・メトロニダゾール	抗ピロリ菌薬	胃潰瘍など

降圧薬・褐色細胞腫治療薬		
メチロシン[2)]	チロシン水酸化酵素阻害薬	褐色細胞腫
エプレレノン	アルドステロン阻害薬	高血圧症，慢性心不全など
ドキサゾシン	α_1 遮断薬	褐色細胞腫による高血圧症など

精神神経疾患治療薬		
リスデキサンフェタミン[3)]	中枢神経刺激薬	注意欠陥／多動性障害(AD/HD)
アトモキセチン	選択的ノルアドレナリン再取り込み阻害薬	注意欠陥／多動性障害(AD/HD)
グアンファシン	選択的α2A アドレナリン受容体作動薬	注意欠陥／多動性障害(AD/HD)
アセナピン，アリピプラゾール，クエチアピン，リスペリドン	抗精神病薬	統合失調症等
エスゾピクロン	不眠症治療薬	不眠症
ガランタミン，リバスチグミン	アルツハイマー型認知症治療薬	アルツハイマー型認知症
カベルゴリン，ロチゴチン	ドパミン作動薬	パーキンソン病など
ラサギリン	選択的 MAO–B 阻害薬	パーキンソン病
ガバペンチン エナカルビル	レストレスレッグス症候群治療薬	レストレスレッグス症候群
タファミジスメグルミン	TTR 型アミロイドーシス治療薬	アミロイドポリニューロパチー

（続く）

表 17 （続き）

■うつ病の副作用が指摘されている薬（続き）

精神神経疾患治療薬		
フィンゴリモド	多発性硬化症治療薬	多発性硬化症
ラコサミド，ホスフェニトイン，ロラゼパム	抗けいれん薬	てんかん
その他の薬		
デクスラゾキサン[1]	アントラサイクリン系抗悪性腫瘍剤の血管外漏出治療薬	
ミグルスタット[1]	グルコシルセラミド合成酵素阻害薬	ニーマン・ピック病C型
ベルテポルフィン，ペガプタニブ	加齢黄斑変性症治療薬	加齢黄斑変性症
ミガーラスタット	ファブリー病治療薬	ファブリー病
トラマドール，フェンタニル，ブプレノルフィン，	鎮痛薬	癌などにおける鎮痛
プレガバリン	疼痛治療薬	線維筋痛症など
エゼチミブ・アトルバスタチン，ロミタピド	家族性高コレステロール血症	高脂血症
ブリモニジン，ブリンゾラミド，ブリンゾラミド・チモロール，ラタノプロスト・チモロール	眼圧降下薬	緑内障など
アナグレリド	本態性血小板血症治療薬	本態性血小板血症
アプレミラスト	PDE4阻害薬	尋常性乾癬など
エソメプラゾール	プロトンポンプ・インヒビター	胃・十二指腸潰瘍等
セビメリン	口腔乾燥症状改善薬	シェーグレン症候群
タダラフィル	ホスホジエステラーゼ5阻害薬	肺動脈性肺高血圧症
デクスメデトミジン	α_2作動性鎮静薬	人工呼吸中等の鎮静
ピロカルピン	口腔乾燥症状改善薬	シェーグレン症候群等
ベタイン	ホモシスチン尿症治療薬	ホモシスチン尿症
ロミプロスチム	血小板造血刺激因子／トロンボポエチン受容体作動薬	慢性特発性血小板減少性紫斑病

（続く）

医薬品の添付文書情報(http://www.pmda.go.jp/)をもとに著者作成．2019年4月8日現在．
添付文書の「警告」「禁忌」「副作用」に「うつ病」の語を含む薬剤を検索し，うつ病を起こすか悪化させるとの記載があるものを選択した．
その他，パロキセチンに，警告として，「海外で実施した7～18歳の大うつ病性障害患者を対象としたプラセボ対照試験において有効性が確認できなかったとの報告，また，自殺に関するリスクが増加するとの報告もあるので，本剤を18歳未満の大うつ病性障害患者に投与する際には適応を慎重に検討すること」との記載がある．また，多くの抗うつ薬においては，躁うつ病が慎重投与とされており，「24歳以下の患者では，自殺念慮や自殺企図の発現のリスクが抗うつ剤投与群でプラセボ群と比較して高かった」といった注意書きがある．
[1]10%未満
[2]重大な副作用として記載
[3]重要な基本的注意として記載(双極性障害の患者ではうつ状態から混合状態／躁状態に移行するおそれがある)
[4]5%以上．その他は5%未満，2%未満，1%未満，0.5%未満，0.3%未満，0.1%未満，または頻度不明

る可能性がある薬剤を1剤以上服用していたという[141]．抗うつ薬を服用している人を除外した解析では，服用していたうつ病の副作用の可能性のある薬の数は，PHQ-9によるうつ病の診断と関連していた．こうした薬を服用していない人(4.7%)に比べ，副作用の可能性がある薬を3剤以上服用している場合(15%)は，有意にうつ病の率が高かった．抗うつ薬を服用している人に限った解析でも，同様の結果が得られた．この結果は，うつ病になっている人の中には，薬剤の副作用が関係している人が少なからず含まれていることおよび，インターフェロンのように，高頻度にうつ病を起こす単一の薬に注意するだけでなく，リスクのある薬を複数服用することについても注意する必要があることを示している[141]．

　最近では，電子カルテを用いたテキストマイニングにより，薬と症状の因果関係を探索しようという研究も行われており[142]，見逃されている薬剤の副作用や相互作用が，こうしたビッグデータ解析によってより確実に把握できるようになることが期待される．

表18 躁病を引き起こすあるいは躁病を悪化させる可能性のある薬

薬品名	薬効分類	代表的な適応病名	内容
アトモキセチン	AD/HD治療薬(選択的ノルアドレナリン再取り込み阻害薬)	AD/HD	慎重投与(躁病エピソードの症状が悪化するおそれがある)
アルファ, ベータ, ペグインターフェロンアルファ-2a など	インターフェロン	C型肝炎	重大な副作用(頻度不明, 0.1〜1%未満)
リバビリン	抗ウイルス薬	C型肝炎	重大な副作用(頻度不明)
ドネペジル	アルツハイマー型認知症治療薬	アルツハイマー型認知症の進行抑制	その他の副作用(頻度不明)
クラリスロマイシン, ボノプラザン, ラベプラゾール等	抗菌薬	抗菌薬	その他の副作用(頻度不明)
イストラデフィリン	アデノシン A_{2A} 受容体拮抗薬	パーキンソン病におけるウェアリングオフ	重大な副作用(0.2%)
ガンシクロビル／バルガンシクロビル	抗サイトメガロウイルス化学療法薬	サイトメガロウイルス感染症	その他の副作用(頻度不明)
カルフィルゾミブ	抗悪性腫瘍薬(プロテアソーム阻害薬)	多発性骨髄腫	その他の副作用(1%未満)
メチルフェニデート	中枢神経刺激薬	ナルコレプシー	慎重投与(躁病エピソードの症状が悪化するおそれがある)
モダフィニル	中枢神経刺激薬	ナルコレプシー, 睡眠時無呼吸症候群	その他の副作用(5%未満)
アマンタジン	パーキンソン症候群治療薬／抗A型インフルエンザウイルス薬	脳梗塞後遺症, パーキンソン病, インフルエンザ	その他の副作用(頻度不明)
セレギリン	パーキンソン病治療薬(選択的MAO-B阻害薬)	パーキンソン病	その他の副作用(頻度不明)

(続く)

表18 躁病を引き起こすあるいは躁病を悪化させる可能性のある薬（続き）

薬品名	薬効分類	代表的な適応病名	内容
抗うつ薬	アミトリプチリン，アモキサピン，イミプラミン，エスシタロプラム，セルトラリン，クロミプラミン，セチプチリン，デュロキセチン，ドスレピン，トラゾドン，トリミプラミン，ノルトリプチリン，パロキセチン，フルボキサミン，ベンラファキシン，マプロチリン，ミアンセリン，ミルタザピン，ミルナシプラン，ロフェプラミン	うつ病，不安症など	慎重投与（躁転があらわれることがある）
睡眠薬	トリアゾラム	不眠症	その他の注意（躁状態があらわれたとの報告がある）
抗精神病薬	アセナピン，アリピプラゾール，オランザピン，クエチアピン，スルピリド，ネモナプリド，ブロナンセリン，ペロスピロン，リスペリドン	統合失調症，双極性障害など	その他の副作用（頻度不明，0.1％未満～1％未満）
抗てんかん薬	バルプロ酸ナトリウム，クロバザム，トピラマート，ビガバトリン	てんかん，双極性障害など	その他の副作用，症状が悪化するおそれがある（バルプロ酸ナトリウム）

医薬品の添付文書情報(http://www.pmda.go.jp/)をもとに著者作成. 2018年8月23日現在.
使用上の注意に躁状態，躁病があるもの.
なお，「警告」，「禁忌」欄に「躁」を含む薬剤は存在しない.

　次に，エピソードの組み合わせによって，疾患を診断する．

　まずは，現在のエピソードのほかに，他の気分エピソードの既往があるか
どうかを確認しなければならない．すなわち，抑うつエピソードと診断した
ら，必ず「躁病エピソード」および「軽躁病エピソード」の有無を確認しな
ければならない．これを確認せずに大うつ病性障害と診断してはならない．

　躁状態，軽躁状態の既往を聞くときは，通常は，何日も続けて爽快な，あ
るいは高揚した気分が続いたことはありますか，といったように，直接気分
を訊けば良いが，しっかり吟味して答えてくれないような場合には，「1週
間くらい眠らなくても平気で活動的になったことはありますか？」とか，
「人生で最も頑張ったのはいつでしたか？」「人生最高のときはいつでした
か」などと，ポジティブな聞き方をして，躁状態や軽躁状態の可能性がある
期間を特定してから，これらが診断基準を満たすものかどうか確認していく
のもよい．患者は，躁状態や軽躁状態の病識がない場合が多いので，病気の
既往を聞くという文脈でなく，このようなポジティブな聞き方をしたほうが，
答えてもらいやすい場合もあると思われる．逆に，人生最低の時期はいつで
したか，という質問に対して，こうしたエピソードが語られる場合もある．

　双極性障害は，双極Ⅰ型とⅡ型という大きな2つのグループに分かれる．

　1回でも躁病エピソードがあれば，双極Ⅰ型障害と診断される．双極Ⅰ型
障害は，最も新しいエピソードによって，さらに細かく分類される．単一躁
病エピソードも，双極Ⅰ型障害に含まれる．

　一方，1回以上の抑うつエピソードと，1回以上の軽躁病エピソードがあ
り，躁病エピソードがなければ，双極Ⅱ型障害となる．

　1回以上の抑うつエピソードがあり，躁病エピソード，軽躁病エピソード
の既往がないと判断されて初めて，大うつ病性障害と診断される．

　軽躁病エピソードと，抑うつエピソードを満たさない軽うつ状態を繰り返
す場合は，気分循環症と診断される．

　これらのいずれも満たさない場合は他の特定される双極性障害および関連
障害という診断(表19)もある．これは以前，特定不能の，となっていたが，

表19 他の特定される双極性障害および関連障害のDSM-5診断基準

このカテゴリーは，臨床的に意味のある苦痛，または社会的，職業的，または他の重要な領域における機能の障害を引き起こす双極性障害および関連障害に特徴的な症状が優勢であるが，双極性障害および関連障害群のどの基準も完全には満たさない場合に適用される．他の特定される双極性障害および関連障害のカテゴリーは，臨床家が，その症状がどの双極性障害および関連障害の基準も満たさないという特定の理由を伝える選択をする場合に使用される．これは，「他の特定される双極性障害および関連障害」の後に特定の理由(例：「短期間の気分循環症」)を記録することによって行われる．

「他の特定される」という用語を使用して特定できる症状の例は以下である．

1. **短期間の軽躁病エピソード(2〜3日間)および抑うつエピソード**：1回または複数回の抑うつエピソードの既往があり，躁病または軽躁病エピソードの基準は完全に満たしたことはないが，軽躁病エピソードの症状の診断を完全に満たす2〜3日しか持続しない短期間の軽躁病を2回以上経験している．軽躁病症状のエピソードが抑うつエピソードの期間とは重畳しないため，本障害は，混合性の特徴を伴う抑うつエピソードの基準は満たさない．

2. **不十分な症状を伴う軽躁病エピソードおよび抑うつエピソード**：1回または複数回の抑うつエピソードの既往があり，躁病または軽躁病エピソードの基準は完全に満たしたことはないが，軽躁病エピソードの症状の基準を完全には満たさない程度の軽躁病を1回または複数回，経験している(すなわち，高揚した気分および1つまたは2つの軽躁病エピソードの他の症状，または易怒的気分および2つまたは3つの軽躁病エピソードの他の症状が，少なくとも連続して4日間)．軽躁病症状のエピソードが抑うつエピソードの期間とは重畳しないため，本障害は，混合性の特徴を伴う抑うつエピソードの基準は満たさない．

3. **先行する抑うつエピソードを伴わない軽躁病エピソード**：1回または複数回の軽躁病エピソードがあるが，抑うつエピソードまたは躁病エピソードの基準を完全に満たしたことはない．持続性抑うつ障害(気分変調症)の診断が確立された人に本エピソードが出現した場合，軽躁病エピソードの完全な基準を満たす期間は双方の診断を同時に適用することができる．

4. **短期間の気分循環症(24か月未満)**：24か月未満の期間(子どもおよび青年においては12か月未満)にわたって続く，軽躁病エピソードの基準を満たさない複数回の軽躁病症状のエピソード，および抑うつエピソードの基準を満たさない複数回の抑うつ症状のエピソードがあり，抑うつ，躁病，または軽躁病エピソードの基準を完全に満たしたことはなく，他の精神病性障害の基準も満たさない．本障害の期間中，軽躁または抑うつ症状がある日のほうが症状がない日よりも多く，一度に2か月以上症状がないことはなく，症状は臨床的に意味のある苦痛または障害を引き起こしている．

〔日本精神神経学会(日本語版用語監修)，髙橋三郎，大野　裕(監訳)：DSM-5 精神疾患の診断・統計マニュアル．pp.147-148，医学書院，2014 より〕

診断名として，当事者に不安を与えることや，際限なく使用されるリスクがあることなどから，どういう点が双極性障害の診断基準を満たさないかを特定する形でこの診断を与えるようにしたものである．具体的な例には，軽躁の期間が短い，症状が少ない，抑うつエピソードのない軽躁病エピソード，軽躁と軽うつしかなく，24 か月未満，という 4 つのパターンがある．

今回の病相は躁状態またはうつ状態であるが，以前に気分エピソードの前後に，気分症状を伴わずに精神病症状が出現したことがある場合，あるいは今回の病相の前後に，気分症状なしに精神病症状を呈する期間が 2 週間以上存在した場合は，統合失調感情障害と診断される．統合失調感情障害は双極型と抑うつ型に分かれる．このうち，双極型は家族歴，治療反応など多くの面で双極性障害に類似した特徴をもっているが，抑うつ型はむしろ統合失調症に近い．

なお，双極性障害患者の初発病相を調べると，163 名の双極性障害患者中，31％（51 名）が初発時精神病性障害と診断されていたとの報告もある[143]．また，26 名の特定不能の精神病性障害および短期精神病性障害患者（平均 16.2 ±2.7 歳）を 6 か月以上（平均 22.8±19.4 か月）フォローした研究でも，27.0％（7 名）が統合失調症または統合失調感情障害となった一方，34.6％（9 名）が双極性障害などの気分障害と診断されたという．このように，精神病症状で初発して，その後のエピソードは気分障害中心，という患者も少なくない[144]が，こうしたケースも，統合失調症の診断基準を満たさない限り，双極性障害と診断して差し支えない．

経過に特徴がある場合には，特定用語を用いて記述する．経過の特徴には，急速交代型，季節型，周産期発症がある．

急速交代型は，双極Ⅰ型障害，双極Ⅱ型障害について適用されるもので，その基準は，12 か月の間に 4 回以上の病相が存在する場合とされている．

「季節型」は，多くの場合，秋から冬に抑うつエピソード，春に軽躁病エピソードを呈し，こうしたケースでは光療法が適応となることから，治療的にも重要である．季節型の抑うつエピソードでは，非定型の特徴を伴う場合も多い．

「周産期発症」は，以前は産後の発症，と呼んでいたが，臨床研究から，

妊娠後期にもエピソードが多いことがわかり，変更されたものである．気分症状が妊娠中または出産後4週間以内に始まった場合に適用される．

DSM-5では上記の通りであるが，入院したときや難治性のため治療方針を再検討するときなどは，さらに経過の特徴を抽出して検討したい．そのためには，初発時から今回の病相までの経過を図にした，「ライフチャート」を作るとよい[9]．病相回数が多い場合は，かなり作成困難なこともあるが，これは後述の通り治療的にも有効であるため，ぜひ患者との共同作業により作成したいものである．

そのほかにも，経過としては，発達歴，小児期の虐待などの逆境の有無，病前性格，初発年齢，初発エピソード，病相の出現パターン(うつ→躁か，躁→うつか)，これまでの病相回数，各病相に有効であった薬剤，気分安定薬の病相予防効果の有無，各病相におけるストレス因の関与，慢性的ストレスの有無，社会的機能レベル，飲酒歴などに注意したい．

4 自殺，暴力の評価

自殺の危険性についても評価を行う．特に，初診患者で抑うつエピソードと診断した場合には，必ず同時に自殺の危険について評価を行う必要がある．また，最も自殺の危険が高いのは混合状態であり，注意を要する．自殺の危険の評価については，第5章「治療戦略」(→163頁)で詳述する．

また，うつ状態における拡大自殺による殺人(無理心中)のリスクにも注意が必要である．

躁状態では暴力の可能性についても評価する必要がある．一般に，普段他人に暴力を振るわない人は，躁状態になっても暴力行為に及ぶことは少ないが，元来少しでも暴力を振るう習慣のある人では，躁状態時には暴力の危険が高まると考えられる．

そのため，暴力行為の既往，その他の反社会行為の既往，薬物乱用の既往などに注意する．

5 抗うつ薬服用中の躁転

DSM-5 では，躁病エピソードおよび軽躁病エピソードの基準に，「抗うつ治療中に出現したが，治療の生理的作用を超えて持続する躁病あるいは軽躁病エピソードは，躁病あるいは軽躁病エピソードの診断に十分なエビデンスである」と記載されており，抗うつ薬誘発性躁状態あるいは軽躁状態は，抗うつ薬中止によりすぐに改善する場合を除いて，双極性障害と診断することが明記された．

抗うつ薬を中止して4～7日経過しても続くような軽躁状態，躁状態の場合には，双極性障害と診断するのが妥当であろう．

6 小児・思春期の双極性障害

元来，13歳未満発症の双極性障害はほとんど存在しないと考えられてきた．現在でも，成人の双極性障害患者の中で，発症年齢が13歳以下である者は極めてまれである．実際，1990年に発行された Goodwin & Jamison の教科書の初版では，双極性障害の平均発症年齢は28.1歳であり，10歳未満の発症者はほとんどいなかった[145]（図5）．

一方，この教科書の第2版では，1990年以降のデータがまとめられているが，発症年齢は平均22.2歳と若年化し，10歳未満の発症例が急増している[9]（図6）．その原因の1つが，1990年代以降，米国を中心に研究論文数が増加し，診断が増えた，「小児・思春期の双極性障害(prepubertal and early adolescent bipolar disorder，PEA-BP)」である．

米国では，未成年で双極性障害と診断される人は，人口10万人中25人(1994～95年)から1,003人(2002～03年)へと，わずか8年で40倍に急増した[146]（図7）．その結果，米国では，小児精神クリニック受診者305名中，双極性障害と診断された者は16%と報告された[147]．同じ頃，日本では，小児精神科外来受診者410名中，双極性障害はわずか0.7%であったという[148]．

米国で PEA-BP と診断されたケースの多くは，AD/HD を併発し，中枢刺激薬による治療を受けており，双極Ⅰ型障害や双極Ⅱ型障害の診断基準を満

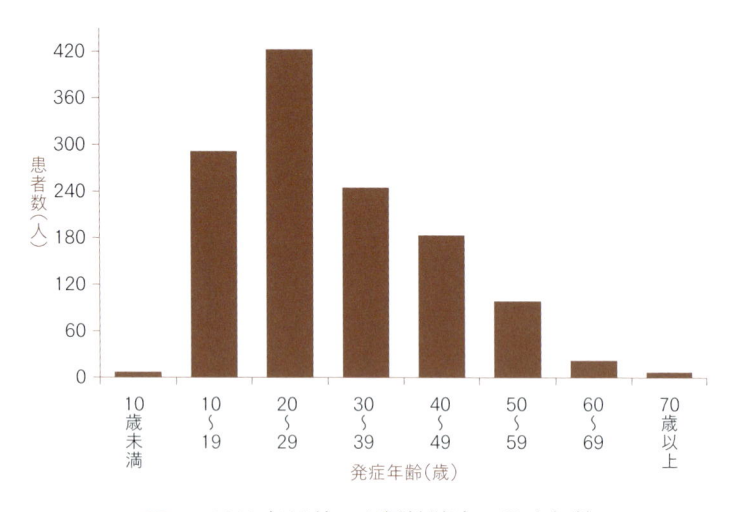

図 5　1990 年以前の双極性障害の発症年齢

〔Goodwin, F.K., Jamison, K.R. Manic-Depressive Illness. Oxford University Press（1990）より〕

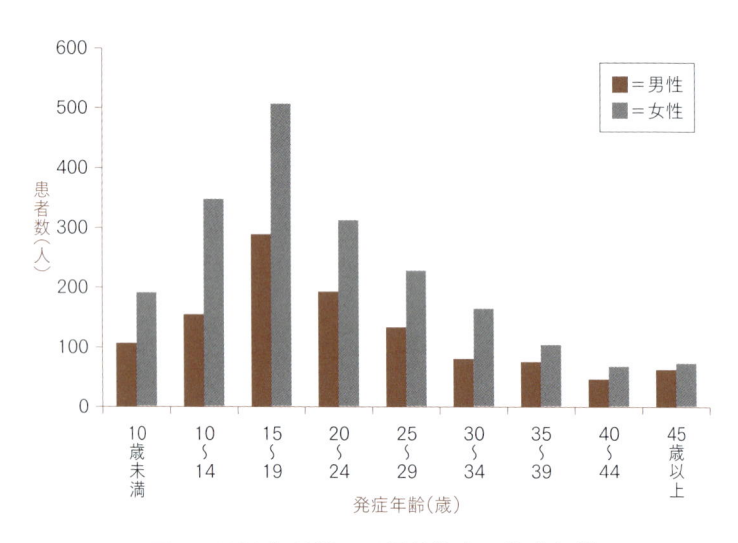

図 6　1990 年以降の双極性障害の発症年齢

〔Goodwin, F.K., Jamison, K.R. Manic-Depressive Illness, second edition. Oxford University Press（2007）より〕

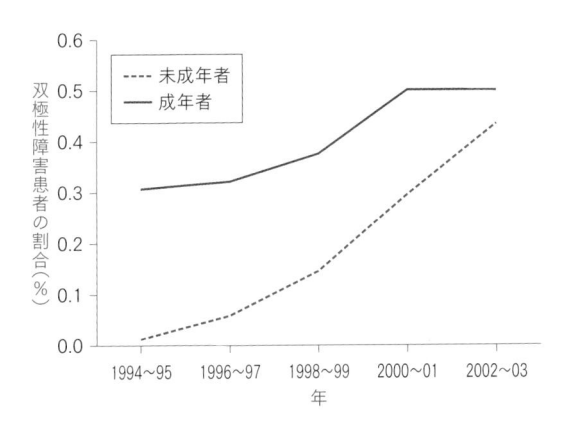

図7 米国における医療機関受診者中の双極性障害患者割合の推移

〔Moreno, C., *et al.* National trends in the outpatient diagnosis and treatment of bipolar disorder in youth. Arch Gen Psychiatry 64, 1032–1039（2007）より〕

たさないことから，特定不能の双極性障害と診断されていた[149].

　こうした PEA–BP のケースでは，躁状態に近い症状があったとしても，1日の中で大きく変動する．平均 11.0 歳の小児双極性障害児 60 名のうち，45名が日内交代型(ultradian cycling)であり，このタイプでは，年間平均 1,440回の病相がみられ，1日平均 4 回の病相がみられた，などと報告された[150]．このように，PEA–BP でみられる感情の問題は，数日〜数週間の長期にわたって続く「気分」の問題ではなく，ストレスその他の生活上の誘因に対する反応として起きる「情動」だったのである．

　そして，こうした小児・思春期の双極性障害のケースがその後成人の双極性障害，特に双極 I 型に移行するのかについて検討が進められた．

　9〜13 歳で躁状態と診断された AD/HD 児 15 名を，躁状態のない AD/HD児(65 名)および精神医学的診断のない小児 17 名と比較して，6 年後に再評価した研究によれば，6 年後の DSM–IV の I 軸診断の罹患率には 3 群間で差がなく，躁状態と診断された AD/HD 児の中に明らかな双極性障害の者はいなかった[151]．

　一方，Geller らは[152]，躁病の中核症状を有し，双極 I 型障害と診断された7〜16 歳の子どもたちを 8 年間経過観察し，18 歳以上となっていた 54 名中，

44％が躁病エピソードをもっていたと報告していることから，小児・思春期発症の双極Ｉ型障害は，成人型の双極性障害に移行し得るとした．しかし，米国でも，小児・思春期の双極Ｉ型障害はまれであるとされており[152]，実際にはより多くの，成人型の双極Ｉ型障害には進展しないケースが，「特定不能の双極性障害」の診断を用いて小児双極性障害と過剰診断されていたと考えられる[134].

米国で6〜17歳の「特定不能の双極性障害」と診断された者140名を中央値11.5年フォローした研究では，双極Ｉ型に診断が変更された者は19.2％（27名）のみであった．Ⅱ型を含めても53.6％（75名）であり，半数近くは成人型の双極性障害には進展しなかったといえる．発症年齢が早いこと，家族歴，躁病，不安，情動不安定の症状などが，双極Ｉ型・Ⅱ型への移行の予測因子であった[153].

また，精神刺激薬を処方された既往のある双極性障害患者は，そうでない者に比べ，発症年齢が低かったと報告されていることから[154]，AD/HDに対する中等量以上の中枢刺激薬投与による精神症状がPEA–BPと診断されている可能性も否定できない．

AD/HDに対する精神刺激薬療法に伴って生じた情動障害や，その他の家庭内暴力，衝動性などを示す子どもたちが臨床的に問題になったとしても，成人の双極性障害との関連が明確ではないのに，PEA–BPなどと呼ぶのは誤解を招くものである．

驚くべきことに，米国では，平均4歳という未就学児の「双極性障害」に対する非定型抗精神病薬の臨床試験の論文まで報告されたが[147]，この論文の著者と製薬会社との不適切な関係が報道され（2008年6月8日，ニューヨークタイムズ），スキャンダルとなり，PEA–BP過剰診断の背景にconflict-of-interest問題が隠れている可能性が指摘された．

こうした小児双極性障害の過剰診断に対し，DSM–5では，小児期，思春期の障害に，重篤気分調節症（disruptive mood dysregulation disorder, DMDD）が追加された[36]．基準は表の通りである（表20）.

このDSM–5のDMDDの診断基準は，情動障害をもつ子どもを，根拠なく双極性の前駆症状であると決めつけて「特定不能の双極性障害」と診断す

るのでなく，こうした症例を操作的に定義し，その中の双極性障害の発症率を調べていこうという，DSM の精神の基本に立ち返ったものといえよう．

このようにして，PEA-BP 騒ぎはある程度沈静化したと言えるが，現状でも，双極性障害の国別発症年齢を見ると，米国の一部の施設で特に低い値となっており，問題がまだ完全には解決していないことを示している(図8)[49, 155]．

表20　重篤気分調節症の DSM-5 診断基準

A. 言語的(例：激しい暴言)および/または行動的(例：人物や器物に対する物理的攻撃)に表出される，激しい繰り返しのかんしゃく発作があり，状況やきっかけに比べて，強さまたは持続時間が著しく逸脱している．
B. かんしゃく発作は発達の水準にそぐわない．
C. かんしゃく発作は，平均して，週に 3 回以上起こる．
D. かんしゃく発作の間欠期の気分は，ほとんど 1 日中，ほとんど毎日にわたる，持続的な易怒性，または怒りであり，それは他者から観察可能である(例：両親，教師，友人)．
E. 基準 A～D は 12 か月以上持続している．その期間中，基準 A～D のすべての症状が存在しない期間が連続 3 か月以上続くことはない．
F. 基準 A と D は，少なくとも 3 つの場面(すなわち，家庭，学校，友人関係)のうち 2 つ以上で存在し，少なくとも 1 つの場面で顕著である．
G. この診断は，6 歳未満または 18 歳以上で，初めて診断すべきではない．
H. 病歴または観察によれば，基準 A～E の出現は 10 歳以前である．
I. 躁病または軽躁病エピソードの基準を持続期間を除いて完全に満たす，はっきりとした期間が 1 日以上続いたことがない．
　注：非常に好ましい出来事またはその期待に際して生じるような，発達面からみてふさわしい気分の高揚は，躁病または軽躁病の症状とみなすべきではない．
J. これらの行動は，うつ病のエピソード中にのみ起こるものではなく，また，他の精神疾患〔例：自閉スペクトラム症，心的外傷後ストレス障害，分離不安症，持続性抑うつ障害(気分変調症)〕ではうまく説明されない．
　注：この診断は反抗挑発症，間欠爆発症，双極性障害とは併存しないが，うつ病，注意欠如・多動症，素行症，物質使用障害を含む他のものとは併存可能である．症状が重篤気分調節症と反抗挑発症の両方の診断基準を満たす場合は，重篤気分調節症の診断のみを下すべきである．躁病または軽躁病エピソードの既往がある場合は，重篤気分調節症と診断されるべきではない．
K. 症状は，物質の生理学的作用や，他の医学的疾患または神経学的疾患によるものではない．

〔日本精神神経学会(日本語版用語監修)，髙橋三郎，大野　裕(監訳)：DSM-5 精神疾患の診断・統計マニュアル．p.156, 医学書院，2014 より〕

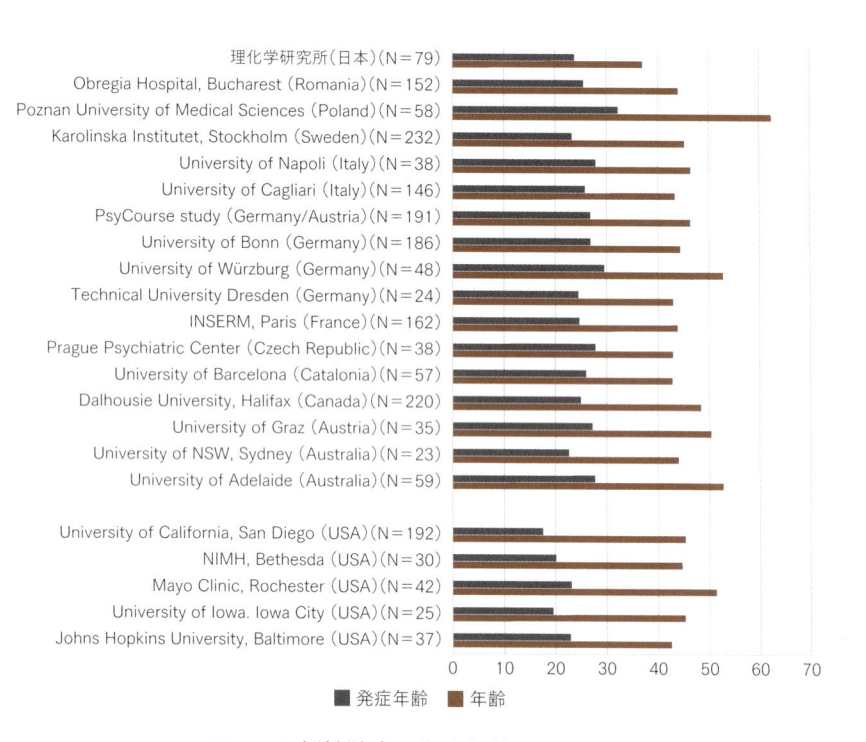

図8　双極性障害の発症年齢の国際比較

　双極性障害患者の発症年齢は，施設間で偏りが見られ，ヨーロッパ，日本の施設では平均発症年齢は 22〜32 歳である一方，米国の大学の中には，平均発症年齢が 17〜19 歳のところがあるなど，平均発症年齢が低い傾向にある．この図は 2 つの論文のデータを用いて作図した．

〔Kataoka, M., Matoba, M. *et al.* Exome sequencing for bipolar disorder points to roles of de novo loss-of-function and protein-altering mutations. *Mol Psychiatry* **21**, pp.885-893 (2016), Kalman, J. L. *et al.* Investigating polygenic burden in age at disease onset in bipolar disorder: Findings from an international multicentric study. *Bipolar Disorders* **21**, pp.68-75 (2018)〕

7　鑑別診断

　ここまで述べてきた通り，双極性障害において，鑑別診断のポイントとしては，以下のような点が挙げられる．

(1) 双極性障害とうつ病

　双極性障害のうつ状態では，身体愁訴は少なく，過眠・過食などの非定型症状がみられる場合があるなど，症状にある程度の特徴はあるが(第3章参照→38頁)，うつ状態の症状だけでは，単極性(うつ病)か双極性障害かの鑑別はできない．したがって，何よりも躁状態および軽躁状態の病歴を重視する．躁病エピソード，軽躁病エピソードの病歴を確認せずに，大うつ病性障害と診断することはできない，ということを，うつ病を診療する可能性があるすべての医師は熟知しておく必要がある．そして，双極性障害の家族歴，25歳以前の発症，精神病症状などがある場合には，特に双極性うつ病を疑う必要があろう．

(2) 双極性障害と統合失調症

　双極性障害における躁状態，うつ状態が重症な場合は，極期に幻聴・妄想を伴うことがある．横断面の症状だけでは，統合失調症との鑑別が難しい場合には，まずは急性精神病状態として治療を開始しつつ，病歴の把握を進め，通常の躁状態から悪化してきた場合は躁状態と考える．

　また，混合状態は，躁状態，うつ状態と比べて格段に診断が困難であり，初発が混合状態の場合，双極性障害と診断するためには，慎重な臨床評価が必要である．

(3) 錯乱性躁病と意識障害

　躁状態の極期には，器質性精神障害による意識障害と区別の難しい錯乱状態を示すこともあり得る．このように，軽い意識障害様の病像を呈し，脳器質性疾患との鑑別が必要となる場合，脳波検査や髄液検査のために強い鎮静を行うと，症状評価が困難となってしまうというジレンマがある．神経学的所見などがなければ，意識障害も考慮に入れて治療しながら，経過観察せざるを得ない場合も多い．まずは器質的疾患の除外が最優先されるという姿勢でよいであろう．

⑷　双極Ⅱ型障害と境界性パーソナリティ障害

　境界性パーソナリティ障害(BPD)は，対人関係が不安定で，衝動性が強く，強い見捨てられ不安から，操作的言動や自傷行為などを繰り返す．

　BPD と双極性障害には，自殺未遂，対人関係の問題など，表面上は似た点も少なくない．BPD 概念は，元来精神分析的な観点から定義されているが，診断基準上は行動面の特徴をとらえて診断するほかないため，こうした表面上の類似点から，判断を誤る可能性がある．

　元々，Akiskal が双極スペクトラムを提案したのも，双極性障害の枠組みで気分安定薬により治療すれば安定するはずの患者が BPD と誤診されている，という問題意識に基づくものであった[28]．

　しかし，BPD をもつ人に多少の気分の波がみられる場合もあり，双極Ⅱ型障害と BPD の併発と診断される場合もある．

　精神療法を中心に治療しようという医師は BPD と診断し，薬物療法を中心に治療しようとする医師は双極Ⅱ型障害と診断するという面もあるかもしれない．

⑸　物質使用障害

　覚醒剤などの薬剤性精神病を除外するためには，問診による薬物使用歴や反社会行動の既往の聴取に加えて，自律神経症状(瞳孔散大，頻脈，発汗など)に注意する．診断キット(Triage)による尿検査が，簡便で客観性の高い有用な検査として行われている．

⑹　薬剤の副作用

　抗精神病薬によるアカシジア(静坐不能)は，とにかくじっとしていられないという自覚的感覚と，実際に無目的に立ったり座ったりと動き回る行動が特徴的である．行動が目立たず，不安，いらいら感が前景に出る場合には，うつ状態による焦燥との鑑別に注意を要する．

　薬剤性パーキンソン症状とうつ状態の鑑別のためには，筋強剛，振戦などのパーキンソン症状をチェックする．

　SSRI，特にパロキセチンによる中止後発現症状では[156]，顕著な不快気分

や焦燥がみられ，抑うつエピソードによる精神症状との鑑別が困難である．薬剤の中止との時間的関係や，電気ショック様感覚などの知覚障害のような特有の随伴症状に着目する．

三環系抗うつ薬は，副作用により幻視がみられることがある．また，カルバマゼピンでは，音程が変化して感じられるという聴覚系の副作用が現れることがある．

その他，抗うつ薬による賦活症候群については，第3章で議論した通りである．

8 症状評価

精神科においては，例えば感染症における CRP のように，病勢の目安となる指標はいまだ存在しないため，症状評価尺度を用いる．これは，診断に用いるものでないことには注意を要する．例えば，重症の身体疾患であれば，うつ病でなくても「うつ病評価尺度」が高い点数を示すかもしれない．

うつ状態では，ハミルトンうつ病評価尺度(HAM–D)が最もよく用いられる．HAM–D は，いくつかのバージョンがあるので，点数の比較においては，項目数などを確認する必要がある[157]．

また，モンゴメリー・アズバーグのうつ病評価尺度(MADRS)もよく用いられる[158]．HAM–D は，身体症状，メランコリアの特徴，精神病症状，強迫症状なども含まれており，うつ状態の症状全体の特徴をつかみ，その変化を記録するのに適している．一方，MADRS は，抗うつ薬治療により改善しやすい精神症状を中心に評価するものであり，臨床試験のために最適化された評価尺度ということができる．

これらの評価尺度を臨床目的で用いる場合は，うつ病患者の診察後にあえて患者に問いたださなくても，各項目の情報が得られていることを目標にしつつ，面接後に聞き損なったことを追加すればよいであろう．また，初心者は，経験のある指導医と一緒に面接して，一致した評価が得られるように訓練する必要がある．治験に担当医師として参加する場合には，ビデオなどで評価尺度をつけ，標準回答と一致した評価ができていることが要求される．

躁症状の評価については，ヤング躁病評価尺度が広く用いられている[159]．躁病患者は病識を欠く場合も多いため，自覚症状よりも行動評価が中心になる．

混合状態の評価には，多くの研究が躁病評価尺度とうつ病評価尺度を併用している．混合状態を対象とした場合，上記のように抑うつ症状と躁症状を別個に評価するだけでは，患者の臨床像の変化を全体的にとらえることが難しくなるため，全体的な機能レベルの評価も併用する．

全体的な機能レベルの評価尺度としては，DSM-IVに収載されていた

MDQ

お名前：_____　　　生年月日：　年　月　日　　記入日：　年　月　日

以下の質問項目（左側）を読み、回答（右側）のうち当てはまる答えを○で囲んでください。

質　問　項　目	回　答
いつもの自分ではない時期が今までにありましたか、そして…	
…とても幸せで、または興奮した感じで、他人がいつものあなたではないと考えたり、とても興奮していて問題を起こしたことがありましたか？	はい　いいえ
…とても怒りっぽく他人に怒鳴ったり、喧嘩や言い争いを始めましたか？	はい　いいえ
…いつもよりかなり自信があると感じていましたか？	はい　いいえ
…いつもよりかなり眠らないで、またそれに本当に気付きませんでしたか？	はい　いいえ
…いつもよりかなり多弁であったり、早く話していましたか？	はい　いいえ
…考えが頭の中を空回りしたり、心を落ち着かせることができませんでしたか？	はい　いいえ
…周囲の物に容易に注意がそらされて、集中したり連続を保つことが難しかったですか？	はい　いいえ
…いつもよりかなり気力がありましたか？	はい　いいえ
…いつもよりずっと活動的であったり、かなり多くのことをしましたか？	はい　いいえ
…いつもよりずっと社交的であったり、外向的で、例えば真夜中に友達に電話をしたりしましたか？	はい　いいえ
…いつもよりかなり性に関心がありましたか？	はい　いいえ
…いつものあなたではないようなことをしたり、他人が行き過ぎている、馬鹿げている、危険であると考えるようなことをしましたか？	はい　いいえ
…お金を使ってあなたや家族に迷惑がかかったことがありましたか？	はい　いいえ
上記の一つ以上に"はい"をチェックした場合、これらのいくつかは同時期に起こりましたか？	はい　いいえ
仕事ができない、家族やお金、法律上の問題、言い争いや喧嘩になるというように、これらがどれほどあなたに問題を引き起こしていますか？	問題なし 軽度の問題 中等度の問題 重大な問題

図9　気分障害質問票（Mood Disorder Questionnaire, MDQ）
（田中輝明他，Bipolar Disorder, 5. アルタ出版 2007）[162, 163]
〔Hirschfeld, RM., et al. (2000) Development and validation of a screening instrument for bipolar spectrum disorder: the Mood Disorder Questionnaire. Am J Psychiatry 157, 1873-1875 より〕[161]

GAF(Global Assessment of Functioning)のほか，SADS(Schedule for Affective Disorders and Schizophrenia)に含まれている，GAS(Global Adjustment Scale)[160]や，CGI(Clinical Global Impression Scale)がよく用いられる．

　日本語版の標準化はなされていないが，うつ病患者などで簡便に双極性障害をスクリーニングする自記式質問紙として，MDQ〔Mood Disorder Questionnaire，気分障害質問票(図9)〕も用いられている[161-163]．しかし，この尺度は偽陽性が多いため，用いる場合には，「面接を行うべき人をスクリーニングする」という意味で用いるべきである．

9　内科的診断

　前述の，躁，うつの症状が一般身体疾患によるものであるかどうかという問題とは別に，双極性障害における身体的問題を評価する必要がある．

　うつ状態の場合は食欲低下や昏迷により，躁状態の場合は活動性の亢進により食事をとらず飲水もせずに動き回るといったことにより，いずれも低栄養状態や脱水の可能性があるので，こうした意味で一般的な身体的診察と血液検査が必要となる．

　また，薬物療法を行う上で，ベースラインの血液データを取っておく必要がある．すなわち，途中で肝機能障害などが出てきた際に，薬剤性かどうかの判断が必要になるので，投与前に調べておきたい．すぐに非定型抗精神病薬を使う予定がなくても，躁状態になった際に必要となることが多いので，空腹時血糖とグリコヘモグロビン(HbAlc)のほか，糖尿病の家族歴の有無も調べておきたい．また，各薬剤の投与ができなくなるような内科的障害の有無を判断しておく．

　BMI，血圧のほか，血算，血糖値，肝機能，腎機能，脂質のチェックが必要となる．ISBD の双極性障害における検査項目のガイドラインを示す[164](図10)．

　また，リチウム治療中は，甲状腺機能のチェックを行う．リチウムは高頻度に甲状腺機能低下症を引き起こし，双極性障害の経過に悪影響を及ぼす．TSH，フリー T4，フリー T3 を測定する．

治療開始前のすべての患者において調べるべき基本的な項目

病歴：医学的併発症（心血管系危険因子を含む），喫煙の有無，アルコール
使用，妊娠の有無，心血管系危険因子の家族歴

検査：腹囲，または/かつ BMI（身長，体重），血圧，血算，電解質，BUN，
クレアチニン，肝機能検査，空腹時血糖，空腹時血清脂質

見いだされた医学的状況を　　　　　　　　すべての危険因子を
適切に管理　　　　　　　　　　　　　　考慮して治療法を選択

選ばれた治療に応じてさらなる検査項目の追加

リチウム

投与開始前：
TSH, Ca
血清濃度：治療用
量を決めるために
2 回測定．その後
3〜6 か月ごとに
測定し，投与量変
更時，あるいは臨
床的に必要なとき
に測定

長期的モニタリング：
・電解質，BUN，
クレアチニンは
3〜6 か月ごとに
・Ca，TSH，体
重は，6 か月後に．
その後は年 1
回

バルプロ酸とカルバマゼピン

投与開始前：血液疾患および肝臓疾患の病歴
血清濃度：治療用量を決めるために 2 回測
定（カルバマゼピンは 4 週間隔）．その後は
臨床的に必要なときに測定

長期的モニタリング：
・バルプロ酸：体重，血算，肝機能検査，月
経歴を，最初の年は 3 か月ごと，その後
は年 1 回．危険因子がある場合は，血圧，
空腹時血糖，血清脂質．危険因子がある場
合は骨密度
・カルバマゼピン：血算，肝機能検査，電解
質，BUN，クレアチニンを，3 か月後に．
その後は年 1 回．危険因子がある場合は
骨密度．（妊娠可能性のある場合）避妊の効
果の評価
・ラモトリギン：発疹について注意を喚起す
ること

第二世代抗精神病薬
（クロザピンを除く）

長期的モニタリング：
・体重測定を，3
か月後に．その
後は 3 か月ごと
に
・血圧と空腹時血
糖を，最初の年
は 3 か月ごとに．
その後は年 1 回
・空腹時血清脂質
を 3 か月後に．
その後は年 1 回
・心電図とプロラ
クチン値を臨床
的に必要なとき
に

TSH：甲状腺刺激ホルモン，Ca：カルシウム

図 10 双極性障害における安全モニタリングのアルゴリズム

〔Ng, F., *et al*. The international society for bipolar disorders (ISBD) consensus guidelines for
the safety monitoring of bipolar disorder treatments. Bipolar Disord 11, pp.559–595 (2009) より〕

　脳波検査や脳画像検査は必須ではないが，器質性精神障害の除外に必要な
場合は行う．これらの検査は，予後予測や薬物選択の参考にもなる．

　日本では，近赤外スペクトロスコピー（NIRS：光トポグラフィー）が，抑うつ症状を持ち，うつ病と統合失調症または双極性障害の鑑別が必要な患者における鑑別診断の補助目的で保険適用されている．この検査は，「た」で始まる言葉を言ってもらうといった課題を行っている時の，前頭部の血液量変化を調べるものである．この検査は，多施設共同研究の結果に基づいて認可されたが[165]．限られた科学的事実に基づいた承認は時期尚早だったのではないかという批判もある[166,167]．最初の研究で調べられた患者の多くは服薬中であったが，この検査の結果が服薬により影響されるかどうかは未だ検証されていない．また，NIRS で測定できるヘモグロビン量は，濃度と光路長の積で示されるため，個人間の比較が困難である上，得られた結果には脳の外の組織（筋肉や皮膚）の信号も混じってしまうという問題もある．

　他の臨床施設で NIRS により双極性障害と診断されて六番町メンタルクリニックをセカンドオピニオン目的で受診された患者 8 名のうち，双極性障害と診断された方は 1 名のみであった[168]．他の 7 名は，うつ病などと診断された．双極性障害と診断された率（1/8，12.5％）は，その他の双極性障害と診断されて受診された方（30/44，68.1％）と比べて，統計学的に有意に低かった．しかしながら，セカンドオピニオンには，自身の診断を疑っている者が受診する傾向があると考えられ，この結果の解釈には注意が必要であろう．

　そこで，理研のゲノム研究参加者のデータを確認した．同様の期間に研究に参加した 51 名のうち，7 名が NIRS で双極性障害と診断されたと述べたが，そのうち構造化面接により双極性障害と診断された方の率（3/7，42.8％）は，他の患者（38/44，86.3％）と比べ，統計学的に有意に低い値であった[168]．

　これらの知見は，臨床面接では双極Ⅰ型またはⅡ型障害とは診断されない者が，NIRS により双極性障害と診断されていることを示している．

　日本うつ病学会は，NIRS だけで双極性障害と診断することに対して注意を喚起する声明を出した[169]．この声明は，臨床診断以上に NIRS を重視することは適切でなく，NIRS を行ったとしても，DSM-5 や ICD-10 に基づいて

診断すべきであると述べている。

　前述の報告は，この日本うつ病学会の声明の妥当性を支持し，現状では残念ながら NIRS（光トポグラフィー）が，むしろ双極性障害の適正な診断を阻害している場合もあると言わざるを得ない。

11　PET

　認知症のない 1,965 名の臨床−病理コホート研究で調べられた 657 名の病理所見を，生前に構造化面接によりうつ病と診断された者と対照群で比較した研究によれば，アミロイド斑がうつ病群で有意に多く見られた[170]。

　双極性障害患者の死後脳組織を用いて，代表的な脳部位について免疫組織化学的な検討を行い，病理学的診断を行うと同時に嗜銀顆粒の密度 / 分布を評価した研究がある。平均年齢 70 歳（発症年齢平均 41.8 歳）の双極性障害患者 11 名で，神経病理学的な診断を行ったところ，嗜銀顆粒性認知症 2 名，嗜銀顆粒病 2 名，皮質基底核変性症（CBD）1 名，レビー小体病 1 名，低酸素脳症 1 名，および脳梗塞 1 名であった。3 名では，特に目立つ所見はなかった。嗜銀顆粒はすべての症例である程度見られ，50 歳代 3 名のうち 2 名は脳幹と扁桃体に豊富な嗜銀顆粒を認めた。60 歳代 3 名のうち，1 名は視床と扁桃体に，2 名は辺縁系に嗜銀顆粒を認めた。70 歳以降では，嗜銀顆粒の分布は CBD と診断された症例を除けば，対照群と差がなかった。この結果は，双極性障害の一部には，嗜銀顆粒などの神経変性疾患と同様の病理学的変化が関与している可能性を示唆していると考えられた[171]。このように，双極性障害でも，高齢発症の場合，神経変性疾患でみられる異常蛋白の蓄積を認めるケースがある。

　現在，PET（ポジトロン断層画像）により，脳内のアミロイド[172]，タウ[173,174]の蓄積を検出することが可能となっている。いまだ臨床検査として用いるには至っていないが，これは，抗アミロイド薬や抗タウ薬が開発されていない段階で，診断だけを行っても意味がないためであろう。高齢うつ病患者のうち，アミロイド蓄積が多かった者では，発症年齢が高かったとの報告がなされており[175]，高齢発症のうつ病，双極性障害の患者の中には，一定程度，ア

ルツハイマー型認知症などの神経変性疾患の前駆状態の者が含まれると推定される.

現状では，臨床検査としてアミロイド PET，タウ PET を用いることはないが，近い将来，抗アミロイド薬，抗タウ薬などが承認されたら，高齢発症のうつ病では PET を行い，陽性であれば抗アミロイド薬，抗タウ薬，そうでなければ抗うつ薬，といった治療選択が行えるようになると期待される.

12 MRI

双極性障害患者における MRI では，潜在性脳梗塞や皮質下白質高信号領域が健常者に比して多くみられるのがよく一致した所見である[176].

MRI で T2 強調画像あるいはプロトン密度強調画像で高信号を呈し，T1 強調画像で低信号の病変の場合は，通常脳梗塞を疑う(図11). 以前に脳卒中発作の病歴があれば，脳梗塞による気分障害と診断される. 脳梗塞の病歴がない場合は，潜在性脳梗塞と呼ばれる. これに似た性質を示すが，プロトン

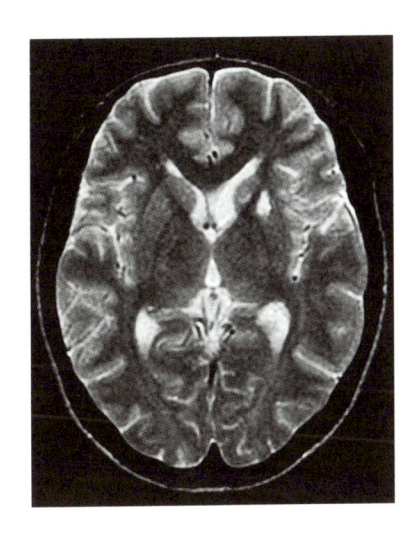

図11 脳梗塞後に双極性障害様の経過を示した症例の MRI

0.5 テスラー MR 装置により撮像した T2 強調 MRI(繰り返し時間 2,800 mm 秒，エコー時間 80 mm 秒). 左被殻に高信号領域がみられる. 同部位は T1 強調画像では低信号を示した.

51 歳時(X 年 10 月)，脳卒中発作(意識消失)があった. 同年 11 月よりうつ状態となり入院. MRI にて左被殻に脳梗塞を認めた. (X+1)年 6 月，(X+2)年 5 月にもうつ状態が再発したのち，(X+2)年 10 月には躁状態が出現. 母親が双極II型障害，妹が大うつ病，反復性.

脳梗塞発作後にうつ状態を呈したが，その後双極I型障害の経過を示したこと，家族歴があることから，脳梗塞は原因というよりも誘因と考えられた症例である.

密度強調画像では周囲の脳組織と信号強度に差がない場合は，血管周囲腔拡大の場合が多い．これは，小さな円形の領域が，基底核付近に左右対称性にみられるのが特徴である．これは加齢に伴う動脈硬化によって，血管が蛇行し，周囲に空洞ができた状態で，これだけで異常所見とはいえないが，ある程度は動脈硬化の程度を反映している．

　T2 強調画像および，プロトン密度強調画像で高信号を示すが，T1 強調画像では異常がみられない病変を，皮質下高信号(subcortical hyperintensity)という(図 12)．このような病変は，深部白質，脳室周囲，大脳基底核などに多くみられる．部位によって，深部白質高信号(deep white matter hyperintensity)，あるいは脳室周囲高信号(periventricular hyperintensity，PVH)とも呼ばれる(図 13)．

　こうした MRI でみられる病変は，神経病理学的には髄鞘の淡明化(myelin pallor)，血管周囲腔の拡大，グリオーシス，ごく軽度の脱髄など，様々な所見と対応し，虚血性変化によるものである場合が多いようである．

　この皮質下高信号領域が気分障害で多くみられるのはよく一致した所見で

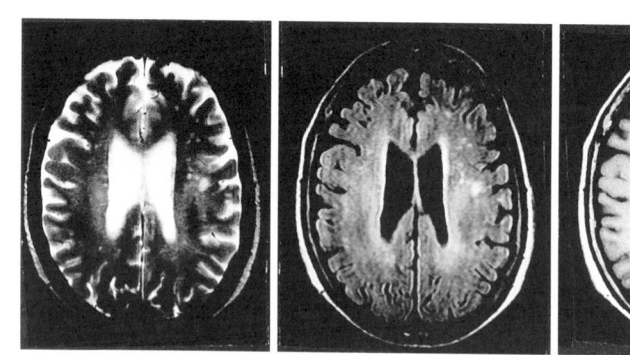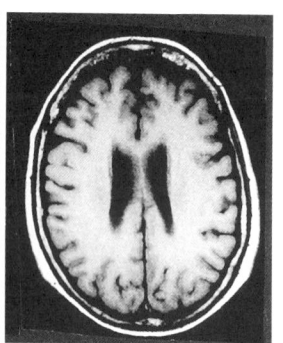

図 12　「血管性うつ病」と考えられる大うつ病患者の MRI

　左よりそれぞれ T2 強調画像，FLAIR(fluid-attenuated inversion recovery)法，T1 強調画像．T2 強調画像では，深部白質に多数の高信号スポットがみられる．FLAIR 法では，脳脊髄液の信号が抑制され，この病変がさらにみやすくなっている．右の T1 強調画像では，全く認められない．いわゆる UBO と呼ばれる皮質下高信号領域である．部位は，皮質枝・穿通枝間における血管支配の境界領域付近(border zone)の深部白質に多い．

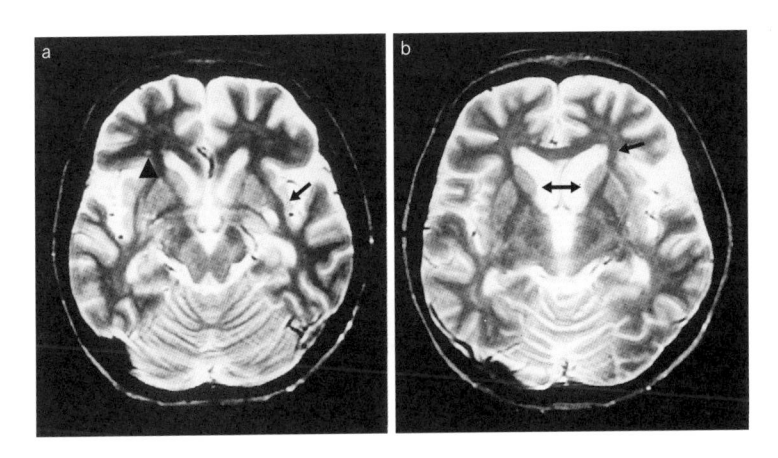

図 13　双極 II 型障害，緊張病症状を伴ううつ状態の患者の MRI

T2 強調画像を示す．左被殻後方に 5×8 mm 程度の高信号領域を認める（a, 矢印）．これは T1 強調画像で低信号を呈しており，潜在性脳梗塞と思われた．また，右前頭葉白質にごく小さな高信号部を認める（a, ▲で示した）．これは T1 強調画像では等信号であった．両側脳室前角には，Cap（帽子状の高信号域）を認める（b, 矢印で示した）．第 3 脳室および側脳室前角が中等度拡大している（b）．皮質の萎縮はわずかである．側脳室下角が a のスライスからこの下のスライスにかけて明瞭に認められる．

あり，双極性障害とうつ病の両方でみられる．

　この皮質下高信号の部位としては，前頭葉白質，尾状核頭部に多くみられる．それ以外にも，もちろん脳室周囲や半卵円中心，つまり頭頂葉深部白質などにみられることもある．

　健康被験者では，男性，加齢，脳卒中の家族歴，高血圧，糖尿病，喫煙，眼底の動脈硬化性変化，心電図の虚血性変化，呼吸機能の障害などが皮質下高信号や潜在性脳梗塞の危険因子となると考えられており，ほとんどが心血管系の危険因子である．皮質下高信号をもつ健常者では，認知機能の低下，MMSE や数字–図形置換テストなどの種々の神経心理学的検査成績が悪い，精神作業速度の低下，下肢の機能低下といった臨床的特徴がみられる．

　うつ病患者では，皮質下高信号をもつ場合，抗うつ薬や ECT への反応が悪く，遷延しやすい傾向があることや，抗うつ薬投与や ECT により，せん妄になりやすく，抗精神病薬でパーキンソニズムを呈しやすいなどが指摘さ

れている．また，こうしたうつ病患者では，精神運動速度の低下，ADL の障害，実行機能，記憶障害などがみられ，うつ状態の回復後に精神運動制止などの症状が残存する可能性があることが指摘されている．

このように，初老期～老年期に発症し，潜在性脳梗塞を伴ううつ病患者を，血管性うつ病（vascular depression）と呼ぶことが提唱されている[177]．

一方，高齢で躁状態を初発した双極性障害患者でも，潜在性脳梗塞が多いことが報告されており，こうした場合も家族歴が少ないことなど，類似の臨床特徴が指摘されていることから，双極性障害の中にも血管性の要素を伴う患者がいると考えられる．ただし，臨床像，予後，治療など，臨床面では，高齢発症の躁病患者も，若年の双極性障害と特に違いはないとの指摘もある[178]．

その後，MRI による定量的な計測がさかんに行われるようになり，大脳皮質のさまざまな部位における灰白質体積の減少も一貫した所見として報告されている（詳しくは 9 章→ 281 頁で述べる）．MRI で見られる皮質下高信号，灰白質体積減少は，いずれも治療反応性が悪く，臨床経過が良くないこと，認知機能の低下，全体的機能などと関係していることが明らかとなっている[179]．

また，皮質下高信号については，その後，拡散テンソル画像（DTI）を用いた MRI 研究が多く行われるようになり，白質における Fractional Anisotropy（FA，拡散異方性比率）の低下が示されている[180]．こうした白質の異常は，脳内各部位に広く見られ，I 型で強く，リチウム治療の影響は受けないと報告されている．全脳の DTI 解析により，最もよく一致して白質の異常が見られる部位は，右海馬傍回付近と，前部帯状回 / 帯状回膝下部だという[181]．死後脳研究で観察されるミエリンの染色性低下[182] は，こうした MRI 所見と対応していると考えられる．

双極性障害の白質病変には遺伝要因が関与しているのではないかと考えられ，さかんに研究された時期もあったが，最近の多数例による研究では，白質体積（N＝978），DTI による FA 値（N＝816）といった白質病変の指標は，双極性障害やうつ病のポリジェニックリスクスコア（PRS）と関係は見られず[183]，双極性障害の遺伝素因と白質病変には関係がないと考えられた．一方，逆に白質病変の GWAS による PRS をうつ病と比較した研究（N＝8,448）では，白質病変とうつ病に遺伝的な相関があると報告されており[184]，巨大サンプルに

なれば見えてくる程度の弱い遺伝的な関連はあるということと思われる.

いずれにせよ，明らかな潜在性脳梗塞や深部白質の border zone に白質高信号が多発する高齢の患者など，虚血性病変が明らかなケースでは，血管性うつ病と同様，虚血性変化が病態に関与していると考え，生活指導を行ったり，治療の選択や副作用の評価，予後予測の参考にするのがよいかもしれない.

とはいえ，双極性障害の診断において画像診断の比重は小さく，むしろ，画像診断の結果に引きずられずに，精神症状をきちんとみて診断することの方が重要である.

次に，双極性障害患者2例と，比較のため，いわゆる血管性うつ病の症例を提示する.

症 例 72歳女性，大うつ病，反復性，中等症，慢性

元来活発，几帳面，頑固でまじめな性格だったという．55歳より高血圧で治療中．脳卒中の既往はない．気分障害の遺伝負因はない.

62歳時，うつ状態(不眠，食欲低下，意欲低下など)となった．家事は何とかできていた．精神科を受診し，うつ病の診断で抗うつ薬を投与されたが，軽うつ状態が3年続き，その後以前の活動的な状態に戻った.

70歳時(X年6月)，帯状疱疹に罹患したのを機に，抑うつ気分，食欲不振，不眠などが出現．精神科を受診し投薬を受けたが，副作用でふらつきが出現し，通院を中断した．その後別の精神科に通い始めたがあまり改善しない状態が長く続いた．(X＋1)年4月，帯状疱疹の治療目的で内科に入院したが，入院中より抑うつ状態が悪化し，帯状疱疹の痛みにこだわり，心気的となった．また焦燥感が強くなり，看護師に死にたいと訴えるようになった．そのため，同年5月(71歳時)精神科に転科となった.

入院後も心気的な訴えは続き，「食欲がない，水が飲めない，尿が出ない，尻が痛い，歩けない」などと訴えるが，実際には食事はとれており，ワゴンで自分の配膳をしたり，時間になると自ら内科を受診することはできていた．このようにできている点を指摘すると，「食事はやっと食べているだけ．配膳はワゴンに寄りかかって辛うじて歩いているだけ」などと述べ，自己評価が低かった．ハミルトンうつ病評価尺度では10点台と，軽症のうつ状態であった．この状態は，ノルトリプチリン30 mg，スルピリド150 mg，ミアンセリ

ン 70 mg, アモキサピン 150 mg, イミプラミン 150 mg などを用いたが, ほとんど改善はみられなかった. (X＋2)年1月より, 炭酸リチウム 400 mg の投与を開始したところ, 初めて改善を示し,「自信がついた. 帯状疱疹の痛みは続いているけれど, うつ状態はよくなっていると思う. 外泊したい」と自己評価も改善し, 同年3月退院となった.

数種の十分量の抗うつ薬に反応せず, うつ病相が2年以上続き, リチウムによる増強療法で初めて改善した, いわゆる難治性うつ病の症例である.

図12にこの症例の MRI を示す(→ 112 頁). 前頭葉を中心として, 深部白質に多数の皮質下白質高信号がみられる. 部位は, 皮質枝と穿通枝の血管支配の境界にあり, 血液の灌流が障害されやすい border zone と呼ばれる部位に集中しており, 虚血病変に特徴的な分布である.

この患者は高血圧という危険因子があり, 家族歴がなく, 初老期発症で, 精神病症状はなく, 抗うつ薬が奏効せずに遷延するなど, いわゆる血管性うつ病の特徴を備えている.

| 症 例 | 81 歳女性. 双極 II 型障害, うつ病エピソード, 気分に一致しない精神病症状を伴うもの, 季節型 |

元来まじめ, 頑固で几帳面な性格であった. 高血圧などの危険因子なし, 脳卒中の既往なし. 遺伝負因あり(叔母がうつ病). 19 歳で結婚後, 主婦として問題なく過ごしていた.

72 歳時 10 月, 相続問題を機に何をするのも嫌になり, 食事をほとんどせず, 一日中臥床して過ごすようになった. 体重が 3 kg/月減少した. 精神科を受診し, うつ病の診断で投薬されたが, 娘が「薬に頼っていてはいけない」と捨ててしまったという. 翌年2月には自然に軽快し, 3月頃には軽躁状態となったあと, 自然に回復した.

その年から, 毎年 9〜10 月頃よりうつ状態となり, 2〜3 月に軽躁状態のあと, 寛解することを繰り返していた. 81 歳時(10 月)にうつ状態にて入院. 不眠(早朝覚醒), 食欲低下, 抑うつ気分, 日内変動, 悲哀感, 精神運動制止などを認めた. トラゾドン 50 mg などを投与したが改善はみられなかった. 過眠, 過食などの非定型症状を認めず, 高齢発症であるなど, 季節性感情障害としては典型的ではないとはいえ, 一応季節型として光療法を試みたが, 効果はなく, むしろ開始後 11 日目より状態が悪化した.「孫が殺されたから警察へ行

かねばならない」「掃除の人が部屋に入ってきて孫をさらっていった」「私の体を使って人体実験している」「皆で私をだましている」などの被害妄想が出現した．さらに，外出中に見た子供を孫と誤認したり，夜中に「部屋に犬が入ってくる」と言うなど，せん妄を疑わせる状態となった．そのため，ミアンセリン 30 mg，カルバマゼピン 400 mg などに変えて投薬したがいずれも無効で，結局翌年 1 月末にはおそらく自然経過で躁転した．軽躁状態は 2 週間ほどで軽快し，結局例年通り 2 月頃には正常気分となった．

　本書の初版で双極 I 型として紹介した本症例は，現在の知識で改めて検討すると，発症年齢が遅く，幻覚，錯覚などが顕著で，大脳皮質萎縮が目立つことなどを考え合わせれば，まずはびまん性レビー小体病を疑うべきケースであろう．図14 にこの症例の MRI を示した．

　びまん性レビー小体病(diffuse Lewy body disease，DLBD)は，わが国の小阪憲司博士が病理学的所見をもとに，大脳皮質に広汎にレビー小体が出現する新たな臨床単位として提案した．現在では，国際的によく知られており，わが国ではアルツハイマー病，血管性認知症に次いで多い認知症である．初老期～老年期に発症し，記憶障害を中心とする認知症を示すが，初期には幻

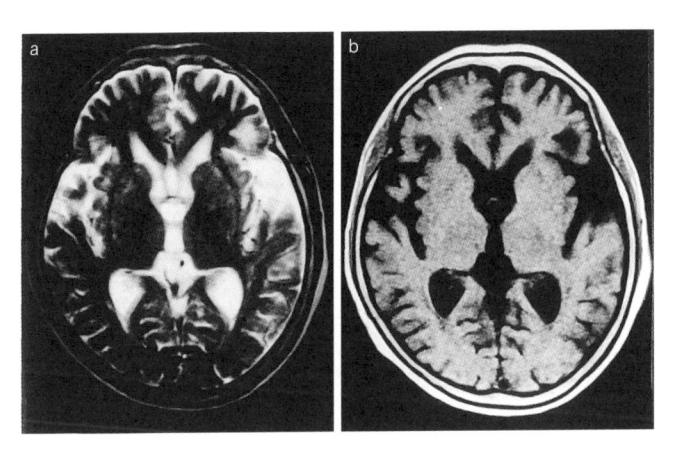

図 14　双極 II 型障害，季節型の患者の MRI

　a は T2 強調画像．左前頭葉白質に直径 14 mm の高信号領域がみられる．b の T1 強調画像では，同部位に低信号領域がみられ，脳梗塞と判断される．側脳室前角，第 3 脳室の開大もみられる．

視や妄想を伴う．また，認知症の中では，初期に気分障害を呈することが特に多い．経過中，自律神経障害やせん妄がみられ，パーキンソニズムが加わることも多い．

^{123}I–MIBG(meta-iodobenzylguanidine)心筋シンチグラフィによる集積低下が特徴的な検査所見である．MIBG は，交感神経終末のノルアドレナリン貯蔵顆粒に取り込まれることから，この所見は，DLBD における自律神経障害を反映すると考えられる．また，ポリソムノグラフィによる筋活動の抑制を伴わない REM 睡眠も，^{123}I–MIBG 心筋シンチと並んで早期診断に有効である[185]．

脳 DaT スキャンシンチグラフィでは，線条体におけるドーパミントランスポーターの分布を可視化することができ，アルツハイマー型認知症との鑑別が困難な際や DLBD の診断精度の向上が期待できる．また，脳 SPECT 検査でも，典型的な場合，後頭葉中心に血流低下を認める．

レビー小体型認知症(dementia with Lewy bodies，DLB)では，初発時，66％に抑うつ症状がみられ，これはアルツハイマー型認知症より有意に多い[186]．一方，生前に構造化面接でうつ病と診断された 36 名と，うつ病のなかった 117 名で剖検脳の神経病理学的所見を比較した研究では，青斑核および黒質のレビー小体はうつ病群で有意に多かったという[187]．

こうしたケースでは，きちんと経過観察を行って，看取った際には，ご遺族に剖検を依頼し，病理診断による確定診断を行うことが肝要である．精神科では，面接による診断が何よりも重視され，病理学の重要性の認識が忘れられがちであるが，自ら診療を行った症例の病理学的診断を知り，その対応を身体で覚えていく，という作業を繰り返すことこそが，医師の診断の技量を高めることにつながるのではないだろうか．

| 症 例 | 64 歳女性．双極 II 型障害，うつ病エピソード，緊張病症状を伴うもの |

元来社交的な性格．高血圧などの心血管系の危険因子はなく，遺伝負因も認めない．高校卒業後会社に勤務し，23 歳で結婚後は主婦として問題なく過ごしていた．

41歳時，うつ状態，軽躁状態のあと，再びうつ状態となり，自殺企図を行ったため精神科に入院．退院後再び自殺企図にて2回目の入院．その後，うつ状態を数年ごとに繰り返したが，精神病像が出現したことはなかった．寛解期には，家事や近所づき合いなどをこなし，特に問題なかった．61歳時，夫の病気を機にうつ状態となったが，十分量の抗うつ薬に反応せず遷延し，1年を経過し，次第に罪責妄想（「嘘をついたので警察に行かなければならない」）も出現したため入院となった．入院時は抑うつ気分，興味喪失，焦燥，易疲労性，思考力減退，無価値観などを認めるうつ状態であった．アミトリプチリンの投与を開始したが，次第に昏迷状態となり，問いかけに全く反応せず，一定の姿勢で全身を緊張させ，ベッド上で体をくねらせる，ベッド柵を手背でなぞる，ティッシュペーパーの箱をトントンと叩き続けるなどの奇妙な常同運動が出現．ECTを7回施行し，ECT施行後に一過性のもうろう状態を呈したが，ECTによりうつ状態は著明に改善して寛解に至ったため退院となった．退院後約2年間は炭酸リチウムを服用し，特に問題なく過ごしていたが，服薬中断を機にうつ状態が再発し，入院．入院中，やはり隔離室内で壁に背中をつけながら歩く，「いもむしごろごろ」のような行動など，奇異な常同運動がみられた．再度ECTを6回施行したところ，完全寛解し，やや軽躁的な性格であるほかは特に問題なく，退院となった．

　図13a, b（→113頁）にこの症例のMRIを示す．

　左被殻後方に高信号領域を認め，これはT1強調画像で低信号を呈しており，潜在性脳梗塞と思われた．右前頭葉白質にもごく小さな高信号部を認めた．側脳室前角前方に帽子状の高信号領域（Cap），第3脳室および側脳室前角の中等度拡大も認める．

　本症例も，初版では双極性障害の症例として紹介したが，認知症の前駆症状であった可能性も疑われるケースであろう．脳画像上も，わずかな脳梗塞よりも萎縮に注目すべきであろう．ただし，本症例では発症が41歳であり，認知症の初期とするには，20年の経過は長い．双極性障害と診断された患者は，その後認知症を発症するリスクが有意に高いことが報告されており[188]，その病態生理学的な関連性については，今後の課題である．

第5章

治療戦略

A. 総論──エビデンスに基づいた治療を目指すために

1 臨床試験データの見方

　われわれは可能な限り，evidence–based psychiatry，すなわち実証的証拠に基づく精神科医療を目指さねばならない[189]．

　実証的な証拠の中で，最も強力なものが，臨床試験のデータである．臨床試験のデザインの中では，二重盲検であるよりも，無作為化されていることの方が重要である．無作為化されていない臨床データは，原因と結果が区別できない場合が多い．

　また，以前は臨床試験でポジティブな結果が出ないと発表されないという，出版バイアスがあった．そのため，メタ解析でも，有意な結果が出やすくなっていた．最近では，臨床試験を施行する前に登録する必要があり，登録された試験の結果は情報開示しなければならないため，こうした問題は少なくなったが，やはりネガティブな結果は，出版まで時間がかかる傾向はある．

　臨床試験では，プライマリーアウトカム(一次指標)として何を用いるか，どのような解析を行うかを事前に決め，これが重視される．プライマリーアウトカムは，維持療法の試験の場合，何らかのエピソードによる再発までの期間，とか何らかの付加治療を必要とするまでの期間，試験から脱落までの

期間など，様々な評価方法がある．そのため，結果が出てから統計を色々かけ直して効果がある，という結果を出すことは許されない．最近では，臨床試験の論文が投稿された際に，これらの試験の，臨床試験登録サイト（ClinicalTrials.gov あるいは UMIN–CTR）に登録された計画と，論文の Methods の記載の間に齟齬がないかを確認することも，査読者の重要な仕事の1つとなっている．

しかし，事後の（post hoc）解析は恣意的で意味がないというのもまた極論であり，仮説発見的な研究としては十分に意義がある．実際，統合失調症の薬として開発されていたイミプラミンは，プライマリーアウトカムであった精神病症状とは違う，抑うつ症状に効果がみられたことによって，抗うつ作用が発見された．しかし，こうして得られた所見は，次の研究で確認する必要がある．

最近の臨床試験では，エンリッチメントという手法がしばしば用いられる．例えば，ある薬剤の双極性障害における維持療法の有効性を調べる場合に，急性期においてその薬剤に反応した患者だけを組み込むという方法である．このようにすると，その薬剤によく反応する患者が事前に選択されるので，臨床試験が成功する可能性が高くなる．

また，早期に統計学的な有効性を得るため，投与初期に毎日投与量を急速に増やすことも行われるが，実際の臨床場面では，2日毎に急速に増量するといった複雑な服用方法を患者に指示することはなかなか難しく，こうしたことも臨床試験の成績と現実の臨床の間のギャップを生むことになってしまう．

このような手法については，恣意的だとの印象をもたれるかもしれない．しかし，大規模な無作為化二重盲検比較試験にもち込まれる薬は，それまでのオープン試験などで，明らかに有効と思われるような薬だけである．間違いなく有効なはずの薬の効果を統計学的な形で示す，すなわちその薬の潜在能力を目に見えるように示す方法を工夫するのが，治験責任医師の力であるともいえる．知識と経験が必要で，責任の重い仕事である．

米国の FDA は，有意な効果がみられた大規模な試験が2つないと，薬を承認しない．しかし，有意な結果の間に，効果のない試験があっても構わな

い．これは一見，アンバランスなようであるが，前述の通り，ある薬に効果があったとしても，それを統計学的に有意差のあるデータとして示すためには，様々な工夫が必要であり，うまくいかなければ，実際に効くはずの薬の効果が証明できない．例えば，プラセボの反応率が高すぎる場合は，対象とした患者群自体に問題があったということになる．プラセボに対する反応率は，被験者の集め方一つで変わってきてしまう．例えば，新薬の効果を大々的に謳って新聞広告をうつなどして被験者を集めた場合，新薬への期待感が高まり，プラセボ効果が高まった結果，実薬との差が出にくくなる可能性がある．実験の精度が悪いとあるはずの差が検出できない，というのは当然のことであり，差がある試験には意味があるが，差がないからといって，差がないことが証明されたとはいえないわけである．

日本では以前，有効性が証明されている薬剤と同程度の改善がみられればよい，という形で，新薬が承認されていた．しかし，これでは，試験の精度が悪くて差がないのか，同じように効果があるから差がないのかは不明であり，同等性を証明したとはいえなかった．

したがって，現在ではプラセボを対照とした試験が重視されている．しかしながら，プラセボの使用に対しては，倫理的な問題もある．活性をもつ対照との比較により，あらかじめ定めたマージン(合理的に定められた，標準的治療に対して許容される劣性の程度)以上に劣ることはないということを検定する方法(非劣性試験)によっても，意義ある結果が得られる．しかし，多くの症例数が必要とされるという点が難点である．

2 治療ガイドライン

こうした実証的証拠を整理した治療ガイドラインは，様々なものがあるが，代表的なものとして，日本うつ病学会の双極性障害治療ガイドライン[190]，カナダ気分・不安障害治療ネットワーク(CANMAT)および国際双極性障害学会(ISBD)によるガイドライン[191]，生物学的精神医学会国際連合(WFSBP)によるガイドライン[192]，英国の NICE ガイドライン[193]，国際神経精神薬理学会(CINP)のガイドライン[194] などがある．双極性障害の治療法のエビデンスは

常に発表され続けているため，これらのガイドラインは常に更新されている．

　海外と日本では，承認されている薬剤が異なるため，海外のガイドラインをそのまま用いることはできないこともあり，本章では主に日本うつ病学会の双極性障害治療ガイドラインを参照する[190]．

　一方，精神医学では多方面の研究が行われているとはいえ，すべての領域にエビデンスがあるわけではないし，実証されていることばかりでは，残念ながら双極性障害の治療はできない．例えば，躁状態の患者をどのように受診につなげればよいかは，双極性障害の治療の中でも最も困難な部分であるが，こうしたことについては，「エビデンス」はない．

　本書では，これらのガイドラインを適宜参照し，現時点でのエビデンスに基づいた治療戦略の概略を述べつつ，より具体的な実践に踏み込むため，エビデンスのない領域については乏しい経験により補いながら，実際の治療戦略について述べていきたい．医学は常に進歩しており，本書の記載にとらわれず，最新情報に基づいて診療を進めていただければと思う．

B. 躁状態の治療

1 診断の実際

　躁状態の患者は，色々な形で精神科医の前に現れる．自ら不眠を訴えて受診する場合から，警察に連れてこられる場合まで，様々な場合が考えられる．こうした事例化のパターンにより，診断，治療法も異なる．

　自ら外来に受診した場合，外来治療への導入は比較的円滑に進むであろう．しかし，発症まもない躁状態の患者は，自分が病気とは思っておらず，人生で一番調子のよい状態と思っているので，自らは精神科受診を希望しないことの方が多い．

　最も多いのは，家族が説得して外来に連れてきた場合であろう．初発で中

等症以上の症状を呈する躁状態の患者が家族に連れられて来院した場合，治療は容易でない．精神科の急性期治療の中でも，医師の頭を悩ませる事態の一つであろう．しかし，躁状態の患者が，いわゆる「処遇困難例」といわれることはほとんどない．それは，大抵の場合，短い期間で症状がおさまり，治療が容易になるためであろう．いったん治療関係がつけば，再発時の治療はそれほど困難ではなくなるので，最初が我慢のしどころである．

躁病患者の初診には時間がかかる．こちらが時間に追われて焦ったりして心に余裕がないと，患者もますますいらいらする．そこで，躁病の患者を診察する前には，まずその後の予定をやりくりして時間を確保する．用を足したり，空腹であったら何か腹に入れておくといった準備や，看護師に声をかけて入院の準備をしてもらったり，手間取った場合には手を借りるかもしれないからよろしく，と同僚に声をかけておくことなど，準備を整えてから診察室に向かう．こうして準備をすることで，医師にも余裕が生まれ，躁病患者を興奮させることなく応対ができる．

予診用に質問用紙などを使っていた場合は，誰が書いたのかにも注意する．また，診察前にこっそり患者の家族から呼ばれる場合もある．このときによく家族の話を聞けば，重要な情報が得られるのは確かであるが，そのことによって，本人が立腹して帰ってしまうとか，医師が家族の味方であり自分にとっては敵である，と思い込むこともあり得るので，家族の勧めといえども，患者本人が受診している場合には，まずは患者本人と出会い，事情を聞くことから始めるのがよい．ただし，どの程度暴力的な患者であるか，状況から判断しておく必要はある．

「どうされましたか」と質問して，「自分は病気と思っていないのに無理に連れてこられた」と答える場合には，「なぜご家族の方はあなたを連れてこようとしたのでしょうか？」と尋ねて，事情を聞けばよい．

しかしながら，中等症〜重症の躁病の場合には，この時点ですでに困難が生じてくる．患者が一方的に話し続けてやめられない場合，医師が患者の話を遮ったために，急に怒り出して「もう帰る」と言い出す場合，室内をうろうろと歩き回って全く席に着こうとしない場合など，様々なケースが考えられる．いずれにしても，この間に，患者の機嫌を損ねないように話を合わせ

ながら，現在症をよくみて，統合失調症，意識障害，薬物中毒といった，類似の状態像を呈する疾患との鑑別点を注意して観察する．

なお，話を合わせるといっても，次々と受け入れ難いことを言う躁病患者に対し，それを受け入れるようなことを言うべきではない．逆に，いちいち否定すると逆上するかもしれないので，肯定も否定もせずに相手の気持ちだけを受け取るようにしたり，どうしてもしつこい場合には，話をそらしたりすることも有効である．

このように何とか話を合わせながら，診断を進める．すなわち，統合失調症を疑わせる症状としては，思考の解体(躁病の観念奔逸に比して，論理的なあるいは語呂合わせ・連想によるつながりさえ欠き，何を言おうとしているかわからない)，幻聴を思わせる行動(こちらが何もしゃべっていないのに何か聞こえたかのように振る舞う，空笑がみられるなど)，自分の考えが周囲に知られているといった統合失調症に特徴的な妄想(シュナイダーの一級症状)，感情的引きこもり(感情表出が乏しく，会話中に自然な笑顔などもみられないため，患者と自然な感情的交流がもちにくい)，緊張病性の行動(周囲の刺激と無関係に，奇異な行動，常同的な行動を行うなど．ただし双極性障害でもみられる)などがみられるかどうかを観察する．

広義の意識障害，すなわちせん妄ないし非定型病像による錯乱状態の場合も，同様の思考の解体がみられるが，統合失調症の場合が文章と文章とのつながりがはっきりしない，というレベルであるのに対し，意識障害では，単語と単語の意味関係がはっきりしない，というような，より高度な思考の解体となる．また，注意が障害されており，面接者の存在に注意を払わない．統合失調症の場合，まとまりがないながらも，言葉の端々に，何かその状況に関連したことを話したり，妄想体系に関わる内容を話したりするが，意識障害では，その場面についての見当識がほとんど失われている．

メタンフェタミンなどの精神刺激薬による精神病の場合，薬物使用の病歴や，瞳孔の拡大，頻脈，発汗などの自律神経症状に注意する．

このような特徴がみられず，なおかつ誇大性，気分高揚，多弁，多動(焦燥，身体的落ち着きのなさ)，浪費，合目的的な活動性の亢進，易刺激性，眠らないでも平気，といった特徴がみられる場合，診察初期に躁病を疑う必

要がある．こうした場合，長時間診察して体験症状を十分とることは不可能ではないだろうが，著しい時間と労力を要し，あまり有意義とはいえない．ある程度本人に自由に話してもらったあと，「それではご家族の意見を伺ってもよろしいですか？」と伝え，家族に話を聴く．患者の病状によっては，家族と同席した状態では，患者が始終口を挟み，口論を始めるなど，著しく診察が困難なこともある．こうした場合に備えて，最初本人だけに入室してもらい，途中で「家族と交代してください」と言うのが円滑に進む方法である．機嫌のよい躁病の場合は円滑に家族と交代できるが，最初から不機嫌な患者，あるいは妄想的な患者の場合は困難かもしれない．その場合は，家族にも入室してもらう形を取らざるを得ない．また，同伴の家族が1人だけだと，患者は診察室の外で待っていることさえもできないかもしれないし，病識がない場合は逃げ帰ってしまう可能性もある．外来スタッフの協力が得られるのであれば協力を依頼する．

現在症に加えて，家族から病歴情報が十分に得られれば，だいたい診断は確定できる．患者と家族が同席していると，患者が怒り出して十分に病歴を取れないこともあるが，その際の態度を見ることによって診断はよりはっきりする．家族は，患者が「お前は医者に告げ口するのか！」と不機嫌になることを恐れて，患者の問題行動についての核心的な情報(暴力を振るった，会社でけんかしてきたなど)を話せない場合があるので，家族の訴えは重大な問題行動を柔らかく言っているのかもしれないと想像することも必要である．

2 入院適応の判断

診断が確定できた時点で治療方針を立てる．基本的には，本人の主訴を引き出し，治療に結びつけることをまず試みるべきである．問題行動を取り上げるのではなく，眠っていない，身体が参っている，など身体的問題を取り上げるのがよい．また，爽快気分や活動性亢進は主訴にはなりにくいが，集中できないとか，周囲との軋轢によりいらいらする，といったことは主訴になり得るので，何とか本人が困っていることを引き出し，それを治療しま

しょう，という形で説得するのもよい．本人が治療の必要性をよく理解して服薬を守ることができ，仕事を休んで休養することを受け入れ，家族との関係にも問題が生じていなければ，外来治療が可能な場合もある．

　しかし，上記のように家族が受診を希望するような中等症以上の躁状態では，ほとんどの場合が入院適応であり，なおかつできる限り早く，（可能な限り即日に）入院させる必要がある．躁状態の患者を長く家に置くことは，患者と家族の葛藤を高め，その結果，症状改善後に家族の EE(expressed emotion)が高まり，患者の予後を悪化させる．そもそも，患者を病院に連れてくること自体，困難なことであり，それを何度も繰り返すことは家族にとっては大きな負担である．また，躁状態の患者を長く会社に出勤させることは，職場での悪い評判を招き，復職を困難にさせる．「会社を休んで自宅療養しなさい」と指示しても，患者は勝手に出勤してしまうことがあるので，あまり勧められる方法ではない．結局入院治療が必要となることが多い．特に，中等症以上で入院の意思が乏しい場合は隔離室[注f]のある閉鎖病棟での治療が必要となる．

　喜んで入院する躁病患者もいない訳ではない（ただし，入院している患者さんたちを救ってあげたい，といった理由だったりする）．しかし，多くの場合は入院に抵抗する．いったん入院を決めたら，妥協せず，根気強く，うまく説得する必要がある．まずは，本人の主訴を上手に引き出すことが肝要である．病識がないといえども，躁病患者は何らかの主訴をもっていることが多い．すなわち，眠れないとか，いらいらするなどの訴えである．こうした症状をとらえて，入院の必要性を説明する．躁状態であり，このまま家にいては，患者本人にとって不利益になるので入院した方がよい，ということも，きちんと伝える．

　また，本人が信頼している会社の上司の言葉などを引用して，今の状態で出勤してもらっても困る，と伝えるのもよい．患者が最も信頼している人

---

f：隔離室の使用は，患者の精神症状に基づく問題行動が強い場合に限られ，入室には医師の診察が必要であり，12 時間を超える場合には，精神保健指定医の診察が必要である．また，入室後は毎日医師が診察しなければならない．また，身体拘束には必ず指定医の診察が必要であり，拘束中は頻回の診察が必要とされる．

（恩師など）から，直接入院を指示してもらうことも有効であり，ぜひ試みるべきである．ただし，直接の上司の場合は逆効果となることもあり，注意が必要である．上司との間には何らかの利害関係がある場合が多く，入院の指示に対して被害的となる可能性があるためである．

　どうしても納得しない場合，家族からも説得，あるいは懇願してもらう．その際，家族は，躁病は治るものであるということを理解していないことがあり，「ここで入院しなさいと言ったら，この後いつまでもそのことでくどくどと文句を言われるのではないか」と思い，ためらうことがある．その場合は，「この状態は必ず治りますし，患者さんが後でご家族を恨むということはありません．治ったときには必ず納得してくれます」と説明する．

　それでも患者が納得しない場合は，医療保護入院[注g]などにより非自発的に入院させることになる．その際にも，医師から患者に対し，「あなたの人生を守るためにはどうしても入院が必要ですから入院してください！」と宣言する．患者が納得せず反論したり，不機嫌になることはわかっているが，この宣言するプロセスを省略してはならない．これをしないと，その後の治療関係に悪影響を与える．患者は，医師や家族の話に表面上は全く納得しないが，実際はある程度の病感があり，入院が必要なことは無意識には理解しているものである．このようなプロセスを経ずにだまし討ちの形で入院させることは，患者の自尊心を傷つけ，後々まで家族や医師への恨みを残す結果を招きかねない．家族との葛藤が顕著であり，医療保護入院がその後の家族関係に重大な問題を引き起こす懸念がある場合には，むしろ警察に連絡し，措置入院の可能性を探った方がよい．警察官が必要と判断すれば，精神保健福祉法に基づく通報が行われる．

　入院したら，患者と別席で家族からじっくり話を聴くことも可能になり，より真実に即した情報が得られる．入院してもなお，帰ろうとしてドアを叩

---

g：医療保護入院は，精神保健福祉法に定められた入院形態の一つで，ほかには本人の意思で入院する任意入院，警官などからの通報に基づいて精神保健指定医が診察の上，精神障害のため自傷他害の恐れがあり，入院が必要と判断された場合の，措置入院などがある．医療保護入院は，本人の同意が得られず，指定医の診察によって，精神障害により入院が必要と認められ，家族等の同意を得て入院する場合である．

く，スタッフに攻撃的な言動がみられる，といった状態の場合は，隔離室入室とする．この場合，いったん入室を決めたら手早く実行する必要がある．あまり手間取ると，次第に患者は興奮し，余計に扱いが難しくなる．入室と決めたら，人数を集める．患者が暴力的である場合は，決して1〜2人で患者を隔離室に入れようとしてはいけない．少なくとも4〜5人は集める．大人数で取り囲めば，それなりに観念することが多く，可能であれば抵抗しながらも本人に独歩で入室してもらえるよう観念を促す．それでも観念しない場合，手足を1人ずつで持てば，何とか運び込むことができる．

入院後，ないし隔離室入室後は家族と医師の緊張感も和らぎ，落ち着いた診察ができるので，診断について間違いがないかどうか，病歴を確認する．

3 攻撃性の評価と鎮静法

本人の意思に反して入院，隔離室入室，身体拘束などの処置を行った場合，意識清明・頭脳明晰な躁病患者は，その処置に対してますます興奮することになる．興奮した状態のままで隔離室に入室しているのは，患者にとっても苦痛であるし，看護師にとっても看護困難なので，急速に鎮静させる必要がある．また，他害の危険性がある患者は，隔離室入室だけでは危険で身体拘束が必要となるかもしれないが，近年，日本において身体拘束が多用されていることが批判されており，身体拘束の合併症である深部静脈血栓症による死亡事故に伴う訴訟も増えている．

焦燥・興奮に対する薬物療法に関しては，日本精神科救急学会による精神科救急医療ガイドライン（2015年版）が参考になる[195]．

「精神科救急のABC」によれば[196]，A：攻撃性の評価（aggression assessment），B：身体状況の評価〔body (physical) evaluation〕，C：鎮静剤（calmatives）の3つが必要である．攻撃性の予測には，暴力の既往，犯罪歴，薬物依存の病歴，不安を伴わない攻撃性の高さ，非協調性の高さ，鎮静に要するフルニトラゼパムの量が多いこと，覚醒までの時間が短いこと，などが参考になるという．また，傷害に至る暴力は統合失調症に多いとされており，躁病では多くないと思われる．

身体状況の評価では,脱水,低カリウム血症,高 CK 血症の 3 つが重要である[197]. 脱水は血液濃縮像,尿量低下,皮膚所見,血圧低下・頻脈などから診断する. 脱水時は悪性症候群の危険が高まるので,早期に輸液により是正する必要がある.

低カリウム血症は,重篤な不整脈による突然死の危険因子であり,チェックする必要がある.

CK は,悪性症候群および横紋筋融解症による腎不全の危険を評価するために調べる必要がある.

鎮静には,患者が診療に協力的である場合は,内服投与が原則である. こうした場合に,使いやすい剤形の非定型抗精神病薬〔オランザピン口腔内崩壊錠,アリピプラゾール内用液および口腔内崩壊錠,リスペリドン内用液(保険適用外)〕などを用いる(表 21).

表 21 焦燥・興奮に対する鎮静法

1. 原則
(1)興奮・攻撃性などの標的症状と身体合併症が潜在する可能性を見極めつつ,即応性・確実性と軌道修正可能・安全性の並立を理想とすること.

2. 投与経路の選択
(1)診療に協力できる場合は内服投与すること. 拒否する場合は非経口的な投与経路,すなわち筋注あるいは静注が選択される.
(2)筋注による鎮静は,身体管理をしにくいため,重篤な身体疾患の潜在が否定的であること,および脱水や筋原性酵素の高値といった生理学的異常の程度も軽度であることを踏まえて行うことが望ましい.
(3)静注による鎮静は,眠らせる必要がある場合に行う.

1)内服
(1)精神科救急領域において第二世代抗精神病薬は haloperidol と症状改善で差がなく錐体外路症状が少ないことが明らかにされているが,特定薬剤を推奨するほどの根拠はない. risperidone 内用液および olanzapine 口腔内崩壊錠は,服用に水を要しないため,救急場面での取扱い上,有利といえるかもしれない.
(2)抗不安薬の投与が相応しい状態に対して,あるいは抗精神病薬に併用する薬剤としては,代謝の単純な lorazepam が望ましい.

2)筋注
(1)筋注する薬剤を選択する際,有用性が実証されている haloperidol と promethazine との併用や olanzapine が望ましい.

(続く)

表 21　焦燥・興奮に対する鎮静法（続き）

(2) haloperidol を筋注する際，錐体外路症状，特にジストニアやアカシジアといった急性で重篤な副作用の発現に備えるべきである．筋注の抗パーキンソン薬は，biperiden でも代替可能である．

3）静注

(1) 静注可能な製剤は，haloperidol，benzodiazepine 系薬剤，barbiturate 系薬剤であるが，鎮静のための最初の静注は，安全性の面から，haloperidol あるいは benzodiazepine 系薬剤とすること．

(2) benzodiazepine 系薬剤を静注する際は，拮抗薬である flumazenil を準備すること．

(3) benzodiazepine 系薬剤，barbiturate 系薬剤を静注する際は，パルスオキシメーターによる呼吸状態の観察を並行し，バック・バルブ・マスクを用意すること．

(4) haloperidol の静注が高用量になる場合は，心電図モニターで観察するべきである．

(5) benzodiazepine 系薬剤を少量にとどめたい場合，あるいは benzodiazepine 系薬剤による脱抑制を避けたい場合，haloperidol を最初に静注することが望ましい．

3．焦燥とアカシジアとの鑑別を要する場合

(1) 焦燥・興奮の原因として抗精神病薬惹起のアカシジアが疑われる場合，biperiden 筋注による治療的診断を試みることが望ましい．

4．鎮静後の観察

(1) バイタルサイン，水分出納，摂食量，排泄の頻度・量といった事項を観察すること．

(2) 眠らせる鎮静を行った場合，さらに SpO2 の持続観察を行うべきである．心電図も含めてテレメトリー（遠隔測定法）で観察することが望ましい．

(3) 脱水状態であるにもかかわらず拒絶などの症状によって安定した水分補給が困難な場合，輸液をするべきである．

(4) 焦燥・興奮状態に潜在しやすい高 CPK 血症が発見されたら，輸液をするべきである．

5．静脈血栓塞栓症の予防

(1) 静脈血栓塞栓症の既往や素因がある患者，状態像として昏迷や無動を呈する場合，治療的介入として鎮静や長時間にわたる身体拘束を行う場合は，静脈血栓塞栓症（venousthromboembolism：VTE）の発生を常に注意し，リスクに応じた適切な予防措置をとり，注意深い観察を継続し，発生した場合には速やかに治療を行う．

(2) 身体拘束を行う際には，下肢に対する理学的予防法を行うことが望ましく，長時間にわたる場合には間歇的空気圧迫法の機器の使用が望ましい．

(3) 下肢の拘束が長時間に及ぶ場合は，間歇的空気圧迫法の機器の使用が望ましい．

〔八田耕太郎，中村　満，須藤康彦，三澤史斉：第 4 章　薬物療法．日本精神科救急学会（監修），平田豊明，杉山直也（編）：精神科救急医療ガイドライン 2015 年版．pp.89-134，日本精神科救急学会，2015 より．詳細は同ガイドラインの解説を参照〕

ハロペリドールなどの定型抗精神病薬の筋注による鎮静は，以前は多用されていたが，身体管理がしにくいこと，リスペリドン内用液[198]やオランザピン口腔内崩壊錠など，治療への協力が得られにくいケースでも使いやすい剤形の非定型抗精神病薬でも，定型抗精神病薬の筋注と同様の効果が期待できることなどから，なるべく避ける方向にある[195]．

　どうしても鎮静が困難なケースでは，フルニトラゼパムの静脈注射を行うこともあるが，この場合は，呼吸抑制の可能性を念頭に置いて，気管内挿管の準備，およびベンゾジアゼピン拮抗薬(フルマゼニル)および心肺蘇生薬品を準備してから行う．呼吸抑制が生じなかった場合でも，パルスオキシメーター装着による持続監視が必須となる．逆に，パルスオキシメーターが使えない場合は用いない方がよいことになる．

　暴力の危険が予想される場合は，フルニトラゼパムの静脈注射にハロペリドール静脈注射を併用する[195]．ただし，米国FDAはハロペリドールの静脈内投与によるQT延長，突然死のリスクを警告している．そのためまずは心電図施行によるQT延長の有無の確認は重要である．

　興奮が激しく，どうしても血管確保できないときは，やむを得ず筋注を行う場合もあり得るが，興奮患者への筋注は針刺し事故の危険が高く，できる限り避ける．筋注を行う場合は，ハロペリドールとプロメタジンの併用，またはオランザピンを用いる[195]．

　その後は，後述する双極性障害の躁症状に対して有効な治療薬の経口投与に切り替え，できる限り早期に患者が自らの意思で服薬できるよう促していく．

　なお，抗精神病薬を投与する場合，副作用は十分に説明する必要がある．しかし，鎮静作用については一度でもそれを副作用として説明すると，患者は執拗に「副作用があるので何とかしてくれ」と訴えるため，「今は気分を静めるために薬で眠ったほうがよい」と最初からはっきり主作用として説明した方がよい．

4 薬物療法のエビデンス

躁状態に対して二重盲検比較試験により，プラセボに比して有意な効果が確認されている薬としては，リチウム，バルプロ酸，カルバマゼピンなどのいわゆる気分安定薬，オランザピン，アリピプラゾール，クエチアピン，リスペリドン，パリペリドン，アセナピンなどの非定型抗精神病薬がある．その他，定型抗精神病薬であるクロルプロマジン，スルトプリド，ハロペリドール，レボメプロマジン，チミペロン，ゾテピンについても，躁状態に対する有効性が示されている(表22)．

抗躁作用を持つ12の薬の躁病に対する臨床試験成績のネットワークメタ解析では，ハロペリドール，リスペリドン，オランザピン，リチウム，カルバマゼピン，パリペリドン，アリピプラゾール，アセナピン，クエチアピン，

表22 代表的な向精神薬の適応病名と双極性障害への有効性

薬品名	有効性			適応病名[1]
	躁	予防	うつ	
気分安定薬				
リチウム	○	○	○	躁病および躁うつ病の躁状態
バルプロ酸	○	△	△	躁病および躁うつ病の躁状態，てんかん，片頭痛
カルバマゼピン	○	△	×	躁病，躁うつ病の躁状態，統合失調症の興奮状態，てんかん，三叉神経痛
ラモトリギン	×	○	△	双極性障害における気分エピソードの再発・再燃抑制，てんかん
非定型抗精神病薬				
オランザピン	○	○	○	双極性障害の躁症状およびうつ症状の改善，統合失調症，抗悪性腫瘍剤による悪心・嘔吐
リスペリドン	○	△[2]	×	統合失調症，小児の自閉スペクトラム症に伴う易刺激性
クエチアピン	○	○	○	双極性障害におけるうつ症状の改善(ビプレッソ)，統合失調症(セロクエル等)

(続く)

表 22 （続き）

薬品名	有効性			適応病名[1]
	躁	予防	うつ	
アリピプラゾール	○	○	×	双極性障害における躁症状の改善，統合失調症，うつ病・うつ状態(既存治療で十分な効果が認められない場合に限る)，小児自閉スペクトラム症に伴う易刺激性
定型抗精神病薬				
ハロペリドール	○	×	×	躁病，統合失調症
レボメプロマジン	○	×	×	統合失調症，躁病，うつ病における不安・緊張
クロルプロマジン	○	×	×	統合失調症，躁病，神経症における不安・緊張・抑うつ，人工冬眠，催眠・鎮静・鎮痛剤の効力増強
スルトプリド	○	×	×	躁病，統合失調症の興奮および幻覚・妄想状態
ゾテピン	○	×	×	統合失調症
三環系抗うつ薬				
イミプラミン，クロミプラミン，アミトリプチリン	×	急速交代化	躁転	うつ病・うつ状態，遺尿症，ナルコレプシーに伴う情動脱力発作(クロミプラミン)，末梢性神経障害性疼痛(アミトリプチリン)
SSRI				
フルボキサミン	×	×	×	うつ病・うつ状態，強迫性障害，社会不安障害
パロキセチン	×	×	×	うつ病・うつ状態，パニック障害，強迫性障害，社会不安障害，外傷後ストレス障害
セルトラリン	×	×	×	うつ病・うつ状態，パニック障害，外傷後ストレス障害
エスシタロプラム	×	×	×	うつ病・うつ状態，社会不安障害
その他の抗うつ薬				
ミルナシプラン，アモキサピン，トラゾドン，ミアンセリン，ミルタザピン，デュロキセチン，ベンラファキシン	×	×	×	うつ病・うつ状態，線維筋痛症などに伴う疼痛(デュロキセチン)

1)適用病名は一部簡略化して示した
2)デポ注射剤．気分安定薬への追加投与

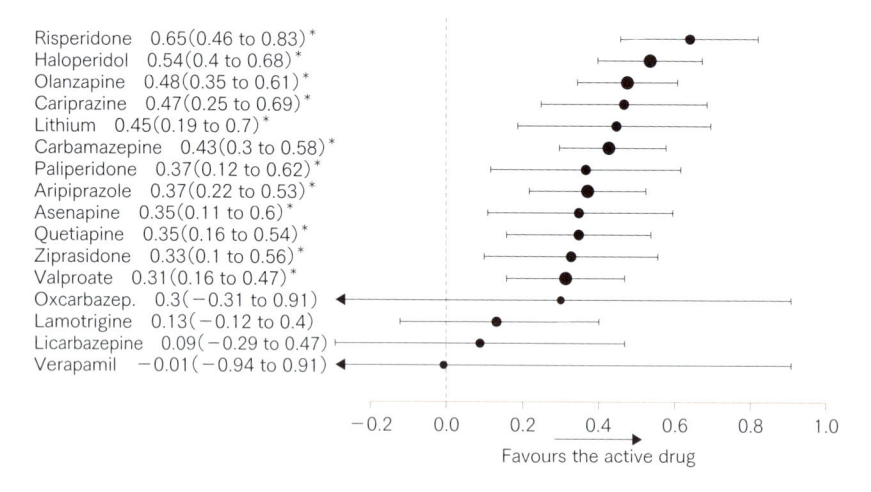

図15 ネットワークメタ解析による急性躁病における抗躁薬の効果の比較
抗躁薬をプラセボと比較した効果のフォーレストプロット．飛び離れ点は除外．治療
は，ネットワークメタ解析に基づき，標準化平均差(standard mean difference，SMD)
として評価された点によりランクづけされている．水平の線は95％信頼限界を示す．
SMD＝0.0の垂直の線は薬なしとプラセボの差を示す．＊はプラセボに対する有意な
効果を示す．

〔Yildiz, A., Nikodem, M., Vieta, E., Correll, C. U. & Baldessarini, R. J. A network meta-
analysis on comparative efficacy and all-cause discontinuation of antimanic treatments in
acute bipolar mania. *Psychol Med* 45, 299-317 (2015) より引用〕

バルプロ酸はいずれもプラセボより有効であった．リスペリドンがアリピプ
ラゾールおよびバルプロ酸よりも有効であった他は，各薬の間に有意な優劣
はなかった[199]（図15）．一方，アリピプラゾール，オランザピン，クエチアピ
ン，リスペリドン，バルプロ酸は，すべての原因による脱落の率がプラセボ
に比して有意に低く，これらの薬は少なくとも短期的な忍容性が良好である
ことを示していると考えられた．

5 薬物療法の実際

躁状態に対して単剤で有効性が示されている薬剤としては，保険適用のあ
るリチウム，バルプロ酸，カルバマゼピンという3つの気分安定薬と保険適

表 23　躁病エピソードの薬物療法

■最も推奨される治療
- 躁状態が中等度以上の場合：リチウムと非定型抗精神病薬(オランザピン，アリピプラゾール，クエチアピン，リスペリドン)の併用
- 躁状態が軽度の場合：リチウム

■次に推奨される治療
- バルプロ酸
- 非定型抗精神病薬(オランザピン，アリピプラゾール，クエチアピン，リスペリドン，パリペリドン，アセナピン)
- カルバマゼピン
- バルプロ酸と非定型抗精神病薬の併用

■その他の推奨されうる治療
- 気分安定薬 2 剤以上の併用
- 気分安定薬と定型抗精神病薬(クロルプロマジン，スルトプリド，ハロペリドール，レボメプロマジン，チミペロン，ゾテピン)の併用
- 修正電気けいれん療法

■推奨されない治療
- ラモトリギン
- トピラマート
- ベラパミル　など

〔日本うつ病学会気分障害の治療ガイドライン作成委員会：日本うつ病学会治療ガイドライン I. 双極性障害 2017 より〕

用のあるオランザピン，アリピプラゾールがある．そして保険適用外ではあるがクエチアピン，リスペリドン，パリペリドン，アセナピンなどの非定型抗精神病薬および保険適用のあるハロペリドールなどの定型抗精神病薬がある(表22)．

　軽症の場合はリチウム単剤でも良いが，精神病症状が存在する場合，あるいはそうでなくても中等症以上の場合には，最初からリチウムと非定型抗精神病薬(オランザピン，アリピプラゾールなど)を併用する(表23)．気分安定薬単独よりも，非定型抗精神病薬を併用した方が有効性が高い[200]．

　躁病の特徴としては，爽快気分を伴う古典的躁病や精神病性の特徴をもつ躁病では，リチウム，バルプロ酸のいずれも有効であるが，不機嫌・易怒性

タイプはリチウムよりもバルプロ酸の方が有効であったと報告されている[201].また，混合状態の場合も，リチウムでは十分な効果は期待できず，バルプロ酸[201] あるいはオランザピン[202] の方が有効である．両者の比較では，副作用の面でバルプロ酸が勝るが[201]，オランザピンとバルプロ酸の併用の方が，バルプロ酸単剤よりも有効である[202].カルバマゼピンは，日本で抗躁作用が発見された薬であり[203]，その有用性は今も変わらないが，Stevens-Johnson 症候群のリスクがあり，比較的副作用の少ないバルプロ酸と比べると，第一選択にはなりにくくなっている.

オランザピンとクエチアピンは，糖尿病には禁忌である．オランザピン，リスペリドン，クエチアピン，アリピプラゾールの 4 剤は血糖上昇のリスクに関する警告が出されており，投与中は血糖のモニタリングが必要となる.

ゾテピンは日本で開発された古い薬であるが，その受容体結合特性は非定型抗精神病薬に近く，海外では非定型抗精神病薬として販売されている．前述のような非定型抗精神病薬と比較してエビデンスははるかに少なく，国内の小規模な二重盲検比較試験でリチウムに勝っていたという報告があるのみである[204].しかし，爽快気分，誇大性といった中核症状に効果のある抗精神病薬として，保険適用外であるが日本では長く用いられてきた．ゾテピンの主要な副作用のうち，投与禁忌となるものはけいれんの誘発であり，高齢者やてんかんの既往やてんかん性脳波異常のある者では投与を控えた方がよい.

このように，躁状態に用いる薬剤には，有効性の点では遜色のない多くのオプションがあり，第一選択薬が何であるのかは議論のあるところであるが，日本うつ病学会の治療ガイドラインでは，躁状態の治療からすでに再発予防が始まるといった観点から，中等症の場合にはリチウムと非定型抗精神病薬の併用，軽症の場合にはリチウムが第一選択とされている[190].しかし，リチウムのみで治療可能な，多幸感を中心とする軽症のケースばかりではない．不機嫌，易怒性などを認めるケースでは，バルプロ酸も考慮する．詳細は，日本うつ病学会の治療ガイドライン[190] を参照して頂きたい.

なお，治療抵抗性の場合，急性躁病に対する ECT の有効性も示されているが，インフォームド・コンセントの点で困難がある．薬物の使用量については，次章で述べる.

C. うつ状態の治療

　うつ状態の治療に関しては，双極Ⅰ型障害と双極Ⅱ型障害で異なる可能性がある．しかしながら，多くの臨床研究はⅠ型，Ⅱ型を含めつつ，Ⅰ型を中心とした対象についてのものであり，サブタイプに特異的な治療法について言及できるほどのエビデンスが蓄積しているとはいえない．

　したがって，本項では，Ⅰ型，Ⅱ型を区別せず，双極性障害のうつ状態の治療について述べ，双極Ⅱ型に限った治療については，後の項(I. 双極Ⅱ型障害の治療→ 194 頁)で述べる．

1　診断

　第3章で述べた通り，双極性障害におけるうつ状態は，単極性に比してさまざまな特徴がある．経験的には，双極性障害の抑うつエピソードでは，制止が強く，身体症状の訴えが少ない場合があるため，特に軽症の場合，全体に症状数が少なく，診断が容易でない場合が少なくない．また，軽症の場合，患者は自らうつ状態であることを訴えないばかりか，否認することさえあり，そのために見逃されることもあるので注意が必要である．

　逆に，患者本人が「うつである」と訴える場合は，実際は躁状態ないし混合状態である場合もあり，それ以外にも，躁状態を普通の状態と思っているために，正常気分の状態を「うつ状態」と自覚している場合もある．

　うつ状態においては，うつ状態の程度，自殺の危険の程度，低栄養状態の程度などに注意して，評価を行う．特に，自殺の危険については，その患者が希死念慮をもっているか，もっているとしたらどのレベルかを十分に診断する必要がある．

　うつ状態の評価は，大まかには，DSM-5 基準で，軽症，中等症，重症に分けられる．また，緊張病症状を伴う場合も最重症と考えてよい．症状評価には，ハミルトンうつ病評価尺度が最もよく用いられるが，昏迷時などの最

表 24　双極性障害患者におけるベースラインの検査

血算(血小板を含む)
空腹時血糖
空腹時脂質プロファイル(TC, vLDL, LDL, HDL, TG)
電解質
カルシウム
肝酵素群
血清ビリルビン
プロトロンビン時間，部分トロンボプラスチン時間
尿検査
物質使用に関する尿中薬物検査
血清クレアチニン
eGFR
24 時間クレアチニンクリアランス(腎疾患の病歴がある場合)
TSH
心電図(40 歳を超える場合あるいは適応のある場合)
妊娠検査(必要な場合)
プロラクチン

eGFR, estimated glomerular filtration rate; HDL, high-density lipoprotein; LDL, low-density lipoprotein; TC, total cholesterol; TG, triglyceride; vLDL, very low density lipoprotein
〔Yatham, L. N. *et al.* Canadian Network for Mood and Anxiety Treatments (CANMAT) and International Society for Bipolar Disorders (ISBD) 2018 guidelines for the management of patients with bipolar disorder. *Bipolar Disorders* (2018) より引用〕

重症の場合は，逆に点数がつけにくくなるという問題もある．

　身体状態に対しては，低栄養と脱水が主として問題となる．体重測定，血液検査(総蛋白，電解質，血算，クレアチニン，尿素窒素など)，尿一般検査(比重など)，尿量などを定期的にチェックする．

　うつ状態に限ったことではないが，双極性障害において，ベースラインの検査として行っておくべき検査については，CANMAT/ISBD のガイドラインにおける，ベースラインとして調べるべき検査のリストが参考になる(表24)[191].

② 入院適応の判断

うつ状態で入院の絶対適応となるのは，自殺念慮，低栄養状態，脱水，焦燥が強い場合などである．副作用が出やすく，身体管理が必要な場合，ECT が必要な場合も入院適応となる．また，自宅では休養できない場合，すなわち，特に主婦で家にいると家事から離れられず休めない場合や，家族の EE が高く，家で寝込んでいること自体がストレスとなる場合などもある．もちろん，その他の場合でも躁状態の場合と異なり，本人が入院を希望することも多い．

③ 精神療法

双極性うつ病（双極Ⅰ型またはⅡ型障害の抑うつエピソード）に対する精神療法の効果については，うつ病に比べると研究は少ないが，本格的な無作為化比較対照試験の結果も報告されている．

STEP–BD（Systematic Treatment Enhancement Program for Bipolar Disorder）[注h] の参加患者を対象とし，4 つの精神療法の効果が，双極性うつ病における回復，および双極性うつ病後の再発の予防を指標として調べられた．293 名の患者を，集中的精神療法群（163 名）および短期心理教育を中心とした共同ケア（Collaborative Care，CC）のみ（130 名）の 2 群に分けた．集中的精神療法は，家族療法（family–focused therapy，FFT），対人関係–社会リズム療法（inter–personal social rhythm therapy，IPSRT），および認知行動療法（cognitive behavioral therapy，CBT）の 3 種類である．集中的精神療法群は毎週あるいは隔週で 9 か月間に 30 セッション行い，CC 群は 6 週間に 3 セッションを行った．その結果，集中的精神療法を受けた群（64.4％）では，

---

h：STEP–BD（Systematic Treatment Enhancement Program for Bipolar Disorder）は，米国 NIH（国立衛生研究所）の資金により行われた大規模臨床研究．4,361 名に関して一定の治療を行って経過を観察するとともに，DNA も集めるなどして，症状，経過，薬物療法から遺伝子研究まで，多岐にわたる内容の研究が行われ，すでに 70 本以上の論文が発表されている．

CC 群(51.5%)より有意に回復率が高く，研究期間中の経過が良好であった．3 つの精神療法の間での差はなかった[205]．このように，双極性うつ病において，薬物療法に加えて，集中的な精神療法を行うことが有効であることが示されている．精神療法の種類による差は明確でなく，これらの確立した方法は，いずれも有効と思われる．

しかしながら，現在の医療保険制度の中では，現実的には，保険診療の中でこれらの集中的な精神療法を行うことは難しい．CBT は十分普及しており，集団精神療法の一環として受けることができるクリニックも多く，保険外で心理士による個人 CBT を受けられる施設も多い．また，最近ではオンライン CBT，スマートフォンによる CBT なども普及しつつある(こころのスキルアップ・トレーニング　https://www.cbtjp.net/)(図16)．一方，対人関

7 つのコラム(記入例)	
①状況	どのようなことが起こりましたか？ 旅行の計画をしているときに友達とケンカした．
②気分(％)	どのような気持ちですか？ 落ち込み(85％)，不安(70％)
③自動思考	どのような考えが頭に浮かびましたか？ 友達を怒らせてしまった． もう仲直りできない．
④根拠	考えを裏付ける事実は何ですか？ 友達は怒った． しばらく連絡がない．
⑤反証	反対の事実はありますか？ 友達は言いすぎたと言っていた．以前にケンカをしたときには，後で話し合って，お互いの気持ちを伝え合うことができて，仲直りした．
⑥適応的思考	しなやかに考えると？ 友達が怒ったのは事実だ．しかし，言いすぎたと言ってくれた．それに，以前には仲直りができた． だから，一方的に自分を責めなくてもいいし，もう仲直りできないというのは考えすぎだ．よく話し合って，わかり合うきっかけにできると良いだろう．
⑦いまの気分(％)	気分は変わりましたか？ 落ち込み(30％)，不安(10％)

図 16　認知行動療法に用いられるコラム法の例

〔こころのスキルアップ・トレーニングより〕

係−社会リズム療法や家族療法を受けられる施設は少ない.

　日常臨床において最低限行うべき治療は，日本うつ病学会のうつ病治療ガイドラインで示されているような基礎的介入，すなわち，患者の背景，病態の理解に努め，支持的精神療法と心理教育を行うことであろう[92]. より双極性障害に特異的な基礎的な精神療法については，維持療法の項(→ 168 頁)で述べる.

4　薬物療法のエビデンス

　最近，双極Ⅰ型障害のうつ病エピソードに対して単剤治療によるランダム化比較対照試験(RCT)で有効性が認められた薬としては，クエチアピン，オランザピンがある. リチウムは古いデータが多く，ラモトリギンは効果がなかった試験が多いが，効果を示した試験もある. そのため，日本うつ病学会のガイドラインでは，これら 4 剤が推奨されている(表25).

　リチウムの双極性うつ病に対する有効性は，1970 年代の古いプラセボ対照二重盲検比較試験で示されている[206-208]. リチウムの有効性発現には 6〜8

表 25　抑うつエピソードの薬物療法

■**推奨される治療**
- クエチアピン
- リチウム
- オランザピン
- ラモトリギン

■**その他の推奨されうる治療**
- リチウムとラモトリギンの併用
- 修正電気けいれん療法

■**推奨されない治療**
- 三環系抗うつ薬の使用
- 抗うつ薬による単独治療　　など

〔日本うつ病学会気分障害の治療ガイドライン作成委員会：日本うつ病学会治療ガイドラインⅠ. 双極性障害 2017 をもとに作成〕

週間かかる[209].

リチウムの双極性うつ病に対する有効性には，濃度依存性がある可能性がある．Nemeroff らによる，双極性うつ病患者 117 名を対象とし，リチウムにイミプラミン，パロキセチン，またはプラセボを追加した 10 週間の RCT では，リチウムへの抗うつ薬付加は無効との結果であったが，低用量($<$0.8 mM)のリチウムを服用している場合は，いずれの抗うつ薬も有効との結果であった．この結果は，リチウム濃度が低い場合には，増量して 0.8 mM 以上とすることが有効である可能性を示唆している[210].

リチウムが対照薬として用いられたクエチアピンの臨床試験では，リチウムは 8 週目にプラセボよりも有効な傾向が現れたものの，有意ではなかった[211]．これは，この試験では，効果判定の期間が短かったこと，他の試験よりも比較的血清濃度が低かったこと(平均 0.61 mM)が影響しているかもしれない．

双極性障害のうつ状態に対するバルプロ酸(Divalproex®)の臨床試験は，4 つの小さな試験が報告されているのみである．これらの合計 142 名の患者を対象としたメタ解析では，治療反応はバルプロ酸で 39.3％，プラセボ群で 17.5％(p＝0.02)と，バルプロ酸群で有意に反応者が多かったとされ，寛解を指標とした場合でも，それぞれ 40.6％および 24.3％で，わずかながら有意に(p＝0.04)バルプロ酸群の方がプラセボ群よりも良い成績であったとされているものの[212]，各々が小さな試験である上，全体を合わせても症例数は十分ではなく，エビデンスレベルは低い．

ラモトリギンに関しては，双極性障害におけるうつ病相の再発予防に対する有効性は，複数の臨床試験で証明されているが，うつ病相の急性期に対する効果については，1 つ有効性を示す臨床試験結果がある一方[213]，その後の 4 つの試験では，有効性が証明されなかった[214]．しかしながら，これらの試験の対象者 1,072 名全員を集計して解析した結果では，わずかながら有意な効果が認められた[214]．特に，ハミルトンうつ病評価尺度で 25 点以上の重症なケースで，有効性が高かったという．

双極性うつ病に対して，最も有力なエビデンスが報告されているのは，クエチアピンである．2 回のプラセボ対照比較試験(BOLDER Ⅰ，Ⅱ)で明確

な有効性が証明されている[215, 216]．さらに，リチウム，およびパロキセチンを活性対照薬として行われたプラセボ対照二重盲検比較試験（EMBOLDEN Ⅰ，Ⅱ）でも，リチウムおよびパロキセチンは効果がなく，クエチアピンが有効という結果であった[211, 217]．その後，徐放剤を用いた試験でも，有効性が確認されている．日本でも，双極性障害の抑うつエピソードを対象とした徐放剤の RCT が行われ，有効性が認められた[218]ことから，双極性障害抑うつエピソードを適応症とした徐放錠が承認され，保険で用いることができるようになった．

また，オランザピンと fluoxetine の併用が有効であったことから[219]，米国ではこの 2 剤の合剤（Symbyax®）が双極性障害，抑うつエピソードの治療薬として適応を受け，用いられている．オランザピン単剤での双極性うつ病に対する有効性については，1 本目の論文でわずかながら有効性が示されており[219]，2 回目の国際共同臨床試験の結果でも有効性が認められ[220]，世界で初めて日本で適用が認められた．

しかしながら，最近発表されたカナダのガイドラインでは，体重増加，糖尿病のリスクといった問題点と効果のバランスに基づいて，オランザピンを第 1 選択としては推奨していない．カナダのガイドラインで第 1 選択として推奨されているルラシドンは，日本では 2019 年度内に承認申請の見込みである．単剤で双極性障害抑うつエピソードに有効であり[221]，気分安定薬との併用でも有効性が認められている[222]．予防効果も期待できる[223]ことから，承認されれば第一選択薬の 1 つになると期待される．

5 双極性うつ病における三環系抗うつ薬の悪影響

双極性障害における抗うつ薬の使用については，躁転の危険，急速交代化の危険，抗うつ薬による悪化（賦活症候群），などが指摘されている．

三環系抗うつ薬により病相反復回数が増加すること[102]，抗うつ薬の中止により，病相反復が減少したとの報告などから[94, 224]，三環系抗うつ薬は急速交代化を引き起こすと考えられている．

また，多くの臨床試験をまとめた Peet によるメタ解析の結果[225]では，三

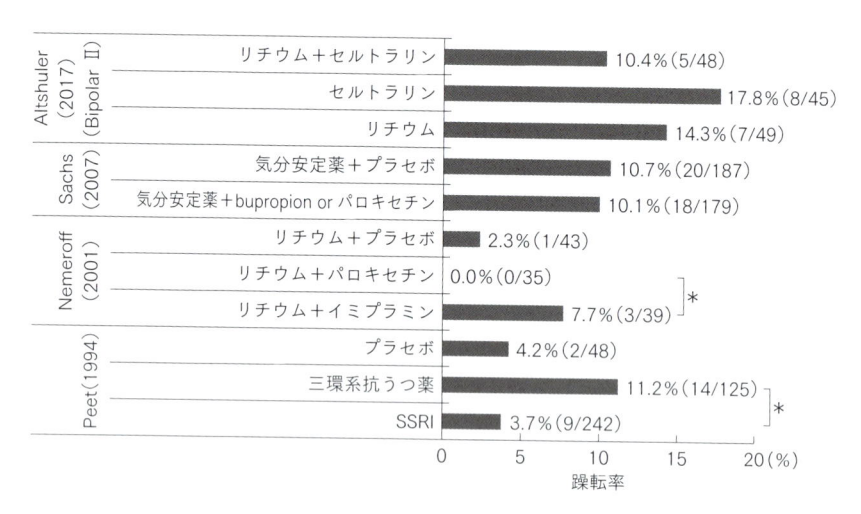

図 17　抗うつ薬による躁転[210, 225, 233, 240]
＊ p＜0.05

環系抗うつ薬では，SSRI よりも躁転が起きやすかった．ただし，この報告では，気分安定薬の併用率が一定ではない点に注意が必要である．しかし，前述の，リチウム服用中に，イミプラミン，プラセボ，パロキセチンの3群に無作為に割り付け，比較した試験でも，やはり三環系抗うつ薬では，SSRI よりも躁転率が高かった(図17)[210]．

　これらのことから，三環系抗うつ薬は気分安定薬との併用であっても，プラセボあるいは SSRI に比して，躁転を引き起こしやすいと考えられる．

6　第二世代抗うつ薬も双極性障害の経過を悪化させるのか

　Altshuler らは，84 名の，抗うつ薬追加によってうつ状態から回復した双極性障害患者で，1 年間の経過観察を行った．寛解後 6 か月以内に抗うつ薬を中止した 43 名を，6 か月以上抗うつ薬を継続した患者と比較した．その結果，抗うつ薬中止群では，継続群に比べ，うつ状態の再発が有意に早かった．寛解後 1 年の間に，中止群は 70％，継続群は 36％が再発した．84 名中，15 名が再発したが，躁転時に抗うつ薬を服用していたのは 6 名のみであっ

た．これらの結果は，抗うつ薬継続が再発を予防する可能性を示唆していると考えられた[226]．ただし，この研究は，無作為割り付けされていないため，選択バイアスがかかっている可能性がある．この論文のデータでは，両群間で病相回数などに有意な差はみられなかったが，臨床家の，この患者は躁転しそうだから抗うつ薬を中止しておいた方がよい，といった判断が，結果に影響している可能性が否定できない．

このように，第二世代抗うつ薬であれば，双極性障害の経過に良い影響を与えるのではないかとの議論もあったが，その後，双極性障害における第二世代抗うつ薬の使用によって，症状が悪化する可能性が指摘されるようになった．

2004年，米国FDAは，抗うつ薬により悪化する事例があり，これは双極性障害のうつ状態で特に注意を要すると勧告した．抗うつ薬により出現し得る症状として，不安，焦燥，パニック発作，不眠，易刺激性，敵意，攻撃性，衝動性，アカシジア，軽躁状態，躁状態が挙げられた．この定義はあいまいで，厳密な定義も診断基準もなく，その後も，きちんとした論文の報告はほとんどないが，これらの症状は「賦活症候群(アクチベーションシンドローム)」と呼ばれている．しかし，賦活症候群とされる症状は，どれをとっても双極性障害の経過中，症状の一つとして出現する可能性があるものであり，双極性障害の治療経過中に見られる抗うつ薬による躁転を反映していたと考えられる[86]．

「治療誘発性希死念慮(treatment emergent suicidal ideation, TESI)」が，双極II型障害で生じやすいことも指摘されている[227]．また，STAR*Dのうつ病患者におけるcitalopram治療中に生じた治療誘発性希死念慮は，双極性障害のリスク遺伝子であるCACNA1Cの遺伝子多型と関連していると報告されている[228]．

また，「抗うつ薬関連慢性易刺激不快気分(antidepressant-associated chronic irritable dysphoria, ACID)」という考え方も提唱されている[229]．STEP-BDの1,500名のデータを解析した論文によれば，抗うつ薬服用中のACIDの中核症状と考えられる不快気分(dysphoria)，易刺激性(irritability)，および睡眠持続障害(middle insomnia)の頻度を調べると，抗うつ薬治療を

受けた 27 名では，受けなかった 56 名と比べて，約 10 倍多くこれらの症状が観察された(p＜0.05)．ただし，過去の抗うつ薬服用中の躁転歴で補正すると，有意な差はみられなかったという．この結果から彼らは，ACID は抗うつ薬による躁転と類縁の現象であると結論している[230]．

　STEP-BD における，無作為割付による試験では，70 名の双極性障害で，抑うつエピソードにおいて，気分安定薬プラス抗うつ薬の治療に反応し，その後 2 か月寛解していた患者を非盲検的に 2 群に無作為化し，1 群は抗うつ薬を中止し，他方は抗うつ薬を 1～3 年継続した．気分安定薬は両群とも継続した．その結果，抗うつ薬継続群で，ややうつ状態の程度が軽い傾向がみられたが，有意ではなかった．うつ病エピソード再発までの期間は，継続群でやや遅い傾向がみられた．躁状態には両群で差はなかった．双極 II 型と I 型で，抗うつ薬に対する反応に差はみられなかった[231]．この STEP-BD 研究では，中止群で 1 年間に生じたエピソードの回数は急速交代型と非急速交代型群で差がなかった一方，継続群では，急速交代型の患者で抑うつエピソードの回数が平均 1.29 回と，非急速交代型群(平均 0.44 回)より有意に多く，抗うつ薬を継続することが急速交代型の患者では経過を悪化させる可能性が示唆された[232]．

　双極 II 型障害の抑うつエピソードの 142 名を対象とし，リチウム，セルトラリン，リチウム＋セルトラリンの 3 群に割り付けた 16 週の二重盲検 RCT では，軽躁状態へのスイッチは 3 群で有意差は見られなかった(図 17)[233]．しかしながら，効果にも 3 群で差がなかったことから，セルトラリン追加が抑うつエピソードに有効とも言えない．

　双極性障害の抑うつエピソード 1,383 名を対象とした 6 試験のメタ解析では，第二世代抗うつ薬の付加治療はわずかながら有意に有効であったが，臨床反応，寛解率はプラセボと差がなかった．急性治療期の躁転には有意差なかったが，長期試験(52 週)期間の躁転リスクは有意に上昇(1.774 ［CI：1.018-3.091］，p＝0.043)していた[234]．

　これらのことから，双極性障害においては，たとえ気分安定薬との併用で，第二世代抗うつ薬を用いた場合であっても，抗うつ薬の長期治療はやはり望ましくないと考えられる．

わが国における添付文書でも，すべての抗うつ薬の慎重投与の欄に，「躁うつ病」が記載されている．

また，抗うつ薬を急激に中止した際に出現する中止後発現症状（離脱症状）についても注意が必要である[156]．

SSRI の中止後発現症状の臨床的特徴は，以下の通りである．

1)SSRI の急激な中断あるいは減量後 1〜3 日以内に出現する．

2)消化器症状（嘔気，嘔吐，腹痛，下痢），睡眠障害（不眠，悪夢），その他の身体症状（倦怠感，発汗，無気力，頭痛），感情症状（抑うつ感の増悪，焦燥，希死念慮，不安，易刺激性）などの多彩な症状を呈する．最も特徴的なのは電撃感を伴う知覚異常であるが，頻度が高いのは，めまい，ふらつきである．

3)SSRI の再投与により，72 時間以内に消退する．

SSRI の中でも，パロキセチンは最も中止後発現症状を起こしやすい[156]．

7　双極性障害における抗うつ薬使用の是非

このように，三環系抗うつ薬は急速交代化を惹起し，リチウムまたはバルプロ酸との併用であっても躁転が有意に多い[210] ことから，気分安定薬との併用であっても使うべきではない．第二世代抗うつ薬も，長期に投与すると双極性障害の経過を悪化させる可能性があることから，双極性障害における使用，少なくとも長期にわたる使用は推奨されないと思われる．

しかしながら，双極性障害でもパニック症などの不安症や，強迫症などを伴う場合は，SSRI を併用せざるを得ない．また，双極 II 型障害の患者に一時的に投与することも，検討の余地があるかも知れない．カナダのガイドラインは，双極 II 型障害の抑うつエピソードに対して，第一選択にはクエチアピンを推奨しているものの，セカンドラインとして，リチウム，ラモトリギン，ECT に加え，セルトラリン，ベンラファキシン，bupropion の併用も推奨している[191]．双極 II 型障害の抑うつエピソードに対しては，第二世代抗うつ薬であるベンラファキシン，fluoxetine の有効性を示す Amsterdam らによる一連の臨床試験が報告されているが[235–239]，その臨床試験としての質に

議論があることなどから第一選択としては推奨しないものの，セカンドラインには残したということだと思われる．

　もし使うとしたら，どの第二世代抗うつ薬が安全なのであろうか．双極性うつ病に対するパロキセチンの臨床試験の結果は，前述の Nemeroff らの臨床試験では，リチウムによる治療中への追加投与で，躁転は多くないが，有効でもないというものであった[210]．また，これまでで最大の双極性うつ病に限った臨床試験である Sachs らの報告では，気分安定薬(リチウムまたはバルプロ酸)に抗うつ薬(パロキセチンまたは bupropion)を追加した結果，これらの抗うつ薬による躁転率はプラセボと差がないが，その有効性も，プラセボと差がなかった[240]．これらのことから，双極性うつ病ではパロキセチンはあまり推奨されないといえよう．

　fluoxetine が単剤で有効との報告があるが[241]，単剤治療の場合，fluoxetine が他の SSRI に比べて躁転が多いとの報告もある[242]．また，気分安定薬に追加投与した場合，ベンラファキシンは，bupropion やセルトラリンよりも躁転率が高いと報告されている[243]．ベンラファキシンは，三環系抗うつ薬と同様，ノルアドレナリントランスポーターの阻害作用があることから，ノルアドレナリン系に作用する薬剤は，特に注意を要するかもしれない．

　これらのことから，もし双極Ⅱ型障害に一時的に気分安定薬に抗うつ薬を併用するとすれば，臨床試験で有効性が認められなかったパロキセチン，有効との報告もあるものの，躁転率の高いベンラファキシンよりは，消去法で，有効性を示す報告はないものの，躁転が多いとの報告もないセルトラリン，あるいはどちらの情報もないエスシタロプラム，フルボキサミンなどを用いたほうが良いのかもしれない．

8　薬物療法の実際

　基本的には，双極性障害，特にⅠ型では，抗うつ薬は何であれ，なるべく使わない，というのがまず行うべきことであろう．

　治療として，リチウムは試みるべきであろう．しかし，実際の臨床では，リチウムを服用中にうつ状態になった場合が多いため，うつ状態に対する治

療として新たにリチウムを投与するというケースは多くないと思われる.

双極性障害の抑うつエピソードに最も効果が期待できるのは，エビデンスが確立している，クエチアピンである.

その次に効果が期待できるのはオランザピンであろう．ラモトリギンも，有効性が期待できるかもしれない．また，現在のリチウムの血中濃度が低ければ増量する価値があるかもしれない.

こうした方法でも改善しない場合で，双極Ⅱ型で，急速交代型でない場合には，新しい抗うつ薬が有効な患者が存在する可能性はある．もし用いる場合には，前述のように，種類を選び，抗うつ薬により悪化する可能性を念頭に置いて，抗うつ薬投与中は症状の変化に十分留意し，短期の使用に止める必要がある．抗うつ薬としては，前述の通り，消去法で，セルトラリン，エスシタロプラム，フルボキサミンなどが候補となる．しかし，抗うつ薬が有効であった場合でも，改善後は速やかに中止すべきであろう．ただし，抗うつ薬の中止後発現症状（離脱症状）の可能性を考え，2か月以上投与していた場合は，数週間以上かけて，ゆっくり置換していく必要がある．しかし，明らかに躁転した場合は，躁状態で抗うつ薬を続行するデメリットの方が大きいので，直ちに中止した方がよいと思われる.

その他，妄想などの精神病症状を伴う場合は，通常最初から抗精神病薬を併用する．また，焦燥が強い場合にも，非定型抗精神病薬あるいはベンゾジアゼピンを追加投与し，鎮静する．その方法は，「躁状態の治療」の項（→124頁）で述べた鎮静法に準じる．ただし，ベンゾジアゼピンの投与は，依存を防ぐためにも，1か月以内に止めることが望ましい.

また，双極性うつ病については十分なエビデンスはないが，難治性の単極性うつ病では，甲状腺ホルモン剤（チラーヂンＳ®）による増強療法が有効であり，双極Ⅱ型障害のうつ状態に対する有効性も報告されている[244]．特に，リチウム治療中には，甲状腺機能低下が起こりやすく，これがうつ状態に関連している可能性も指摘されているため[245]，TSHを定期的にチェックし，必要に応じて甲状腺ホルモン剤を併用する.

また，プラミペキソールなどのドーパミンアゴニストが有効との報告もあったが[246,247]，その後十分なエビデンスとはなっておらず，現状では推奨

されない.

　難治な場合は，インフォームド・コンセントが得られれば，修正型電気け
いれん療法(modified electroconvulsive therapy, mECT)を行う.

　rTMS(repetitive transcranial magnetic stimulation, 経頭蓋反復性磁気刺
激)が間もなくうつ病に対して保険適応となる可能性があるが[248]，双極性障
害の抑うつエピソードへの適応は検討されていない.

D. 修正型電気けいれん療法(mECT)

1 歴史

　電気けいれん療法(electroconvulsive therapy, ECT)は，1934年頃開発さ
れた治療法である．最初は薬物を用いてけいれんを誘発する方法が取られた
が，のちに通電による方法に取って代わられた．当時は精神科では薬物療法
が発達していなかったこともあり，かなり広い疾患を対象として用いられた.
しかしながら，見た目の残酷さと，一部の病院で見せしめないし懲罰的に使
われるなどの事件から，社会問題となりタブー視されるようになった．さら
に，薬物療法(抗精神病薬，抗うつ薬，リチウムなど)が発達したこともあり，
次第に行われなくなった.

　しかしながら，抗うつ薬が広く用いられるとともに，その限界も明らかに
なってきた．すなわち，効果発現に時間がかかること，有効率が60%前後
であること，副作用(抗コリン作用)が強いことなどである.

　ECTは，うつ病の治療法の中では最も効果のある治療法で，抗うつ薬よ
りも早く効果が現れ，有効率も抗うつ薬より高く，約70〜90%といわれて
いる．また，抗うつ薬による治療が無効な場合でも，有効性が高い.

　そのため，ECTは次第に見直されるようになった．1951年頃，サクシニ
ルコリンクロライドを用いたmECT(無けいれんECT)が開発され，欧米で
広く行われるようになった．その後，日本でも多くの施設でmECTが行わ

れるようになった.

その後, 電流量を格段に減らすことができ, 副作用の1つである記憶障害の少ない, パルス波の装置(サイマトロン)が承認され, 今日に至っている.

2009年, APAの「精神医学の誤用・濫用に関する委員会」は, 世界における精神医学の誤用・濫用の調査の中で, 日本において今も有けいれん性のECTが行われていることに対し, 質問状を日本精神神経学会に提出した. 2003年の時点では, 日本ではまだ広く有けいれん性ECTが行われていたが[249], 現状については不明な点もあったため, これを受けて, 日本精神神経学会が調査を行った.

その結果, ECT実施施設のうち, mECTのみを行っている施設が37.9%であったのに対し, 従来型のみを実施している施設も44.9%あった[250]. 無麻酔ECTを行っている施設も3.7%(13施設)あった. ただし, 実際に施行されたECTの中では, 68.6%がmECTであった.

安全性, 副作用の点で, 現在では, パルス波装置を用いた, 無けいれん性のECTが推奨される.

2 適応

妄想・自殺念慮・焦燥などの強い重症のうつ状態, 緊張病状態, および難治性のうつ状態などに対しては, ECTの適応が確立している.

ECTのうつ病に対する無作為化比較試験のメタ解析によれば, うつ病に対して, ECTはsham ECTより有意に有効〔標準化エフェクトサイズ(SES)−0.91〕であり, 薬物療法よりも有意に有効(SES−0.80)であった. また, 両側ECTは片側ECTよりも有意に有効であった(SES−0.32)[251]. ECTの有効性は, 単極性のうつ病と双極性障害の抑うつエピソードで違いはないとの報告がある[252]が, 双極性の方が単極性うつ病よりも効果が劣るとの報告もある[253,254].

双極性障害の治療抵抗性抑うつエピソードに対する73名でECTとアルゴリズムに基づく薬物療法を比較した初めてのRCTでは, 毎週3回のセッション(右片側刺激, パルス波)を6週まで行った[255]. その結果, ECTは薬

物療法よりも有意に有効であった．反応率は ECT 群(73.9%)で薬物療法群(35.0%)に比して有意に高かった．ただし，寛解率は両群に有意差がなかった(34.8%対 30.0%)．この結果は，双極性障害の抑うつエピソードに対する ECT の有効性を初めて明確に示したものである．しかしながら，寛解率に差がないことは，この状態における ECT の限界をも示している．

なお，ECT の躁病エピソードに対する有効性も示されている[256]．しかしながら，双極性障害においては，うつ病エピソードや躁病エピソードの回復だけが治療目標ではなく，長期的な病相の安定化こそが治療目標となるため，ECT は治療の柱とはなりにくい．双極性障害における ECT の使用についてはデータが乏しく，双極性障害における ECT の位置づけについては，一致した見解には至っていない[257]．

経験的には，自殺念慮が切迫している場合，低栄養などの身体的問題が切迫している場合，難治性のうつ状態が長期に続いている場合などに，適応となると思われる．

通常，この治療を週 2〜3 回で，5〜10 回繰り返すのを 1 クールとする．効果は直後に現れることも多いが，2〜3 回施行後から現れることが多い．

3 事故，身体合併症，副作用

ECT の主な有害作用としては，1)記憶障害，2)死亡事故，3)悪性過高熱，遷延性無呼吸など，麻酔に関連したもの，4)不整脈，5)頭痛，発熱，などがある．

mECT の導入前の死亡事故は，主として遷延性の無呼吸や，けいれん時の誤嚥による気道閉塞などが原因であったと思われる．しかし，麻酔科的管理を行えば，たとえ無呼吸が生じたとしても，注意深い臨床観察とパルスオキシメーターなどのモニター装置によりそれを確実に診断し，対処することが可能となる．

ECT 直後，突然心拍が停止する現象(asystole)がまれにみられる．これは副交感神経の過剰な刺激によると考えられる．これを放置した場合の転帰は不明だが，心拍静止が生じた際，胸部叩打により心拍が再開したとの報告が

ある．ECT 後に心拍静止がみられた場合は，慌てずに胸部叩打を行うのがよいと思われる[258]．

ECT では死亡事故も起こり得るが，きちんとした調査が行われていないことから，その頻度は明らかでない．死亡事故の頻度は，1 万人に 1 人あるいは 8 万回に 1 回[259]，10 万回に 2 回[260] など諸説ある．米国の Mayo クリニックでは，1988〜2001 年の間に 2,279 名の患者に対して 17,394 回の ECT を行ったが，ECT 中，あるいは ECT 直後に死亡した患者はいなかったという[261]．

デンマークで，1976〜2000 年の間に精神科病院に入院したすべての患者について，ECT を受けた人と受けていない人における死亡率を 25 年間にわたり調査したコホート研究によると，ECT を受けた人における自然死は，受けていない人に比べて有意に少なく〔相対危険度(RR)＝0.82，信頼区間(CI)：0.74〜0.90〕，自殺率は高い傾向があり(RR＝1.20，CI：0.99〜1.47)，事故死には有意差はなかった(RR＝0.80，CI：0.56〜1.14)．自殺率の高さは，選択バイアス(ECT は自殺念慮のある人に行われることが多いため)と考えられた[262]．

副作用のうち，記憶障害は，頻度が高く，大きな問題である．ECT により生じる記憶の障害では，前向性健忘(新たな記憶の獲得が障害される)および逆行性健忘(過去の記憶を失う)がみられる．前者は，終了後 4 週間程度でおおむね回復する．後者は，自伝的記憶と，個人的でない記憶の両方が影響される．逆行性健忘は，ECT 終了後数か月以内に回復することが多いが，人によっては長期に続く場合がある．記憶障害は，両側性の方が片側性よりも強く，サイン波装置の方がパルス波装置よりも強い．治療効果と記憶障害には関連がない[259,263]．

ECT は，うつ状態において，薬物療法よりも即効性があり，自殺念慮や焦燥の強い場合には積極的な適応となる治療法ではあるが，その副作用は決して軽視すべきものではなく，リスク，ベネフィットを十分に検討する必要がある．

4 ECT の作用機序

作用機序については，およそ3つの可能性が指摘されている[263, 264]．
1)モノアミン系への作用
2)神経栄養因子への作用
3)(代償的な作用による)抗けいれん作用

⑴ モノアミン系への作用

ECT 直後に，脳脊髄液中のドーパミン代謝産物，HVA(ホモバニリン酸)が増加するが，セロトニンの代謝産物である 5-HIAA やノルアドレナリンの代謝産物である MHPG は増加しないことから，モノアミンの中でもドーパミンの関与が考えられる[265]．最近，PET により，ECT 前後でドーパミン D_2 受容体結合能を測定した研究が報告された．その結果，右吻側前部帯状回の一部で，ECT 後に有意な D_2 受容体の減少がみられた[266]．一方，動物実験では，線条体の D_1 受容体および D_3 受容体結合能が増加すると報告されており[267]，受容体への影響は受容体の種類や場所によっても異なると考えられる．また，動物実験では，電気けいれん刺激でセロトニン 1A 受容体の機能亢進がみられ，これが作用機序に関与するとの報告もある[268]．

⑵ 神経栄養因子への作用

急性 ECT は，抗うつ薬の慢性投与と同様，海馬および前頭葉において，脳由来神経栄養因子(BDNF)を増加させる[269]．抗うつ薬の作用機序と同様，ECT も BDNF 増加を介して神経細胞の形態学的変化を起こし，奏効している可能性がある．また，VEGF(血管内皮由来成長因子)も上昇し，神経幹細胞の増殖を介して治療効果に関与している可能性が指摘されている[270]．

⑶ 抗けいれん作用

けいれん発作は，代償的にけいれん閾値を上昇させる．このメカニズムとしては，GABA の増加や[263]，Homer1 の増加による神経細胞の興奮性の低下の可能性[271] が指摘されている．

5 実施における留意点

ECT を行うにあたっては，歴史的な反省を踏まえて，濫用されないよう歯止めをかける必要がある．

mECT は，けいれん性 ECT と比べて効果には差がなく，安全性が高いことが明らかにされているので，現在は，無けいれん性 ECT を行うべきであるといえよう．また，パルス波を用いた方がサイン波装置に比べ記憶障害の副作用が少ないことが明らかにされており[259]，パルス波治療器(サイマトロン)を使用することが望ましい．

mECT は，本人のインフォームド・コンセントのもとに行うのが原則であるが，昏迷状態のために本人が意思を表明できないなど，本人が説明を理解し，同意する能力が失われている場合には，代諾者(家族)の同意によりmECT を行うこともある[272]．英国では，インフォームド・コンセントに基づいた治療が困難な重症患者における治療内容について法で定めており，重症うつ病患者において，条件を満たした場合には本人の同意に基づかないECT を行うことが法的に認められている[273]．これは，もし重症なために本人が同意できない場合には ECT を行うべきではない，ということになると，こうした患者が回復する機会を奪うことになりかねない，という考え方に基づいている．英国における調査では，こうした同意に基づかない ECT を受けた患者と，インフォームド・コンセントのもとに ECT が行われた患者で，ECT が役に立ったと回答した者の率には差はなく，経過にも差はなかったという[273]．

日本でも，医療観察法に基づく入院の場合は，本人の同意によらない治療の必要性について，外部委員を含む倫理会議の事前協議で決定される．

6 ECT の実際

事前の診察により，呼吸・循環機能に問題ないかどうか，病歴，身体所見，心電図，心エコー，胸部 X 線，呼吸機能検査，必要なら血液ガス検査などにて確認する．また，サクシニルコリンによる悪性過高熱の危険を避けるた

め，悪性過高熱および悪性症候群の病歴を確認する．身体疾患が見いだされたとしても禁忌とは限らない．麻酔科医と協議し，適応を慎重に判断する．脳波，CT を施行し，てんかん，頭蓋内占拠性病変がないことを確認する．

　服薬は，ECT と様々な相互作用をもたらす．抗精神病薬は通常併用して構わないが，抗ヒスタミン作用の強い薬剤では，せん妄のリスクを増加させる可能性があり，注意が必要である[263]．三環系抗うつ薬は併用可能である．リチウムは，せん妄のリスクを増やすといわれているが[263]，リチウムを継続しながら ECT を行えるという考えもある[274]．抗てんかん薬であるバルプロ酸やカルバマゼピン，ラモトリギンなどは，けいれんを生じにくくするので，通常，漸減中止する．抗けいれん作用の強いベンゾジアゼピンも，ECT の作用と拮抗する可能性があり，できる限り減量する．

　通常，週 2〜3 回，計 6〜12 回を 1 クールとする．1〜2 回で効果が出ても，再発の危険があるので，すぐには中止せず，通常 6 回程度は施行する．

7　再燃の問題

　難治性うつ病，双極性障害の治療抵抗性抑うつエピソードにも効果のある ECT ではあるが，最大の問題は，有効性が高くても，再燃，再発する場合があることである．そこで，維持 ECT を行うことで，再発が予防できるのではないかという考え方が出てきた．ECT により改善した 201 名の大うつ病患者を対象として，ECT 群（半年に 10 回）と薬物療法群にランダム化し，再発予防効果を調べた た 6 か月間の RCT では，再発は維持 ECT 群で 37.1％と，薬物療法群（31.6％）と有意差は見られなかったという[275]．

　双極性障害の維持 ECT に関しては，RCT は行われていないが，後方視的な研究では，維持 ECT の効果を支持する報告もある[276]．

　ECT が自発けいれん発作を引き起こすことはないと考えられている[277]．ECT の施行回数について，何らかの上限が必要かどうかは，未解決の問題であり，ECT を生涯何回まで行っても良いかという明確なガイドラインは筆者の知る限り存在しない．

E. その他の身体療法

1 光療法(light therapy)

　季節性感情障害では，高照度光療法が有効と考えられている[278]．

　一方，双極性障害におけるエビデンスは乏しかったが，最近になって，双極性障害(Ⅰ型またはⅡ型)の抑うつエピソードに対する6週間の二重盲検RCTが行われた[279]．薬物療法中の患者を23名ずつ，7000ルクスの高照度光療法群と50ルクスの薄暗い赤色光群に割り付け，ハミルトンうつ病評価尺度などにより評価したところ，高照度光療法群では68.2%が寛解に達し，対照群(22.2%)よりも有意に高かった．終了後のスコアは平均9.2と，対照群(平均14.9)より有意に低かった[279]．二重盲検とは言っても，光療法である以上，患者本人にとっては決してblindとは言えない点は限界であるが，高照度光療法が双極性障害抑うつエピソードに有効である可能性を示唆する初めての明確なエビデンスであった．他にも，単盲検ではあるが，74名を対象としたRCTにより，2週間の高照度光療法の有効性を示した報告がある[280]．

　双極性障害の中では，冬季にうつ状態となり春に軽躁状態となる双極Ⅱ型障害，季節型の場合が多い．特に，過眠，過食，炭水化物飢餓(甘いものが欲しくなる)，体重増加などの非定型症状を伴う場合に，光療法が有効である．季節型の場合は，第一選択の治療法である．ただし，専用の光療法装置が必要なことと，手間がかかるうえ，保険適用もされていないなどの難点がある．しかしながら，薬事申請はなされておらず，あくまでも健康用具ではあるが，高照度光療法に使用可能な装置(ブライトライトME＋)が市販されている．

　朝方6時頃から2時間程度の照射を行うのが一般的である．

　光療法装置を用いなくても，毎朝十分量の太陽光を浴びて日内リズムをはっきりさせることは治療的に意義のあることと思われる．生活指導の一環

として，朝日を浴びることを取り入れることは価値あることであろう．

2 断眠療法(sleep deprivation)

　部分断眠，全断眠などがある．いずれも，睡眠を剥奪することによって気分の改善を図ろうとする治療法である．具体的には，スタッフが一晩つき合って，ビデオを見る，トランプをするなどの活動をしながら，一晩を眠らずに過ごさせる，といった方法がとられ，翌日も，眠気が出現しても，夜まで眠らせないようにする．

　双極性障害の抑うつエピソードに有効[281]，あるいは光療法や位相前進療法との組み合わせで双極性障害の抑うつエピソードにおける自殺念慮に有効[282,283]とのオープンスタディーの報告もあるが，RCT は行われていない．効果はあったとしても，一過性であり，躁転のリスクもある．双極性うつ病では，断眠により全員がうつ状態を脱したものの，半数は躁転したとの報告もある[284]．社会リズム療法の有効性が認められた今日，積極的に選択すべき治療法とは考えられない．

3 反復性経頭蓋磁気刺激(rTMS)

　左前頭葉に対する反復性経頭蓋磁気刺激(rTMS)のうつ病に対する有効性は，メタ解析により確認されている[285]．ただし，効果は ECT には劣る．副作用としては，頭痛，頭皮痛，自発性けいれんなどがある．しかし，双極性障害では，rTMS は有効でなかったと報告されている[286]．右前頭葉を対照とした rTMS の無作為化比較試験により，躁状態に対する有効性が報告されている[287]．しかし，双極性障害への保険適応は抑うつエピソード，躁病エピソード共になく，右前頭葉への rTMS も適応となる見込みは少ない[248]．1 回1 時間近くを要する治療を週に 5 回，4〜6 週行うという患者の負担の大きさを考えると，うつ病においても，積極的に検討すべき治療とは言い難いであろう．

4 ケタミン

　近年，ケタミンがうつ病や双極性障害の抑うつエピソードに有効であることが注目されている[288]．これは，麻酔薬であるケタミンが NMDA 受容体阻害作用を持つことに着目され，麻酔に必要な量よりも少量での臨床試験を行ったところ，投与 1 時間後から有意な効果を示し，これが 1 週間持続するという，これまでの抗うつ薬とはまったく異なる効果を示したことが始まりである．ケタミンの作用機序としては，NMDA 受容体阻害作用を介するという説が有力であり，特に錐体細胞に至る GABA ニューロンの軸索末端に存在する NMDA 受容体を阻害して抑制を弱めることで，AMPA 受容体を介したグルタミン酸神経伝達を促進するのではないかと考えられている[289]．その他，BDNF-TrkB 系を活性化するという説もある．また，ケタミンは，mTOR(mammalian target of rapamycin)系を介して，樹状突起スパインを増加させる効果があり[290]，これが抗うつ効果に関係しているのではないかと報告されている．

　米国では，うつ病の適応が認められる前から，アンダーグラウンドな形で「ケタミンクリニック」と呼ばれる施設が治療を行っていた[291]．ケタミンには光学異性体があり，S 体の方が，NMDA 受容体阻害作用がより強いことから，これが点鼻製剤として臨床開発され，2019 年 3 月に米国で治療抵抗性うつ病に対して承認された．おそらくは，点鼻という剤形では，吸収される量に限界があるため，より効力が強い(と思われた)S 体を用いて，点鼻薬を開発したものと思われる．日本でも，治療抵抗性うつ病に対する Esketamine の点鼻製剤の臨床試験が行われている(ClinicalTrials.gov: NCT02918318)．

　一方，動物モデルでは，NMDA 受容体阻害作用の少ない R 体の方が有効であると報告されており[292]，議論になっている．どちらがより有効なのかは，R 体の臨床試験の結果が出るまでわからないであろう．

　いずれにせよ，現時点では保険適用は認められておらず，乱用される危険があるため麻薬指定されていることから，適用外使用もありえないため，今後の臨床試験の結果が待たれる．しかしながら，一過性とはいえ，精神病症状，解離症状が出るものであり，乱用のリスクもある薬だけに，たとえ即効

性があったとしても，再発した時に何度まで使って良いのか，といった問題が残る．ケタミンで改善後の再発率を調べた報告によると，8人中5人が3か月以内に再発したという[293]．

5 その他

迷走神経刺激(vagus nerve stimulation，VNS)は，一時，うつ病に対する効果が期待されたが，うつ病(一部に双極性を含む)に対する有効性は認められなかった[294]．

パーキンソン病患者に対する視床下核(STN)の深部電気刺激(deep brain stimulation，DBS)では，躁状態の副作用が出現することが報告されているなど[295]，DBSがうつ状態に影響を与えることが報告され，うつ病に対する応用が検討された．初期の小規模なオープン試験では有効性があると考えられ，承認を目指したうつ病に対する本格的な6か月のRCTが行われたが，統計学的に有意な有効性を示すことはできなかった[296]．

頭皮に直流電流を流すことで脳に刺激を与える transcranial direct current stimulation(tDCS)がうつ病に効果があるのではと考えられ，RCTが行われたが，有意な効果は認められなかった[297]．

リアルタイムでfMRI測定を行って，ポジティブな記憶を想起しながら扁桃体を賦活させるというニューロフィードバック療法のRCTで，有意にうつ病が改善したと報告されている[298]．ただし，この研究では対照群でまったく症状改善が見られていないという特徴があり，これは臨床試験としては通常とは異なるパターンであることから，今後の再現研究が待たれる．

最近，運動療法がうつ病に有効との報告が多くなされており，これらのメタ解析でも有意な効果がみられている．しかし，方法論に問題のある報告が多く，方法論的に確実な研究のみを分析すると，有意な効果はみられなかったと報告されている[299]．双極性障害における有効性については，まだ検討が始まったばかりである[300]．

F. 自殺予防

1 自殺予防のエビデンス

　自殺は双極性障害患者の生命予後を左右する大きな因子であり，うつ状態の治療において，自殺予防は最大の問題である.

　フィンランドにおいて，1 年間に死亡した 1,397 名の自殺者のうち，双極 I 型障害と診断された 31 名について心理学的剖検を行った研究では，自殺前の状態は抑うつエピソードが 79%，混合状態が 11%，精神病性躁病エピソード中あるいは回復直後が 11% であったという[301].　39% が医療看護関係者に死にたい気持ちを伝えていたという.　リチウムを処方されていた者は 32% のみであった.

　スウェーデンにおける 12,850 名のコホート研究では，1～10 年のフォローアップ期間に 90 名が自殺により死亡し，自殺の危険因子は，男性，単身生活，1 年以内にエピソード(うつ，躁，または混合性)があったこと，有罪判決を受けたこと，精神科入院，非自発入院であった[302].

　自殺は，精神疾患に由来するものであるが，介入によって予防できる可能性があり，自殺予防のための介入が自殺を減少させるというエビデンスが示されている.　WHO により行われた国際共同研究では[303]，自殺企図により救急医療を受けた者 1,867 名が，自殺企図者に対する短期的介入(BIC)群(922 名)と通常医療(TAU)群(945 名)に無作為に割り付けられた.　短期的介入群では，約 1 時間の退院直前の説明，退院後 18 か月の間に，医師，看護師または心理士による，電話または訪問による 9 回のフォローアップが行われた.　その結果，18 か月間フォローアップできた者(BIC 群 872 名，TAU 群 827 名)のうち，TAU 群では 2.2%(18 名)が自殺により死亡し，BIC 群では，自殺者は 0.2%(2 名)のみであった($p < 0.001$).

　これだけのフォローアップを行ってもなお，自殺が完全に予防できないこともまた事実ではあるが，十分な介入を行うことで，自殺を減少させること

が可能であることが示されたといえる.

　日本でも，平安良雄教授をリーダーとし，914 例の自殺未遂者を対象とした介入研究 ACTION–J[304, 305]，および大野裕教授をリーダーとした，複合的自殺対策プログラムを行う地域と対照地域における大規模な比較(合計 14 地区，212 万人が対象)を行う NOCOMIT–J[306] という，世界的にみても先進的な研究が行われた.

　ACTION–J では，日本の 17 の病院の救急部で，20 歳以上の精神保健問題による自殺企図者 914 名を，自殺未遂者に対する支援プログラムである assertive case management(ケース・マネージメント)群(表 26)[307] と対照群(通常ケア)にランダム化した[304]. プライマリーアウトカムは最初の自殺行為(企図または既遂)，セカンダリーアウトカムはすべての死亡とし，アウトカム評価は盲検的に行った. その結果，プライマリーアウトカムには両群で有意差はなかった(p＝0.258). しかしながら，事後解析では，ケース・マネージメント群が 6 か月までの間，有意に自殺行為を減少させており(p＝0.003)，12 か月，18 か月時点では有意な差がなくなっていた. ケアの効果は，女性，若年者(40 歳未満)，過去に自殺未遂歴がある者で高かった. 自殺既遂〔6%(27 名)対 7%(30 名)〕および死亡率には有意な差は見られなかった[304]. また，希死念慮の有無にかかわらない，自傷行為も有意に減少した[305].

　一方，NOCOMIT–J では，自殺の多い地域(約 63 万人)と近年自殺率が増

表 26　ケース・マネージメントの概要

1)入院中・退院後の定期的な面接
2)治療状況と心理社会的問題に関する情報収集
3)精神科治療受療・継続の勧奨
4)精神科医とプライマリ・ケア医の連携のコーディネート
5)精神科治療中断者の精神科再受療の勧奨
6)個別性に配慮した社会資源の活用のコーディネート
7)専用 WEB(心理教育と情報提供)供覧

〔河西千秋. 自殺企図者への対応—自殺対策のための戦略研究・ACTION–J から得られた知見—. *J Psychosom Med* **56**, 801-805 (2016) より〕

加した都市部(約 132 万人)における自殺予防のためのマルチモーダル介入の効果を，介入地域と対照地域とで比較して調べた．3.5 年のフォローアップの結果，高自殺地域において有意な自殺予防効果は得られなかったが，サブグループ解析では，男性では有意な減少効果が得られた．高齢者(65 歳以上)でも，効果がある傾向が見られた．一方，女性では統計学的に有意な減少効果はなく，有意ではないものの，やや増加傾向にあった．都会では，男女とも有意な効果は見られなかった[306]．

このように，実証的な研究により，少なくとも自殺企図者の救急現場における介入が有効であること，自殺の多い地域における介入は男性や高齢者では有効である可能性が示されるなど，自殺予防対策の有効性のエビデンスが得られている．

こうしたエビデンスを受けて，すでに「救急患者精神科継続支援料」という形でこうした支援が保険点数化されている．

この研究で用いられた自殺対策プログラムは，厚生労働省のホームページで公開されている(http://www.mhlw.go.jp/bunya/shougaihoken/jisatsu)．

2 自殺予防の実際

前述の通り，どのような自殺予防対策が有効かのエビデンスが蓄積されており，エビデンスのある予防対策については，これらの研究で用いられた方法をご参照いただきたい．

ここでは，筆者の経験に基づく考えを述べたい．

自殺予防の第一は，まず自殺の危険の程度を判断することであろう[308]．うつ状態の患者を診たら，まず自殺の危険はあるかないか，それを判断しなければならない．これには，自殺の危険因子の評価と，希死念慮の有無の評価の 2 つが必要である．自殺の危険因子には**表 27**[308] のようなものがある．これらの危険因子が多いほど，自殺の危険は高まる．

希死念慮の強さの簡便な評価には，ハミルトンうつ病評価尺度の，「自殺」の項，すなわち，0：なし，1：消極的希死念慮(生きる価値がない)，2：積極的希死念慮(死んだ方がよいと思う)，3：自殺念慮(具体的に何らかの方法

表 27　自殺の危険因子

1. 自殺企図歴：自殺企図はもっとも重要な危険因子．自殺企図の状況，方法，意図，周囲からの反応などを検討．
2. 精神障害の既往：気分障害，統合失調症，パーソナリティ障害，アルコール依存，薬物乱用
3. サポートの不足：未婚，離婚，配偶者との死別，職場での孤立
4. 性別：自殺既遂者：男＞女，自殺未遂者：女＞男
5. 年齢：年齢が高くなるとともに自殺率も上昇
6. 喪失体験：経済的損失，地位の失墜，病気や怪我，業績不振，予想外の失敗
7. 性格：未熟・依存的，衝動的，極端な完全主義，孤立・抑うつ的，反社会的
8. 他者の死の影響：精神的に重要なつながりのあった人が不幸な形で死亡
9. 事故傾性：事故を防ぐのに必要な措置を不注意にもとらない．慢性疾患への予防や医学的な助言を無視
10. 児童虐待：小児期の心理的・身体的・性的虐待

〔高橋祥友：新訂増補　自殺の危険―臨床的評価と危機介入．金剛出版，2006 より〕

で自殺したいと考える），4：自殺企図(既に自殺行動に及んでいる)，という4段階評価があるが，筆者は，3 の中間に，大きなポイントがあると考えている(表 28)．

　自殺念慮がある場合は，十分な精神療法的配慮，すなわちまず何よりも死にたい気持ちについて傾聴することが重要である．十分に傾聴することなしに，自殺してはいけない，などと一方的に説得することは，むしろ患者にとっては，わかってもらえなかった，との思いを強めることになりかねない．その後で，自殺しないと約束できる状態かどうかを確認する．そして，約束できる場合には 3a，約束できない場合は 3b と考えるのである．

　3a までの場合は，外来治療可能な場合が多いのではないか，と筆者は考えている．どうしても死にたくなったらその気持ちを医師や看護師に話すように，と伝え，自殺しないと約束をしてもらう．さらに，定期的に希死念慮の再評価を行う．こうした患者には，外来で致死の可能性がある量の薬は処方しないか，処方する場合は，家族にその管理を依頼する．入院中の場合は，できる限り危険物のチェックを行う．

表 28　希死念慮の評価

0：なし
1：消極的希死念慮
2：積極的希死念慮
3：自殺念慮
　　3a：自殺しないと約束できる
　—
　　3b：自殺しないと約束できない
4：自殺企図

　3b，すなわち，自殺しないと約束できない患者，および4で，既遂率の高い方法による自殺企図を行ってしまった患者の場合には，より厳重な対策が必要となる．なお，既遂率の高い自殺法とは，首つり，排ガス，飛び降りなどであり，既遂率の低い方法は服薬，手首自傷などであるが，後者の方法による自殺企図も，その後の自殺既遂の危険因子であることには変わりない．

　こうした患者では，速やかに入院することが必要である．入院中には，危険物の管理，不定期的な監視，薬物による十分な鎮静などを行う．こうした場合の鎮静には，抗精神病薬あるいは抗不安薬の経口投与を用いる．最も危険なのは，3b以上の希死念慮があり，なおかつ焦燥が強い場合であり，こうした場合には，「躁状態の治療」の項で述べたような鎮静法を用いる（→124頁）．それでも不十分な場合，隔離やごく一時的な身体拘束を行うこともあり得るが，身体拘束は，緩められていた抑制帯で自殺した，という悲劇の事例もあるため，中途半端に行うのはさらに危険である．もちろん，拘束による，深部静脈血栓症などのリスクに十分な注意が必要である．

　自殺企図の危険が切迫しているときは，インフォームド・コンセントの点で困難もあるものの，電気けいれん療法（ECT）がより積極的な適応となる．

G. 維持療法──双極 I 型障害

入院ないし外来受診理由となった躁状態やうつ状態は，いずれは改善するものであり，寛解期に至ったとき，治療者がどんな治療をするかが患者の予後を大きく左右する．これが，双極 I 型障害の治療において，最も重要なことである．

たった1回の病相のみでも，失職，離婚，退学など，社会生活の上で大きな傷跡を残すこともある．それに加え，病相を繰り返すことによって，次第に社会的烙印，自己評価の低下，社会的地位の剥奪，有意義な人間関係の喪失など，様々な要因により社会生活水準の低下をきたしていく．それを防ぐためには，病相を治療することだけでなく，病相を予防することを通して，社会生活水準低下を予防することを目標とした治療が必要となる．

▇1 薬物療法のエビデンス

⑴ 総論

長期または生涯にわたる維持療法を行う基準は，2回以上の躁病エピソードがあった場合，あるいは1回の病相後でも，それが重症の躁状態の場合，または強い家族歴がある場合，などとされているが，明確な基準はなく[309]，いずれにせよ，いったん開始すると長期にわたる治療になるので，患者とよく話し合い，Shared Decision Making（協働意思決定）を行うことが何より大切である．

双極性障害の維持療法におけるプラセボ対照二重盲検比較試験は多数行われている．これまでに双極性障害において，「何らかの気分エピソードの再発」を指標とした大規模臨床試験で，単剤で維持療法における有効性が示されている薬剤には，リチウム，ラモトリギン，クエチアピン，オランザピン，アリピプラゾールがある．このうち，アリピプラゾールについては，躁病エピソードの予防効果しか見られていない．その他，二次指標で有効性がみら

れたものとしてバルプロ酸が，リチウムまたはバルプロ酸への追加投与により有効な傾向が認められたものにルラシドン（2019 年 5 月現在未承認）が，そして小さな臨床試験で有効な傾向が認められたものとしてカルバマゼピンがある．

　臨床試験で直接比較されていない薬を含めて，有効性を比較する統計的手法である，ネットワークメタ解析を用いた研究では，リチウム，ラモトリギン，リチウム＋バルプロ酸，オランザピン，クエチアピン，リスペリドン，バルプロ酸について再発予防効果が見られたが，アリピプラゾール，カルバマゼピン，イミプラミン，パリペリドンの再発予防効果は有意ではなかった．リチウムあるいはリチウム＋バルプロ酸よりもラモトリギンの方が有意に忍容性が高かった（図 18）[310]．

　こうした臨床試験の結果を重視して予防療法を検討するが，双極性障害は社会的予後および生命予後を悪化させ，ほぼ生涯にわたる維持療法が必要となる疾患である．こうした RCT では，期間は通常 1 年，最大 2 年であり，実際の治療期間に比べると，短い期間となっていることから，こうした通常の RCT のデータだけでなく，コホート研究のデータ[311] なども参考にすべきである．

　また，双極性障害の維持療法の基本は薬物療法であるが，薬物療法の長期継続には心理教育が重要である．

　なお，日本で，双極性障害における気分エピソードの再発・再燃抑制の保険適用がある薬剤はラモトリギンだけである．

(2)　リチウム

　プラセボ対照無作為化比較試験により，リチウムの再発予防効果を調べた研究を表 29 にまとめた．これらの結果により，1970 年代に，リチウムの再発予防効果が確立し，現在，維持療法において，第一選択薬として広く用いられている．

　なお，臨床試験の成績をみると，リチウムの維持療法における有効性は，時代とともに低くなっているようにみえる（表 29）．これは，古い臨床試験では，爽快気分を伴う古典的躁病を呈する双極性障害患者を対象としていたの

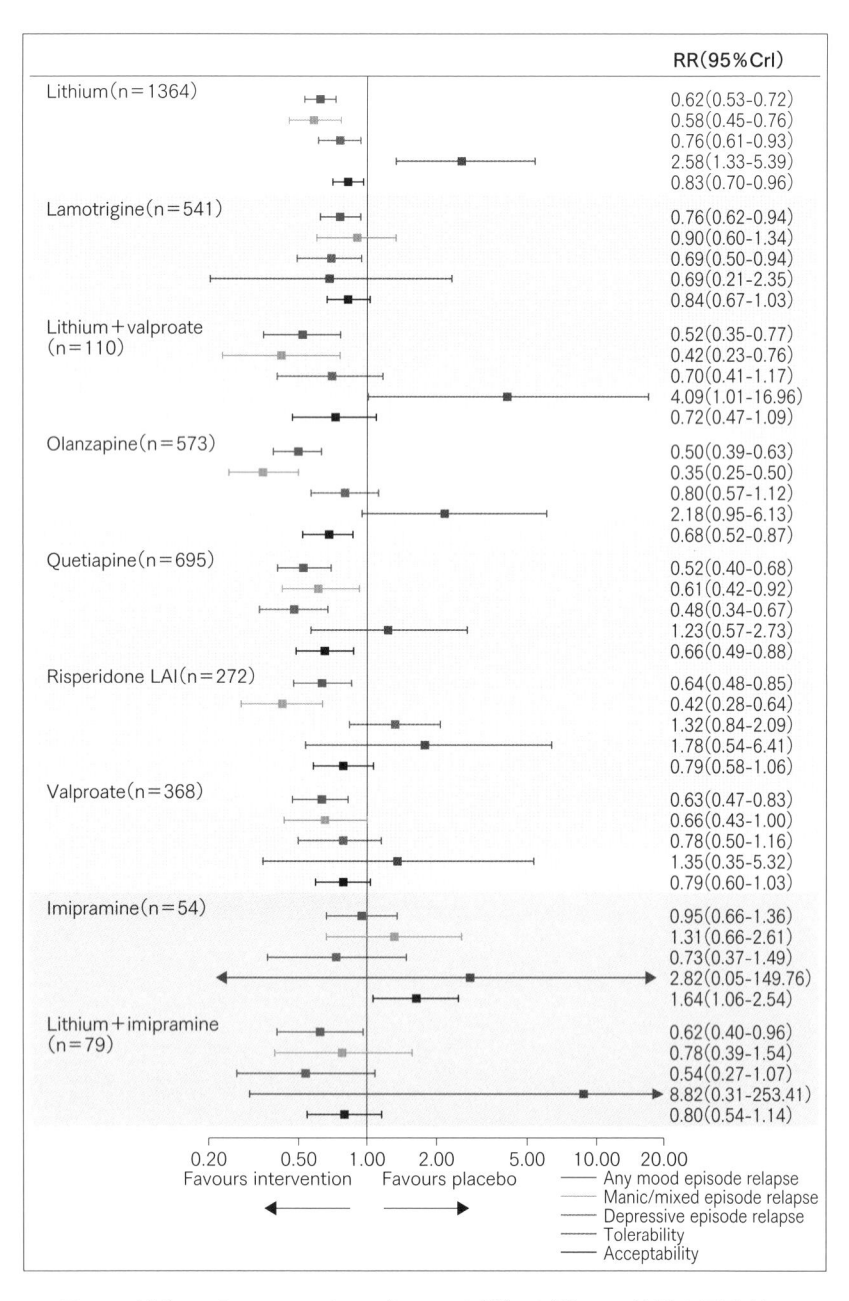

図18 気分エピソードのタイプによる再燃・再発への効果と忍容性，
acceptability（何らかの理由による中断）のプラセボとの比較

〔Miura et al, Lancet Psychiatry 1: 351-359, 2014 より引用〕

表 29 双極性障害におけるリチウムの再発予防効果に関する無作為化プラセボ対照試験

	N	再発率		オッズ比
		リチウム群	プラセボ群	
Baastrup(1970)	50	0%	55%	∞
Melia(1970)	15	57%	75%	
Coppen(1971)	38	3/16(18%)	21/22(95%)	91
Cundall(1972)	24	33%	83%	
Prien(1973)	205	43%	81%	
Stallone(1973)	52	11/25(44%)	25/27(93%)	15
Fieve(1976)	18	4/7(57%)	8/11(72%)	2
Kane(1982)	11	1/4(25%)	5/7(71%)	7.5
Bowden(2000)	185	28/91(30%)	36/94(38%)	1.3
Calabrese(2003)	239	56/120(46%)	66/119(55%)	1.4
Bowden(2003)	113	18/44(40%)	49/69(71%)	3.5
Weisler(2011) (クエチアピンの試験の対照実薬)	1172	89/364(24%)	202/404(50%)	ハザード比[*] 0.46

[*] この試験では，再発の時点を考慮したハザード比が用いられており，薬効があると 1 より小さな値となる(ほかの試験のオッズ比は薬効があると 1 より大きい値となる値.)

に対し，最近の臨床試験では不機嫌な躁病を伴う患者が多く含まれているといった診断上の変化が一つの要因と考えられる．さらに，前述の通り，最近の臨床試験では，急性エピソードにおいて新薬に反応した患者のみを選び，その後無作為化して，維持療法の有効性を検討する，エンリッチメントの手法が取られることが多く，そのためにリチウム反応性でない患者が選択されている可能性がある．例えば，RDC ないし Feighner の基準による双極性障害患者では，リチウムはプラセボに対してオッズ比 3.2 の有効性があり，急性期にリチウムに反応した患者を選択したり，非定型な双極性障害を除外したりした場合にはさらに有効性が高くなる(オッズ比 22.0)のに対し，ラモトリギンに反応した患者ではオッズ比が 1.9 にすぎない[312]．このように，最近の臨床試験でリチウムの効果が乏しいようにみえることについては，注意深く解釈する必要がある．

より最近では，新薬の臨床試験のために，対照実薬としてリチウムを用い

た研究がある．バルプロ酸と比較した研究において[313]，リチウム単剤治療はバルプロ酸単剤より有効であり，リチウム＋バルプロ酸の併用療法はバルプロ酸単剤より有効であった．また，クエチアピンの臨床試験においても，リチウムが対照実薬として用いられ，有意にプラセボに優ることが示された[314]．

メタ解析でも，リチウムにより，すべての再発を指標とした場合，および躁病エピソードによる再発を指標とした場合に，有意に再発が減少することが確認されている[315, 316]．ただし，うつ病エピソードによる再発を指標とした場合には，リチウムには有意な再発予防効果がみられないとの報告もある[315, 316]．

前述のネットワークメタ解析では，リチウムが最も有効性が高く，すべての気分エピソード，抑うつエピソード，躁病エピソードの予防効果がいずれもプラセボよりも高い唯一の薬であった[310]．

体系的レビューにより，リチウムには，病相予防効果とは独立に，自殺予防効果もあることが示されている[317]．32の臨床試験でリチウムに割り付けられた1,389名の患者とその他の治療に割り付けられた2,069名が比較された．リチウム群では自殺で亡くなる確率が有意に低かった(7試験において，リチウム群で自殺者2名に対して非リチウム群で11名，オッズ比0.26，95% CI：0.09〜0.77)．また，死亡数全体を指標としても，リチウム群では有意に少なかった．リチウムの自殺予防効果は，病相予防効果とは関係がなく[318]，おそらくは衝動性を減少させる効果を介していると考えられている．リチウムは中毒の危険があることから，大量服薬による致死率上昇を懸念する声も聞くが，リチウムは自殺既遂，およびすべての死亡率を低下させることから，中毒のリスクを考慮に入れても，やはりリチウムの服用は生命予後を改善させると考えられる．

また，最近では，通常の臨床試験のように，短期間で症状項目の改善(efficacy)を調べるだけでなく，より長期的に，実際の有効性(effeectiveness)を調べるべきだという機運も高まり，フィンランドでは，1987年から2012年に双極性障害で入院した18,018名の双極性障害患者で平均7.2年のフォローアップを行った前向き研究の結果が報告された．この研究によると，すべての理由による入院を確実に下げたのは，リチウムのみであり，クエチア

ピンもわずかにリスクを下げていた[311]（なお，持効性注射薬は，同じ成分の経口薬よりも有意に入院を減少させた[311]）．この研究も，リアルワールドにおけるリチウムの予防効果を示すエビデンスといえよう．

(3) ラモトリギン

双極I型障害患者を対象とし，リチウムを陽性対照とした，ラモトリギンの維持療法における2つのプラセボ対照比較試験で，プラセボ群に比してラモトリギン群で再発までの期間が有意に長かった[319, 320]．躁病エピソード，うつ病エピソードの両方に対して再発予防効果がみられたが，うつ病エピソードの再発に対する予防効果がより高かった[321]．わが国におけるプラセボを対照とした研究でも，ラモトリギン投与群では，気分エピソードの再燃・再発などによる試験中止までの期間が有意に長かった[322]ことから，再発・再燃抑制への保険適用を持つ初の薬剤となった．

また，抑うつエピソードでリチウム治療を受けた患者に，プラセボまたはラモトリギンを追加した研究によれば，リチウムにラモトリギンを併用することで，プラセボに比して，抑うつエピソードの再燃・再発までの期間を有意に延長させたとの報告があり，リチウムとラモトリギンの併用の有効性が示されている[323]．

現在，エビデンスレベルから考えて，リチウムの次に維持療法に用いるべき気分安定薬はラモトリギンであるといえよう．

(4) バルプロ酸

双極I型障害患者を対象とし，リチウムを対照薬としたバルプロ酸の無作為化プラセボ対照比較試験では[324]，何らかのエピソードによる再発までの期間という一次指標では，有効性はみられなかった．この試験では，陽性対照薬として加えられたリチウムの有効性が認められなかったため，試験自体が成功しなかったということもできる．本試験では，リチウム血清濃度は平均1.0 mMであり，リチウムの脱落例が多かったことが一因かもしれない．

一方，二次指標である脱落率に関しては，プラセボと比べてバルプロ酸群で有意に低く，バルプロ酸の予防効果が示唆された．その後のメタ解析でも，

うつ病エピソードの再発を指標とすると，有意な再発予防効果があると報告されている[315]．また，オープンフェーズでリチウムが使われた症例では，プラセボとバルプロ酸で維持療法からの脱落率には差がない一方，オープンフェーズでバルプロ酸が使われた症例では，プラセボ群に比してバルプロ酸群の方が脱落率は有意に低かったという報告もあり[325]，この結果は，急性期にバルプロ酸が奏効した患者では，維持療法が有効である可能性を示唆していると考えられた．

こうしたケースがあるため，最近の臨床試験では，急性期に効果があった患者のみを維持療法の臨床試験の対象に組み入れる，エンリッチメントの手法がしばしば用いられるようになっている．臨床試験では，事前にどのような統計解析をするかを決めておくため，こうした後付けの解析(post hoc 解析)は，信頼性が劣るとされているものの，これらの解析結果は，バルプロ酸の予防効果を示唆するものであると考えられた．

ところがその後，前述の，双極Ⅰ型障害において，リチウム，バルプロ酸，およびリチウム＋バルプロ酸の併用療法の3群で予防効果を比較した，英・仏・米・伊の4か国の共同研究による臨床試験，BALANCE 研究が行われた[313]．双極Ⅰ型障害患者 330 名が，4〜8 週間のリチウム＋バルプロ酸併用療法の後に，リチウム単剤(0.4〜1.0 mM，110 名)，バルプロ酸単剤(750〜1,250 mg，110 名)，およびリチウム＋バルプロ酸の併用療法(110 名)の3群に無作為化され，2年間の治療を受けた．治療者および患者は治療内容を知っているが，治験管理チームが盲検的にアウトカムを評価した．主なアウトカムは，介入を要する新たな気分エピソードの出現であった．その結果，各群 110 名中，併用療法群では 59 名(54％)，リチウム群は 65 名(59％)そしてバルプロ酸群は 76 名(69％)で，治療が必要な再発がみられた．再発リスクは，バルプロ酸群に比して，リチウム群($p=0.0472$)および併用群($p=0.0023$)で，有意に低かった．併用群ではリチウム群よりやや再発は少なかったものの，有意な差はみられなかった($p=0.27$)．これらの結果は，双極Ⅰ型障害の予防療法において，リチウムとバルプロ酸の併用，あるいはリチウム単剤の方が，バルプロ酸単剤よりも再発予防に有効なことを示している．プラセボ群がないため，バルプロ酸に予防効果がないとはいえないが，

リチウムの方がバルプロ酸より予防効果があることが明らかとなった．併用療法は，リチウム単剤より良いとも悪いとも結論はでなかった．この結果は，バルプロ酸は予防療法の第一選択にはなり得ず，やはりまずリチウムを選択すべきであることを示している．

(5) カルバマゼピン

カルバマゼピンに関する再発予防療法のプラセボ対照比較試験は，大熊らによる先駆的な研究がある[326]．カルバマゼピン群では 22 名中 60％で有効性がみられた一方，プラセボ群 10 名では 22.2％のみで有効であり，カルバマゼピンが有効な傾向がみられた（$p < 0.10$）．

その他の研究は，リチウムと比較したものしかない．リチウムとカルバマゼピンの維持療法における有効性を比較した無作為化比較試験の総説によれば，再発と入院に関してはリチウムとカルバマゼピンは同等であるが，リチウム群の方が副作用による脱落が少なかった[327]．リチウムとカルバマゼピンの併用療法に関する後方視的研究では，併用療法の方が再発は少なかったが，副作用は有意に多かったという[328]．

このように，カルバマゼピンに関しては，エビデンスレベルはリチウムや最近の非定型抗精神病薬に比べて劣るものの，予防効果がある可能性が示唆されている．しかしながら，副作用の強さがネックとなっている．

(6) クエチアピン

クエチアピンについては，リチウムを陽性対照とし，プラセボと比較した RCT では，すべてのエピソードの再発までの期間がプラセボよりも有意に長かった[314]．2 つ目の RCT では，有意な抑うつエピソードの再発予防効果が見られた一方，躁病エピソードについては再発予防効果が見られなかった[329]．この結果から，クエチアピンも，ラモトリギンと同様，抑うつエピソードに対する予防効果の方が強いと考えられる．

なお，リチウムまたはバルプロ酸にクエチアピンを追加した RCT でも，有意な再発減少効果が見られており，これらの薬との併用も有効と考えられる[330,331]．

　オランザピンの維持療法における効果は，躁病エピソードに対する予防効果ではリチウムに勝り，うつ病エピソードの予防についてはリチウムと差がなかった[315]．また，プラセボとの比較でも，すべてのエピソードの再発に対し，有効性が認められた[332]．

　対照実薬としてオランザピンが用いられた他の薬の維持療法の RCT でも，オランザピンの有効性が示されている[333, 334]．

(8)　アリピプラゾール

　アリピプラゾール単剤の，プラセボを対照とした 26 週間の臨床試験で，予防効果が認められている[335]．しかしながら，予防効果は躁病エピソードのみに見られ，抑うつエピソードの予防効果は見られなかった．リチウムまたはバルプロ酸単剤で反応しなかった患者にアリピプラゾールまたはプラセボを追加した RCT でも，予防効果が見られた[336]．予防効果はリチウムとの併用のみで見られ，バルプロ酸との併用では予防効果は見られなかった．ラモトリギンにアリピプラゾールまたはプラセボを付加した研究でも，有意ではないが，躁病または混合性エピソードまでの再発の期間が長い傾向が見られた[337]．

(9)　リスペリドン

　リスペリドンの持効性注射薬は，プラセボに比して，何らかのエピソードによる再発までの期間を短縮する傾向が見られた[334]．再発予防効果は，躁状態のみに見られ，抑うつ状態に対する再発予防効果は見られなかった．

(10)　パリペリドン

　パリペリドンのプラセボ対照 RCT でも，プラセボに比して有意な再発予防効果があったと報告されている．しかし，効果は躁病エピソードの予防のみに見られ，抑うつ状態に対する再発予防効果は見られなかった[333]．

⑾　その他

　メラトニンアゴニストであるラメルテオンが，不眠を伴う寛解期の双極性障害患者で，再発までの期間を有意に延長させたとの報告がある[338]．

２　薬物療法の実際

⑴　リチウム濃度

　わが国における維持療法の治療薬の選択としては，やはりリチウムが第一選択であろう．リチウムは，日本うつ病学会の双極性障害治療ガイドラインにおいて，維持療法で唯一，「最も推奨される治療」に挙げられている（表30）．これは英国の NICE のガイドラインでも同様である[339]．他のすべての治療ガイドラインにおいても，予防療法の第一選択薬の一つに挙げられており，双極性障害に関する世界中の治療ガイドラインで，予防療法の第一選択薬とされている唯一の薬である[340]．

　リチウムによる予防療法を開始したら，血清濃度の最低値（トラフ値[注i]）を0.4〜1.0 mM に保つ．

　なお，至適濃度については，海外の文献では，0.6〜1.2 mM としているものが多い．しかし，日本における躁病に対する臨床試験では，平均 0.56 ± 0.30 mM で 67.6％の有効率が得られている[341]．うつ病における検討でも，有効性を示した患者における血清濃度の平均値は 0.41 mM で，0.47 mM を超える場合とこれ以下の場合で効果に差がなかったと報告されている[342]．これらのデータをもとに，わが国では 0.3〜1.2 mM という比較的低い濃度が推奨されてきた[343]．

　海外では，当初，有効血中濃度は 0.8〜1.8 mM とされていたが[344]，APAのガイドラインでは 0.5〜1.2 mM が推奨され，1.0 mM を超える場合には頻

---

i：トラフ値とは，薬物を反復投与した際の定常状態における最低血中薬物濃度を示す．リチウムは 3 時間程度で最高濃度となり，時間経過とともに低下していくので（第 6 章の図 23 → 219 頁を参照），厳密には，トラフ値は次回服薬の直前の値である．外来診療の中では，厳密なコントロールは難しいが，現実的には，分 2，分 3 などの場合は朝の服薬を抜いてもらい，服薬後 12 時間程度経過した一定の時間に測定するのがよいと思われる．

表30　維持療法の治療

薬物療法
■最も推奨される治療
・リチウム
■次に推奨される治療
・ラモトリギン
・オランザピン
・クエチアピン
・リチウムまたはバルプロ酸とクエチアピンの併用
・リチウムとラモトリギンの併用
・アリピプラゾール
・リチウムとアリピプラゾールの併用
・パリペリドン
・リチウムとバルプロ酸の併用
・バルプロ酸
■その他の推奨されうる治療
・カルバマゼピン
・リスペリドン持効性注射薬（充分な心理教育を行ってもなお服薬不遵守の患者）
・上記以外の気分安定薬同士，あるいは気分安定薬と非定型抗精神病薬の組み合わせ
・リチウムと甲状腺ホルモン剤の組み合わせ（甲状腺機能低下あるいは急速交代型などの場合）
・上記の治療に対するラメルテオンの付加的投与（不眠を伴う患者）
■推奨されない治療
・三環系抗うつ薬の使用
・抗うつ薬単剤による予防治療　など

心理社会的治療（いずれも薬物療法との併用）
■最も推奨される治療
・心理教育
■次に推奨される治療
・認知行動療法
・対人関係-社会リズム療法
・家族焦点化療法
■推奨されない治療
・薬物療法なしに，心理社会的治療単独での治療

〔日本うつ病学会気分障害の治療ガイドライン作成委員会：日本うつ病学会治療ガイドラインⅠ．双極性障害 2017 をもとに作成〕

回の血中濃度チェックが必要，とされた[345]．さらに，前述の BALANCE 研究では，0.4〜1.0 mM で予防効果が示されている[313]．このように，海外の推奨濃度が，次第に日本の推奨濃度に近づいてきたといえよう．

とはいえ，リチウムの維持療法の有効性には，用量依存性があるとの報告もある．0.4〜0.6 mM よりも 0.8〜1.0 mM の方が，副作用は強かったが，再発予防の有効性は高かったという[346]．一方，逆に，標準濃度から 0.45〜0.79 mM まで減量した結果，副作用が改善しただけでなく症状も安定したとの報告もある[347]．したがって，0.6 mM 前後で効果があるようなら，この濃度で治療を行い，効果が不足の場合には，より高い濃度を試みるのがよいと考えられる[348]．

リチウム濃度は，維持量が決まるまでは 1 週間に 1 回をめどに，維持量の投与中は 2〜3 か月に 1 回をめどに血中濃度測定を行わなければならない．その他，濃度を上昇させる要因が生じた時，すなわち，食事や水分が取れていない，あるいは脱水を起こしやすい状態(熱中症など)，血中濃度を上昇させる可能性のある薬〔非ステロイド性消炎鎮痛剤，降圧剤(アンギオテンシン受容体阻害薬，ACE 阻害薬など)，利尿薬，抗ピロリ菌薬，抗原虫薬など〕の併用時などには測定を行う．また，リチウム中毒の初期症状として，消化器症状(食欲低下，嘔気，下痢など)，中枢症状(振戦，傾眠，錯乱，運動失調など)を患者に伝え，こうした症状が現れたら医師の診察を受けるよう指示する必要がある．

PMDA の調査によると，血清リチウム濃度測定が一回もなされていないケースが半数あると報告されている[349]．確かに，3 か月ごとに血中濃度測定を行うことは，患者にとっても負担であることは間違いないが，もし，リチウム中毒で入院が必要となった場合，医師が PMDA の指定した通りに血中濃度測定を行っていないと，患者は本来受けられるはずの医薬品副作用被害救済制度[350] の適用を受けられなくなってしまう．

経皮的にリチウム濃度を測定できるウェアラブルセンターを開発したという論文も報告されており[351]，より簡便な測定方法が出現して，リチウム治療が安全に行えるようになることを期待したいところである．

なお，アドヒアランス(服薬遵守)を尋ねるときは，「お薬はどのくらい飲

めていますか?」と尋ねるようにする。こう尋ねることで，飲んでいない患者も気軽にその状況を教えてくれるであろう。アドヒアランスがよく，血清濃度が十分に保たれているにもかかわらず再発した場合に始めて，リチウム非反応者ということになる。

　正確な割合は不明だが，経験的には，リチウムの完全反応者は双極性障害患者の 1/3 前後と思われ，むしろ少数派である。不完全反応者，すなわち再発はするが，病相の程度ないし頻度は軽減した場合には，リチウムを増量して，高用量とする価値があるかもしれない。

(2)　併用療法

　リチウムの効果が十分ではない場合，あるいは副作用のため，リチウムがある程度以上増量できない場合には，併用療法を検討する必要がある。その場合でも，自殺予防効果のことを考えると，リチウムをやめて他の薬に変えるよりは，もう一つの維持療法薬の併用を考えた方がよいかもしれない。その場合，まず考慮すべきは，ラモトリギンとの併用であろう。その次に検討すべきは，リチウムとクエチアピンの併用と思われる。

　いずれにせよ，躁病エピソードと抑うつエピソードの両方に対する予防効果があるリチウムを基本として，抑うつエピソードの予防により有効なラモトリギン，クエチアピン，躁病エピソードの予防により有効なオランザピン，アリピプラゾール，有効性のエピデンスは確実ではないがバルプロ酸，などを組み合わせつつ，どうしても躁病エピソードのコントロールが難しい場合には，リスペリドン，パリペリドンなど他の抗精神病薬も考慮する，といった具合に，様々なコンビネーションが考えられる。

　ラモトリギンは Stevens–Johnson 症候群という重症の副作用があるため漸増する必要があり，特にバルプロ酸との併用時は血中濃度が上がりやすいため，さらに少量から開始する必要があるなど，十分な注意が必要である。

　経験的には，混合状態や不機嫌，脳波異常などがある場合にはリチウムの有効性が乏しいと考えられ，バルプロ酸など，他の薬剤が必要となることが多い。

　なお，心理教育により十分自らの疾患についてよく理解している患者では，

躁転時に，患者の判断により状態に応じて非定型抗精神病薬などを服用するように指示しておくことで，再発によるインパクトを最小限にすることは可能であろう．

3 維持療法の終結

　長期維持療法をいつ終結するか，という点は未解決の問題である．双極性障害は再発を繰り返すとともに，再発頻度が増すという特徴がある上，年齢とともに再発しにくくなることはなく，80歳以上になっても躁状態を繰り返すこともある病気である．したがって基本的には，維持療法の適応となる患者は，再発することにより失うものがある限りにおいて，ほぼ生涯にわたって維持療法が必要であると考えられる．

　ただし，後述の通り患者の治療への動機づけの程度を常に把握し，常に患者と維持療法の必要性について話し合うことを続けていく姿勢が重要である．最終的には，維持療法の必要性は患者が判断するものであり，中止したい場合はやめ方があるので主治医に相談するように常日頃伝えておく．

　78名の患者で，急速（1〜14日）あるいはゆっくり（15〜30日）リチウムを中止して，再発までの期間を比較した研究では，再発までの期間は，ゆっくり中止した群（14か月）の方が急速に中断した群（2.5か月）よりも長かったという[352]（図19）．したがって，リチウムを中止する場合，1か月程度かけて漸減する必要がある．他の気分安定薬についての資料は乏しいが，おそらくは同じ配慮が必要であろう．

　なお，以前は，リチウムを中止したあと，再投与すると以前効果のみられた患者でも効果がみられなくなるという症例報告があったが，その後の多数例による研究ではこうした現象はないと考えられている[353]．

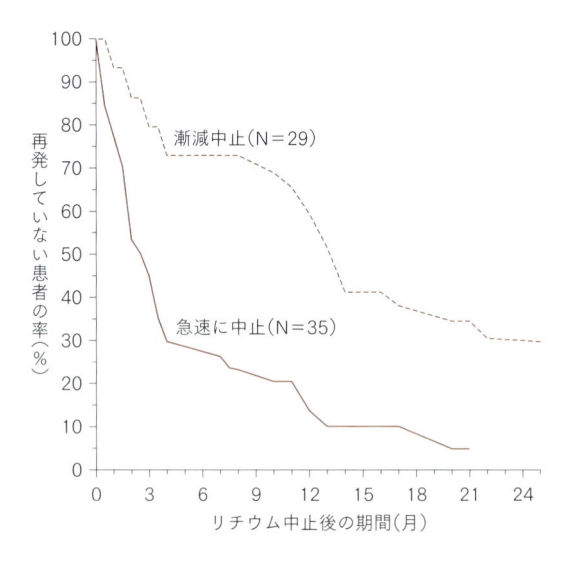

図19 リチウム治療を漸減あるいは急速に中止した後 24 か月間の，気分エ
ピソードの再発のない患者の割合（生存分析）

78 名中 14 名はさまざまな理由で脱落している．

〔Baldessarini, R. J., *et al.* (1997) Reduced morbidity after gradual discontinuation of lith-
ium treatment for bipolar I and II disorders: a replication study. Am J Psychiatry 154,
pp.551–553 より〕

4 リチウムによる維持療法の重要性

症 例 │ 40 歳代後半男性

　小学生の頃，親の会社が倒産し，両親がけんかの末離婚．アルコール依存に
なってしまった父から暴力を振るわれるなどして，トラウマになったという．
しかし，その後両親は復縁し，会社も復調し，以後は順調に過ごした．

　高卒後，家業（再興した建築関係の父の会社）を手伝い始めた．20 歳代で結
婚し，父の死後は会社を引き継いだ．

　33 歳頃(X–13 年)，食欲低下，抑うつ気分，倒産すると思い込む，おびえて
誰もいないのに誰かいると言う，などのうつ状態となり，A メンタルクリニッ
クを受診．うつ病の診断で服薬し，改善後は治療を中断した．

37歳(X-9年)でうつ状態が再発し，Bメンタルクリニックを受診し，治療を受けた．

　42歳時(X-4年)，躁状態となり，自分は何でもできる人間と思い込み，契約もせずに仕事を受け，支払いがもらえないという問題が生じた．頭がどんどん回り，2〜3時間の睡眠で，過活動となり，早口で周りがついていけないほどとなり，酒量も増え，怒りっぽくなって威張り，目つきも違い，口調も粗く，金づかいも派手となった．こうした躁状態は半年続き，兄弟とけんかしたり，能力があると思い，能力を超えた数億円規模の大規模な仕事を引き受けてしまったが，実際にはうまくできず，トラブルとなって訴えられ，完成した建造物を壊して最初から作り直さなければならないという，大きなミスにつながってしまった．

　躁状態は半年ほどで改善したが，翌年(X-3年)また躁状態となり，周囲の反対を振り切って，1000万円以上する新車を購入したりした．その後，うつ状態となり，頭が回らなくなって仕事ができなくなり，躁状態で引き受けた仕事を解約せざるを得なくなり，この時に生じた負債は，その後も銀行に支払い続けている．自殺念慮が出現し，Bクリニック主治医の勧めで精神科C病院に入院し，治療を受けた．

　X年4月，C病院に躁状態で，入院．1週間程度で回復して退院したが，今度はうつ状態となり，同年8〜10月，うつ状態でC病院に入院．1日2回のクロミプラミン点滴を受け，ある程度良くなったものの，十分には治っていない状態で退院となった．過眠で，12時間寝て，頭が回らず，興味も持てず何も楽しくない状態となった．食欲はあった．人と話すとすぐ疲れ，身体も疲れやすく，自分を責める状態であった．エチゾラム(0.5 mg)2錠，クエチアピン(50 mg)1錠を処方され，服用していた．

　当事者会に参加し，「それまでかかった病院では，ハイになったら抗躁薬，うつになったら抗うつ薬をもらっていた．医師からは，リチウムは古い薬で中毒になるからやめた方が良い，気分が落ちたら来れば良い，と言われていた」などと当事者会の仲間に話したところ，当院受診を勧められ，X年11月，当院を受診した．

　受診時は，まだ頭が働かない，などの症状を訴えていた．予防療法が行われていなかったために病相を繰り返していたことから，気分安定化を目指して，リチウム療法を開始することとした．炭酸リチウムを少量から開始して800 mg(0.7 mM前後)まで増量すると共に，ラモトリギンを少量から開始して200 mgまで増量し，抑うつ症状が残存するため，オランザピン(2.5)1錠も併用した．

　これらの治療により，X+1年4月頃には，頭の回転は元に戻ってきた，とのことで，少しずつ仕事に復帰した．その後，X+3年現在，抑うつエピソー

ド，躁エピソードなく，落ち着いている．

　以前はこのように，「ハイになったら抗躁薬，うつになったら抗うつ薬」という場当たり的な治療が良く行われ，双極性障害患者の長期予後の悪化につながっていた．近年では，双極性障害における維持療法の重要性は広く認識されるようになってきたが，いまだに「リチウムは古い薬で中毒になるからやめた方が良い」といった認識を持っている方もおられるようである．臨床家がこのような感覚を持ってしまう背景には，リチウムが古い薬であるために，宣伝が行われることが少なく，他の新薬に比べると情報不足になりがちなことがあげられる．

　また，筆者の経験では，「リチウムをずっと使っているが，一度も血中濃度を測ってもらったことがない」とか，「医師から，うちは採血が出来ないからリチウムは使えない，と言われた」などと話す患者もいることから，リチウムが十分使いこなされていないという現状があると思われる．

　双極性障害の予防に有効な薬は限られており，その中でも最も有効性が古くから確立しており，今も第一選択薬となっているのがリチウムである．

　以前，国際双極性障害学会では，「リチウム恐怖症」という，精神科医がかかる“病気”についてのセッションがあり，リチウムは中毒が怖い，といった理由で処方しない医師がいるという問題をどう克服するかが議論されていた．確かに定期的な採血や副作用への対処など，リチウム療法には面倒な面もあるが，適切に予防できなかった場合，社会的後遺症を背負ってしまうのは患者である．精神科医が患者の人生を守るために，自信を持ってリチウム療法を行えることが求められる．

　また，リチウムで副作用が出た場合，それを我慢することと，再発のリスクを抱えることと，両方のリスク・ベネフィットをしっかりと考えて判断を行う必要があろう．

H. 心理社会的治療

1 総論

　双極性障害は，精神疾患の中でも生物学的要素の強い疾患と考えられてきたため，どうしても薬物療法が中心となりがちである．しかしながら，身体疾患でさえも，その疾患教育には心理的配慮が必要となる．双極性障害の場合は，原因には身体的な基盤があるとしても，その症状は精神面に現れ，また心理社会的要因がその症状，経過に影響する．こうした要因を適切にコントロールすることによって，症状，経過の改善が期待できる．実際，心理社会的治療が双極性障害の再発予防に有効であることは多くのエビデンスにより示されている．双極性障害の治療では，薬物療法と精神療法の協調が何より重要である[354].

　さらに，双極性障害そのものによって，社会との関係が長期に断たれ，そのことによって，社会復帰時に社会適応能力が低下してしまっており，それによって，再び症状が悪化する，といった，社会的ひきこもりの悪循環に陥る場合もある．あるいは，早期から双極性障害を繰り返してきたことによって，パーソナリティの発達が影響されているという場合もある．あるいは，患者の症状が周囲にストレスを与え，それが患者に対するストレスとなって跳ね返ってくるという面もある．このように，双極性障害では，様々な二次的な心理的問題も生じるため，これらに対する対応も必要である．

　双極性障害の心理社会的治療は，最近の精神療法全体のトレンドと同様，生育歴に深く立ち入り，深い洞察を促す力動的精神療法ではなく，疾患に対する知識と対処法を身につけ，今，ここでの問題を，行動療法的な技法を用いて修正するといった方向のものである．

　わが国では，双極性障害の治療に習熟した心理士はまだ少ないと思われるが，今後双極性障害の心理療法を習得した心理士が増えることが望まれる．

2 心理教育

　これまで述べた通り，双極性障害に対しては，炭酸リチウムやカルバマゼピンなどの有効な治療法があるにもかかわらず，われわれは日々の臨床の中で，急速交代型など，再発を繰り返す双極性障害患者にしばしば遭遇し，その治療に難渋している．このような治療上の困難の原因は，必ずしも治療薬が無効であることばかりではなく，疾患に対する知識や疾患を受け入れる態度が不足していることにより，患者が容易に服薬や通院を中断することである場合も少なくない．

　一方，患者に対して再発の危険をよく説明して服薬を勧めると，逆に再発に対する不安が出現する場合もあり，疾患の教育においては心理的サポートが不可欠である．このように，心理的配慮を行いつつ治療教育を行うことを心理教育と呼ぶ．どんな精神疾患でも心理教育は重要であるが，特に双極性障害の治療においては，心理教育のやり方ひとつで，予後が大きく変わってくると思われ，重要な位置を占める．

　双極性障害における心理教育の目標は，以下のようなことである．
1)疾患とその治療法について正しい知識をもつ．
2)疾患および治療の必要性を受容する．
3)今回の病相のきっかけをはっきりさせ，今後ありそうなストレスを予測し，今後のストレスを減らす方法を考える．
4)気分の状態を自覚できるように援助するとともに，再発の初期徴候を知り，家族と共有する．

　そのためには，心理教育用パンフレット[注j, 355]を用いたり，患者と主治医が一緒にライフチャートという病相の経過を図表化したものを作成する作業を行うことにより，治療の評価，病状の把握，患者に対する教育，治療的協調など多くの面でよい効果がある[356]．また，患者に気分チェック表をつけて

---

j：心理教育に用いる資料「躁うつ病(双極性障害)とつきあうために」は，日本うつ病学会双極性障害委員会のホームページ(http://www.secretariat.ne.jp/jsmd/sokyoku)よりダウンロードすることが可能である．

もらい，周囲や主治医から見た状態とのギャップを知ることにより，患者が気分のレベル，特に軽躁状態について自覚できるように援助する．

患者の病気に対する態度には，発達段階がある．その患者がどのような段階にあるかを知ることが，精神療法的アプローチにとって重要である．

患者は，①発症時の，自我と病気が一体化し，病的な行動が現れている時期，②症状改善に伴って次第に疾患を対象化するようになる時期，③疾患の対象化に伴って，疾患の重大さ，いつ再発するかわからない不安，自分に対する差別的意識にとらわれ，「病気になってしまった自分」の生き方そのものが間違っていた，という自己否定に陥る時期，④次第に，病気とつきあいながらも自分らしく生きていこう，という境地に達する時期，を経ていく[357]．

したがって，これらの時期によって，心理教育的な治療戦略も異なってくる．第1期は強力な薬物療法が中心である．第2期，第3期は，心理教育が重要な時期である．第3期には，受容的精神療法，集団精神療法といった精神療法も有効である．第4期になると，外来での維持薬物療法と短時間の生活療法的な面接で維持できる．また，この時期には，患者会のようなセルフヘルプグループも適当かもしれない[357]．

通常の治療においては，第1期の治療の次にすぐ第4期の治療に進みがちであり，医師は第2期，第3期の存在には無関心となりやすい．この時期に適切な精神医学的接近を行わないと，患者は自己の疾患を対象化できないままその存在自体を否定し，服薬や通院も容易に中断してしまうため，結果として再発の危険が高くなるのではないかと思われる．

実証的な研究でも，6か月間の心理教育[358] が再発回数を減少させたと報告されており，この心理教育プログラムの日本語版が発売されている[359]．

双極性障害において，薬物療法と精神療法は車の両輪のようなものであり，特に心理教育は双極性障害治療において最も重要な要素と言って良いであろう[354]．

③ 対人関係−社会リズム療法（IPSRT）

対人関係療法（inter-personal therapy，IPT）は，うつ病の急性期および寛

解維持に対して，認知行動療法と同等以上に有効であることが証明されている精神療法である[360]．IPT は，どういう人がどういうときにうつになるかというエビデンスのみに基づいて，これに焦点を当て，対人関係のパターンを変えることにある．

　期間限定で行うことにより依存，退行を防ぎ，4 つの問題領域の一つに絞ることにより，焦点化する．現在の対人関係のみに焦点を当て，精神内界，認知，パーソナリティなどは取り扱わず，防衛機制の解釈もしない．

　IPT では，なるべく感情を伴うエピソードを引き出して，具体的な内容を扱う．

　対人関係の 4 つの領域のうち一つに焦点を当てることを患者との話し合いの上で決めるが，この 4 つの領域とは，以下である．

1)悲哀(重要な人の死)

2)対人関係上の役割を巡る不和(不一致)

3)役割の変化

4)対人関係の欠如(これはなるべく避ける)

治療者は患者に共感的に接し，提案はするが指示したり評価を下したりはしない，という態度をとる．すなわちカウンセリング的(ロジャース的)な部分が多い．しかし，焦点がそれたら必ず対人関係に焦点を当てるように工夫するという点では，積極的に関わる．例えば，昔の話にこだわり出したら，昔の体験を思い出したきっかけは……という風に，今の問題に戻す．

　このように IPT は，ロジャース的なカウンセリングの要素と，ヒア＆ナウしか取り上げず，精神内界よりも行動の変容を目指すといった，現代的な精神療法特有の特徴を有しており，現代的な力動的精神療法のエッセンスでもある．

　このように，うつ病の治療法として完成された IPT であるが，双極性障害への応用を進めるにあたって，どういうときに悪化するか，というエビデンスを考えたとき，リズムの乱れという要因を無視できなくなることから，IPT に社会リズム療法を付加した，対人関係-社会リズム療法(inter-personal social rhythm therapy，IPSRT)として発展した．

　この治療法は，「social zeitgeber theory(社会的同調因子理論)」に基づい

「人」の書き方	自分一人：0　　　他の人がただそこにいた：1　　　気分　−5　すごく「うつ」
	他の人が積極的に関わっていた：2　　　　　　　　　　+5　すごく高揚
	他の人がとても刺激的だった：3

活動	目標時刻	日		月		火		水		木		金		土	
		時刻	人	時刻	人	時刻	人	時刻	人	時刻	人	時刻	人	時刻	人
起床															
人との初めての接触															
仕事・学校・家事などの開始															
夕食															
就寝															
気分 −5〜+5															

図20　対人関係‐社会リズム療法に用いられるソーシャルリズムメトリック

ている．すなわち，ライフイベントによって生活リズムの破綻をきたし，その結果，内因性のサーカディアンリズムの乱れが引き起こされ，躁・うつに至る，という考えである．

　双極性障害患者は，断眠によって躁転が引き起こされることに代表されるように，社会的同調因子の変化に対する脆弱性をもっており，超規則的生活（supra normal rhythm）が必要と考えられる．すなわち，糖尿病患者は，過度のカロリー摂取に対する脆弱性をもっているので，食事療法という超規則的な食生活が必要である，というのと同じ考えである．

　具体的には，毎日の5つのイベント（起床，初めて人と会う，仕事を始める，夕食，就寝）の時間を記録し，現実的な目標時間を決めて，目標時間と実生活の差をモニターしながら修正していくという，行動療法的な技法を用いる（図20）．

　Frank らは，175 名の双極 I 型障害の患者を対象とし，無作為化試験により，IPSRT と対照群（集中臨床管理，intensive clinical management，ICM）を比較した．急性期，維持期をそれぞれ IPSRT 群と ICM 群に分け，4 群で

比較したところ，急性期の症状の安定化には，治療による差はみられなかったが，急性期に IPSRT を受けた患者では，再発までの期間が有意に長かったという[361]．その後，100 名の双極性障害患者を対象とし，IPSRT 群と専門家による支持的ケア群にランダムに割り付けて比較した結果，両群に差がなかったという報告もある[362]．

4 家族療法

西園は，躁うつ病の遷延例では患者夫婦間の人間関係の病理がみられることを指摘した[363]．

双極性障害患者の家族の EE(expressed emotion：評価者が家族と面接し，患者に対する批判的なコメント，攻撃性，過度の感情的な関わりなどを操作的に定義して評価する)を調べた研究[364] では，高 EE 群では再発の危険が低 EE 群の 5.5 倍であった．そのほかにも同様の結果が報告されており[365, 366]，EE の高い家族をもつ双極性障害患者は再発しやすいことが示されている．ただし，家族の EE は，患者の症状が悪いことによる結果という側面があることを忘れてはならない．むしろ，患者の症状→家族の EE →再発という悪循環が形成されると考えるべきであろう．

双極性障害に対する心理教育的家族療法については，システム家族療法により再入院率が減少した[367] という報告，9 か月間の家族療法[368] により再発が減少したという報告などにより，明確な効果が示された．なお，疾患の初期の患者では有効であったが，再発を繰り返した患者では有効ではなかったことから，早期に行うことが重要であるとする報告もある[369]．58 名の双極性障害患者を対象として，家族療法と十分なケア(enhanced case)を比較した結果，差がなかったとの報告もあるものの[370]，8 つの RCT の系統的レビューでは，家族療法は双極性障害において，病相からの回復を早め，再発を減らし，症状を減少させるなど効果があると結論されている[371]．

双極性障害に対する家族療法では，まず疾患教育から始め，患者と家族は，前兆やエピソードを誘発するストレス，薬物療法の必要性などの理解を共有し，躁やうつの前駆徴候への早期介入といった再発予防計画を作成する．中

期には，患者と家族は，演習により，葛藤場面でのコミュニケーション促進を図り，EE を減らしたり，適応的コミュニケーションの技法の獲得を図る．そして，治療後期には，病気や家庭環境に関連する問題を特定し，その問題解決を図ることを目指す[372]．

5 認知行動療法

双極性障害に対する認知行動療法（CBT）では，疾患や治療方法に関する疾患教育，治療アドヒアランスを妨げる非機能的認知や行動の修正，症状モニタリングの習得，心理社会的ストレスとそれに派生する問題に対する対処技能（ストレス・コーピング）の習得に焦点が当てられる[372]．

双極性障害に対する認知療法あるいは認知行動療法の効果は，無作為化比較試験により検討されており，再発回数を減少させたとの報告がある[373, 374]．これらの研究を報告したグループの一つにより発表されているマニュアルの日本語版が発売されている[375]．

双極性障害に対する CBT の RCT では，効果の傾向はみられたが有意ではなかった[376]，あるいは効果を認めなかった[377] とする報告もあったが，双極性障害患者 1,384 名を対象とした 19 の RCT に関する最近のメタ解析では，CBT は再発率を有意に下げ，抑うつ症状や躁状態の重症度を改善し，心理社会的機能を改善するという効果が見られたと報告されている[378]．セッションが 90 分以上の場合により有効であり，再発率の減少効果は双極 I 型でより強かったという．

6 集団療法，セルフヘルプグループ

双極性障害では，心理教育とセルフヘルプグループを組み合わせた集団療法が行われており，入院回数の減少，再発回数の減少などの効果が報告されている[379-382]．われわれが以前行った双極性障害に対する集団療法も，疾患と治療に対する知識の教育および患者相互の心理的サポートを目的とした[357]．CANMAT/ISBD のガイドラインでは，当事者同士のピアサポートの有効性

が，IPSRTと並んでセカンドラインの心理社会的治療に位置付けられている[191]．日本でも，2010年に，双極性障害の当事者団体である特定非営利活動法人日本双極性障害団体連合会(ノーチラス会　http://bipolar-disorder.or.jp/)が設立され，全国に支部もでき，活発に活動しており，相互扶助に貢献している．

　日本では，統合失調症に対する集団療法や，うつ病に対する集団認知行動療法などが広く行われているが，双極性障害に限った集団療法の報告は多くない．

7　復職支援

　日本では，復職支援のためのリハビリテーションが，和製英語で「リワーク」と呼ばれている．リワークと呼ばれるものには，自治体の障害者職業センター等において行われる復職のための具体的な訓練から，クリニック等で保険診療のデイケアを活用して行われる，より一般的な内容の集団療法まで，さまざまなものがある．これらについては，有効性についての検証はほとんど行われていないのが現状であり，どの位の期間の通所が有効であるかについても今後の検討課題である．こうした現状にもかかわらず，会社側が復職のために数か月の「リワーク」通所を義務づけるケースもあり，これが逆に復職の妨げとなってしまう場合もありうる．今後，こうした復職支援の効果に関する実証的な研究が望まれる．

8　インターネット・SNS(ソーシャルネットワークサービス)の利用

　最近では，ウェブを介した啓発が広く行われ，海外では，双極性障害の充実した公的な啓発サイトが存在し，その有効性も示唆されている[383]．日本では，公的なサイトとして，日本うつ病学会双極性障害委員会のサイトがある(http://www.secretariat.ne.jp/jsmd/sokyoku)．また，双極性障害に特化したものではないが，厚生労働省による「みんなのメンタルヘルス総合サイト」(http://www.mhlw.go.jp/kokoro)も，充実した内容となっている．また，筆

者も Twitter(https://twitter.com/KatoTadafumi)で情報提供を行っている他，多くの研究者と共に，双極性障害研究ネットワークニュースレターというメールマガジンを毎月配信している(http://bipolar.umin.jp/)．1999 年に開始した「躁うつ病(双極性障害)のホームページ」は，現在は更新せず，アーカイブしている(http://square.umin.ac.jp/tadafumi)．

　Twitter などの SNS(ソーシャルネットワークサービス)も，セルフヘルプグループと同様，患者同士の相互扶助の役割を果たしている場合があると考えられる．しかし，SNS 上のコミュニケーションでは，対面でないこと，匿名性などから，攻撃性が誘発されやすく，炎上，あるいはフレーミングと呼ばれる激しい論争が生じやすいことも指摘されている[384]．うつ状態でひきこもっている患者にとって，メールやネットが唯一の社会への命綱となる場合があるのも確かであるが[385]，現状では，感情的なやり取りが生じて収拾がつかなくなるリスクもあるため，必ずしも SNS をすべて治療的であるとして推奨できるものでもない．こうした問題は，SNS というメディアがまだ誕生して間がなく，発達段階にあることによるものと考えられる[386]．Twitter などの SNS の仕様は，こうした問題に対応すべく，常に改良されているが，ネットのプラスの側面を活かしつつ，心理的な負担の少ないメディアとして発達していくことに期待したい．

　また，双極性障害患者が自らの気分，行動，睡眠などをスマートフォンを活用して記録し，これをセルフコントロールに活用することによって，病状を安定化させることが可能ではないか，と考えられ，すでにこうした臨床試験も行われている(図 21)．

9　精神分析療法

　かつて，精神分析においては，躁うつ病患者は部分的対象関係しかできないために抑うつ的不安や躁的防衛が生じているとされ，これを全体的対象関係に発展するよう助けていくことが躁うつ病の精神分析的治療の目標とされていた．患者の特徴的な転移(治療者を理想化し，自己と同一視することにより不安を防衛する)の繰り返しが，洞察への機会になり得るという[387]．

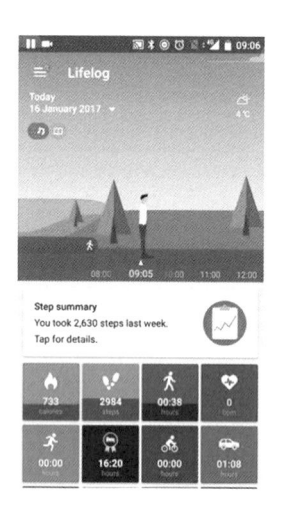

図21　スマートフォンを用いた行動記録アプリの例
〔バルセロナ双極性障害プロジェクト「SIMPLe project」(https://simplebipolarproject.org/)より〕

　しかし，近年は，こうした生育歴に焦点を当てた精神療法は，時間と手間がかかる一方で効果は証明されていないことから，あまり行われなくなっている．前述のような，今，ここでの問題を扱う精神療法である，認知行動療法，家族療法，対人関係–社会リズム療法などに取って代わられており，本書第2版以降，双極性障害に関する精神分析の文献は見当たらない．

　なお，第1章で米国における訴訟について述べた通り，双極性障害を精神分析療法のみで治療することは許容されない[14]．

I. 双極II型障害の治療

　双極II型障害の治療は，今日，大きな課題である一方，エビデンスも少なく，確定的なことが言い難い領域である．その理由の一つは，第4章「診

断」で述べたように，この診断の信頼性が乏しく，時代とともにこの診断を受ける患者層が変化している可能性があり，施設によっても診断基準が微妙に異なる可能性があるなど，治療のエビデンスを検討するには，少々その土台が危ういという点がある．とはいえ，患者数の面では，双極II型障害のほうが双極I型障害より多い可能性もあり，その治療は，大きな問題である．

1 うつ状態の治療のエビデンス

リチウムの双極性うつ病に対する有効性が1970年代の双極I型と双極II型を含む臨床試験により示されており[208]，双極II型のみの臨床試験はないものの，リチウムは有効と考えられている[388]．

双極II型に限定した抗うつ薬の臨床試験は少ない．以前のうつ病の臨床試験には，双極II型障害の患者が含まれていたことから，Amsterdamらはうつ病における臨床試験の結果を再分析し，fluoxetineの単剤治療は，双極II型障害でも単極性うつ病と同様に有効であり[236]，双極II型障害に対し，ベンラファキシン単剤治療はリチウムより有効である[238]と報告している．これら一連の研究をもとに，Amsterdamらは，fluoxetineあるいはベンラファキシンの単剤治療は，双極II型障害に対して，躁転も臨床的には問題でなく，有効な予防療法であると主張している．しかしながら，Amsterdamらも，fluoxetine治療中のヤング躁病評価尺度（Young Mania Rating Scale, YMRS）増加は，プラセボよりも有意に多いと報告しており[237]，経過を不安定にさせるという問題は否定できない．また，対象数が少ない試験やオープン試験が含まれており，これらの論文の解釈には注意が必要と思われる．

Altshulerらは，双極性うつ病患者（双極I型134名，双極II型48名，特定不能の双極性障害2名）を対象とし，3つの抗うつ薬（bupropion，セルトラリン，ベンラファキシン）のうちいずれかを気分安定薬に追加投与する10週間の臨床試験を行った．YMRSが13以上あるいはCGIの躁病スコアが3以上の場合を躁転と定義した．その結果，双極II型の患者では，双極I型患者よりも，躁転率が低かった．この結果，双極II型障害では，双極I型障害に比して，抗うつ薬により躁または軽躁にスイッチすることは少ないと考え

られた[389]．ただし，この試験ではYMRSの基準がやや厳しく，もともと軽躁状態しかみられない双極II型の方が，YMRSで高い値を示す可能性が低いことは当然である．

このように，双極II型障害では双極I型障害と異なり，SSRI単剤あるいはSSRIと気分安定薬の併用が，躁転の危険なく有効であるという意見もある．賦活症候群の問題が指摘されてはいるものの，賦活症候群の存在を示すエビデンスも十分ではなく，現時点では双極II型障害では，SSRIも治療の選択肢の1つとなる可能性はある．

クエチアピンの双極性うつ病に対する2つのプラセボ対照二重盲検比較試験（BOLDER I，II）の結果の再解析では，双極I型，双極II型ともに有効であった[216]．その後，リチウム，およびパロキセチンを対照薬として行われたクエチアピンの双極性うつ病に対するプラセボ対照二重盲検比較試験（EMBOLDEN I，II）でも，双極I型，II型を問わず，リチウムおよびパロキセチンには効果がなく，クエチアピンが有効であった[211, 217]．

一方，Suppesらは，双極II型患者を対象として，ラモトリギンおよびリチウムの単剤治療の16週のオープンラベルRCTを行った[390]．その結果，両群とも有意に改善し，両群間で差はみられなかったという．

これらの結果を総合すると，双極II型障害のうつ状態に対する治療として，最もエビデンスが確立しているのはクエチアピンであり，リチウムおよびラモトリギンも有効な可能性がある．もし，SSRIを用いるとしたら，本章ですでに述べたとおり，消去法でセルトラリン，エスシタロプラム，フルボキサミンなどを選択するのが良いかもしれない．

2 維持療法のエビデンス

双極II型障害において維持療法を行う目安は，抗うつ薬を用いるとき，3回の軽躁病エピソードがあったとき，頻回かつ重症のうつ状態，双極I型の家族歴などの場合などとされるが，実際には，ケース・バイ・ケースと言わざるを得ない．

1970年代の二重盲検プラセボ対照比較試験では，リチウムは双極II型障

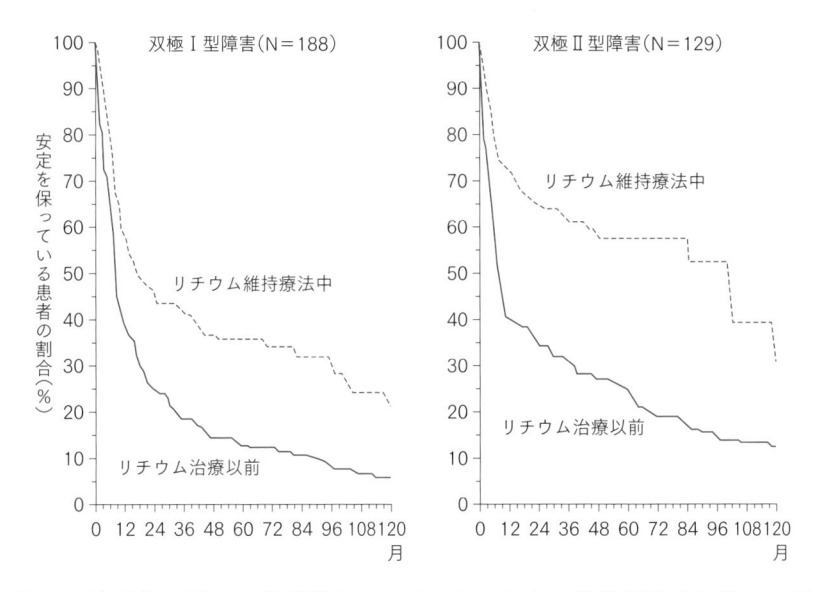

図22 治療前の最初の寛解期から，リチウムによる維持療法中に生じた最初の再発までの生存分析．双極Ⅰ型障害および双極Ⅱ型障害における10年の観察による

〔Tondo, L., *et al.* (1998) Lithium maintenance treatment of depression and mania in bipolar I and bipolar II disorders. Am J Psychiatry 155, pp.638–645 より〕

害においてうつ病エピソードの頻度，重症度を減少させることが示されており[388]，双極Ⅰ型障害よりもむしろ双極Ⅱ型障害の方が，改善度が大きかったという[391]（図22）．

　一方，最近，Amsterdam らは，fluoxetine 治療により抑うつエピソードから回復した双極Ⅱ型障害患者を無作為に，fluoxetine，リチウム，プラセボの3群に分けて，50週間の二重盲検比較試験を行った．再発までの期間は，fluoxetine 群（N＝28）で249.9日，リチウム群（N＝26）で156.4日，プラセボ群（N＝27）で186.9日であり，fluoxetine 群でリチウムよりも再発が少なかった．リチウム治療中の再発のリスクは，fluoxetine 治療中よりも2.5倍大きかった．臨床的に意味のある軽躁症状には差はなかった[239]．この結果は，双極Ⅱ型障害の予防にリチウムが有効でなく，fluoxetine が有効であることを示している．しかしながら，この試験でも，fluoxetine 群のうち半数が，

軽躁的な症状〔軽躁(N=3)，閾値下軽躁(N=10)，気分不安定性(N=1)〕を示しており，これはプラセボ群(9/27名)よりも多い傾向がある．この Amsterdam らの試験については，fluoxetine 反応者のみを対象にするというエンリッチメントを用いたプロトコールであること，サンプルサイズが小さいこと，プライマリーアウトカムがうつ状態の再発であり，双極性障害の気分安定を指標としたものでないことなどの批判もあり，急性期から維持期に至る比較対照試験が必要であると指摘されている．

古い臨床試験の結果に比べて，最近の臨床試験の結果で，リチウムの有効性が劣るのは，双極Ⅰ型障害における抗躁効果や維持療法の試験でも同様である．双極Ⅰ型障害の場合は，リチウムがあまり有効でない不機嫌な躁病が双極性障害に含まれるようになったという診断の変遷が影響していると考えられ，双極Ⅱ型障害の場合は，診断の閾値が時代とともに変化しているためかもしれない．

後述の急速交代型双極性障害患者を対象としたラモトリギンのプラセボ対照 RCT では，双極Ⅱ型でより有効であった[392]．オープン試験の結果からも，ラモトリギンの双極Ⅱ型の維持療法における有効性が示唆されている[393]．

171名の双極性障害患者を対象として，2.5年間の無作為化比較試験でカルバマゼピンとリチウムを比較した研究によれば[394]，双極Ⅰ型ではカルバマゼピンはリチウムに劣るが，双極Ⅱ型ではリチウムと同等であり，ややカルバマゼピンの方が有効な傾向がみられた．

このように，双極Ⅱ型の維持療法にリチウム，ラモトリギン，カルバマゼピンそして fluoxetine が有効な可能性が示唆されている．

心理社会的治療については，双極Ⅱ型障害でも心理教育[382]および IPSRT[395]の有効性が報告されており，今のところ，双極Ⅰ型障害との差異に関する明確なエビデンスはない．

3　双極Ⅱ型障害の治療の実際

これまで述べた通り，双極Ⅱ型障害の急性期にはクエチアピン，リチウム，ラモトリギン，fluoxetine などが有効とされており，予防療法の面では，リ

チウム，ラモトリギン，カルバマゼピン，fluoxetine の有効性が示唆されている．したがって，薬物療法としてはリチウムなどの気分安定薬を基本に治療しつつ，必要に応じてクエチアピンやラモトリギンなどを利用する，ということになろう．

こうしてみると，一見，薬物療法がかなり有効に思えるが，実際には，双極Ⅱ型障害の治療は一筋縄ではいかない．

第4章「診断」で述べたように，元来，躁状態と軽躁状態の境界線は，「入院したかどうか」であった．本書116頁の症例を，初版時に筆者が双極Ⅱ型障害と診断したのも，そのような観点があったと思う．そして，入院が必要なほど重篤ではないにしても，躁状態に近いくらいの状態でなければ，軽躁状態とは診断しなかった．しかし，おそらく時代とともに，より軽い状態でも，軽躁状態として，双極Ⅱ型障害と診断するようになってきている．それに加え，当初はうつ病相で入院したケースだけが双極Ⅱ型障害と診断されたが，現在は，うつ状態が入院を要するほど重篤でなくても，抑うつエピソードがあれば双極Ⅱ型障害と診断される．このように，軽躁状態，うつ状態の両方向で診断が軽い方に広がった結果，双極Ⅱ型障害は，ますます幅広く診断されるようになってきた．

こうした診断上の変遷もあって，現在の双極Ⅱ型障害では，うつ状態と寛解期，そして寛解期と軽躁状態の境界が区別し難くなっている．その結果，躁状態の治療，うつ状態の治療，維持療法，などと区切りのついた治療が行いやすい双極Ⅰ型障害と比べて，治療中，何を治療しているかわからなくなる，という現象が起きやすい．病相の症状を評価しようとして症状を聞いているのか，患者の悩みをカウンセリング的に聞いているのか，治療者の立場が見えなくなってくるのである．

また，このように軽微な「病相」を治療対象として取り上げる場合には，どうしても患者の主観的な訴えに依存した治療になりがちである．その結果，治療全体が患者の主観的訴えに依存することとなり，一歩間違えれば，患者に操作されることにもなりかねない．患者の医師を操作しようという意図を問題にしている訳ではなく，結果的にそうなってしまうのである．そして，そのことが，患者からボーダーライン的心性を引きだしてしまう可能性があ

るのである．Akiskal は，境界性パーソナリティ障害(BPD)と診断されている患者の中に，気分安定薬により安定化するような患者が多く含まれていると指摘した[396]．逆に考えれば，双極 II 型障害として治療していた人も，いったん薬物療法がうまくいかなくなると，いつでも BPD 的な病状を呈する可能性を秘めている，と言ってもよいであろう．

　したがって，双極 II 型障害の治療といえば薬物療法，と思い込んでいると，足もとをすくわれる可能性もある．双極 II 型障害の治療では，薬物療法を中心とした治療を行いながらも，その底流に，境界性パーソナリティ障害を念頭に置いた精神療法が潜在的に同時進行していなければ成功しないのかもしれない．具体的には，治療の目標や治療構造を常に意識すること，長期的な視点で見守ること，操作されないように一定の距離を保つこと，行動化や患者の要求に対してここから先はだめ，という限界を設定することなどである．

　これは，双極 II 型障害とは実は境界性パーソナリティ障害である，と指摘しているわけではない．双極 II 型障害であるから薬物療法，と高をくくってしまうことによって，精神療法的配慮がおろそかになり，医原性の偽 BPD への進展が引き起こされやすい疾患である，ということである．

　神田橋氏は，「気分屋的に生きれば，気分は安定する」と述べている[397]．この達人の言葉を，筆者はいまだ咀嚼できておらず，誤解，曲解の類かもしれないが，これは治療者に対する戒めでもあると理解したい．すなわち，気分の波すべてを医学化し，治療対象とすると，もぐらたたきのような治療に陥ってしまう．むしろ，患者の病像をより俯瞰してとらえ，一見，気分の波に見えても，状況に対する情動反応としてありのままにとらえ，それを受容するという立場を貫くことによってこそ，真の安定が得られる，ということではないだろうか．

　気分の波をすべて医学化することは，最近ではむしろ，医師よりも患者自身が行う傾向があるかもしれない．誰にでもあるようなライフイベントに伴う気分の落ち込みを，いちいち「具合が悪くなった」と訴える患者が少なくないのである．古典的には，行動化，身体化などが未熟な防衛機制として位置づけられてきたが，最近見られるこうした風潮は，「精神症状化」とでも言うべき，新たな未熟な防衛機制の一型と言うべきものかも知れない．　こう

した環境変化に対する自然な感情の動きを疾病化せずに受容し，感情を自己コントロールできるよう促していくことが必要であろう．

一方，内海氏は，双極II型障害の治療においては，そのとらえ難い抑うつを同定すること自体が治療的である，と指摘している[88]．そして，患者自身が抑うつを認識し，これを疾病化，すなわち病理を外在化することによって治療者と共有するという，通常の医学化の手続きが，回復への布石として機能するという．さらに，休息の重要性も強調している．同調性の強さから，何か役立つことによって，初めて自分は承認される，という思いに駆り立てられ，回復が妨げられている患者に，「そのままでよい」と伝えることが，治療的に作用するという．

また，内海氏は，生活史を聴くことによって，個を尊重するということ，患者の対人過敏性に対して，周囲の人は患者の他者配慮を湯水のように消費してきたにもかかわらず，患者が誰にも評価されていないことへの共感，その他者配慮には意味があったという肯定的な認識を返すこと，などが重要と述べている．

神田橋氏の「気分屋であるべし」という考えと，内海氏の「医学化が治療的である」という考えは，一見矛盾するようである．しかし，患者の状況依存性の情動反応と，病相とをきちんと峻別し，メリハリをつけて対処すべきである，とまとめられるかもしれない．

J. 急速交代型の治療

1 急速交代型とは

急速交代型は，12か月に4回以上の躁病相またはうつ病相が出現する状態と定義され，双極性障害の治療が進歩するとともに，逆にこうした難治性の患者の存在が再認識されるようになった．急速交代型は，発症当初から急速交代型である場合と，途中から急速交代化するものとがある．

急速交代型にはリチウムが無効とされてきた．むしろ，リチウムを投与しても，病相が止まらない場合を急速交代型と定義したのが最初の考えであった(ただし，現在の診断基準にはリチウムに反応しないという基準は含まれていない)．

2　急速交代型の治療のエビデンス

　オープン試験では，バルプロ酸の有効性が期待されていた[398]が，リチウムとバルプロ酸の比較では，急速交代型に対する効果に差はみられなかった[399]．

　一方，急速交代型双極性障害患者を対象としたラモトリギンのプラセボ対照 RCT では，対象 324 名のうち，ラモトリギン付加が有効であった 182 名が，ラモトリギン単剤とプラセボに無作為化された．プライマリーアウトカム(一次指標)として事前に設定した，「付加的薬物療法開始までの期間」においては差がみられなかった．しかし，ラモトリギン群では脱落率が少なかったことや，ラモトリギン群(41％)ではプラセボ群(26％)に比して，再発しなかった患者が有意に多かったことなどの二次指標の結果から，ラモトリギンは急速交代型に有効と考えられた[392]．

3　急速交代型の治療の実際

　三環系抗うつ薬は，急速交代化を惹起することが知られているので，中止する．以前は三環系抗うつ薬を中止するだけで改善するケースが少なからずみられたが，現在では，そもそも三環系抗うつ薬の使用頻度が減っており，三環系抗うつ薬が急速交代化を引き起こすことも広く知られているので，こうしたケースはめったにないだろう．

　その他の急速交代化を引き起こす可能性がある薬剤(L−ドーパやその他のドーパミン作動薬，エストロゲンなど)が併用されていないか検討し，可能なら中止する．

　急速交代型であっても，リチウムがある程度有効と考えられる場合が多い

ので，リチウム投与は続け，血清濃度が低ければ高め(0.8〜1.0 mM)で維持する．

甲状腺機能のチェックは必須である．サブクリニカルな甲状腺機能低下(TSH は軽度上昇しているが，フリーT3，フリーT4 には異常なく，明らかな甲状腺機能低下症の臨床症状もない場合)でも，気分症状が安定しない場合には，甲状腺ホルモン剤(レボチロキシン)投与も考慮する．

また，リチウムに加え，治療効果が期待できるラモトリギン，あるいはバルプロ酸，カルバマゼピンなど他の気分安定薬を併用する．

また，慢性的な心理社会的ストレスがないかどうかを調べる．家族関係について尋ね，可能なら受診してもらい，面接場面において家族相互の関係がどのようかを判断する．こうした心理社会的問題が急速交代化の誘因になっている場合は，適切な精神療法，家族療法を行う．

症 例	50 歳代女性，双極 I 型障害，急速交代型

子供の頃，家庭では特に問題はなかった．短大卒後，会社に就職し，特に問題なく仕事をしていた．

X−36 年，仕事環境の変化を機に抑うつ気分，不眠などが出現．A 病院精神科を受診し，心因反応と言われた．数年ほど勤めた会社を退職．投薬は受けず，自然に回復．その後アルバイトをして過ごし，結婚．出産もし，主婦として家事，育児をしっかり行っていた．

X−25 年，出産を機にうつ状態となり，B 病院を受診．うつ病と診断された．その後，軽躁状態が出現し，躁うつ病と診断された．前夫と離婚．投薬は受けず，経過観察されていた．時に軽躁状態となり，気分高揚，観念奔逸，集中困難などが出現したが，問題になることはなかった．

その後現夫と再婚．主治医の勧めで，C 病院に転院．

X−10 年頃，内科で甲状腺機能亢進症と診断され，チアマゾールによる治療を受けたが，その後，甲状腺機能は低下．橋本病と診断され，レボチロキシン 25 μg を処方された．甲状腺疾患があるとリチウムを使ってはいけないといわれ，中止し不安定となったが，その後，十分量のレボチロキシンを服用しながらであればリチウムを服用しても良いということになり，レボチロキシンは 100 μg まで増量された．

X−9 年，躁状態となり，拾ってきた猫を隣家に預けたり，夫とけんかして別

の隣家に行き，子供しか居ないときに上がり込んでピアノを弾くなどしたため，トラブルとなった．家族が集まり，C病院に連れて行き，医療保護入院となり隔離室に入室．隔離室で暴れたため，拘束された．その後改善して退院した．X−8年にも，旅行先で不眠，不穏となり，精神科救急を受診し，躁状態と診断され処方を受けたことがあった．

その後，うつ状態，軽躁状態を繰り返すようになり，C病院に計12回入院．うち1回のみ軽躁状態で，夫は迷ったものの，主治医に勧められて入院したことがあったが，他はすべてうつ状態による入院であった．退院後は，C病院関連のDクリニック，その後はE病院に通院していた．

X−4年，脳梗塞を発症し，脳神経外科に入院．急性期には言語の障害と右手の麻痺が見られた．その後は回復したが，2〜3か月毎にうつ状態，軽躁状態を繰り返すことは続いていた．

X年2月頃から，それまで以上に病相間隔が短くなり，ほぼ毎月，うつ状態，軽躁状態を繰り返すようになった．同年5月，気分が安定しないとのことで，当事者会できいた当科を初診．受診時は炭酸リチウム 800 mg，ラモトリギン 400 mg，オランザピン 24 mg，レボメプロマジン 150 mg，漢方薬2種などを服用していた．

急速交代型の双極II型障害と診断し，病相安定化を目指して投薬調整をすることとした．初診時の検査により，TSH が 0.043 μIU/mL と，正常値（0.5〜5.0）より低いことが判明．レボチロキシンが過量であると考え，内科主治医と相談し，レボチロキシンを 25 μg まで減量したところ，その後 TSH は正常値範囲内（0.8〜2.6）に落ち着いた．処方は，炭酸リチウム 800 mg（血中濃度 0.4〜0.5 mM），ラモトリギン 400 mg，クエチアピン 250 mg とした．

受診時に比べると，うつ，軽躁の振幅は小さくなっており，最近4か月以上，ほぼ寛解状態となっている．

本症例は，甲状腺機能低下症と脳梗塞が急速交代型の難治化要因となっていると考えられる．しかしながら，甲状腺機能低下症に対する治療により，逆に甲状腺機能亢進状態となったこともまた，難治化要因となっていた可能性がある．

甲状腺機能障害による精神症状としては，低下症で抑うつ，亢進症で躁，とよく言われてきたが，実際には，甲状腺機能亢進症でもうつ病が高頻度に見られ，躁状態はまれである[400]．いずれにせよ，甲状腺機能は，低下でも亢進でも，双極性障害の経過に悪影響を与える可能性があると思われる．

4 家族療法

前述の通り，家族の EE が高いことが再発の誘因になっている場合がある．そうした場合，家族療法が有効なことがある[99]．

その方法としては，まず医師が家族を再発要因の 1 つと思っていると感じさせないように十分配慮しながら，患者の症状により困っている家族の相談にのる．その際，家庭内力動を聞くことや面接場面での家族と患者のやり取りなどから，家族関係のあり方を判断する．

患者の症状に対する無理解，誤解がもとで家族の EE が高まっている場合は，心理教育的な家族介入セッションを行う．この際，前述の心理教育に加え，急速交代化は一過性のことが多く，有効な薬物も多いなどの情報を伝えたり，患者の症状→家族の反応→再発という悪循環の起こり方を説明する．その際，「悪者」をつくらないように注意する．家族の EE が，こうした単純なメカニズムで生じているだけであれば，こうした家族介入が奏効すると考えられる．しかし，実際には家族の EE はより多元的である．他の家族成員も人格的問題や精神疾患を抱えている場合は，家族療法は困難である．

| 症 例 | 38 歳女性，主婦．双極Ⅰ型障害，躁病エピソード，中等症 |

高卒後，銀行，デパート，テレビ局のアルバイトなどを転々とする．結婚後は専業主婦．元来明るく外向的で，熱しやすく冷めやすい性格．小 2 の頃父親が死亡，母親も家出し，祖父母らに育てられた．高校卒業後銀行に就職したが，人間関係がうまくいかず，職を転々とした．21 歳で結婚．23 歳時，長女出産後にうつ状態となった．25 歳時，次女出産後うつ状態となり入院．26 歳時にもう状態となり，心中目的で次女を包丁で刺そうとし，警察に保護され 2 回目の入院．その後外来通院を続けていたが，約 1 か月ごとに躁状態，うつ状態を繰り返し，寛解期がほとんどないという状態であった．

37 歳時，攻撃性，不眠，多弁，多動のため 3 回目の入院．退院前後よりうつ転した．躁転を警戒して抗うつ薬なしで治療されていたが，正月に親戚が集まったのを機に躁転．ほとんど眠らず，易怒的で，しゃべりっぱなしの状態となった．暴力や浪費などはないが，夜間も出歩いたり，県会議員を訪ねて家のことを延々と話すなど家庭看護困難であり，4 回目の入院となった．

入院時，落ち着きなく，面接中も立ち上がったりする．大声，早口で一方的にしゃべり続けるが，制止には何とか応じる．話の内容は著しく奔逸的．機嫌はよいが，気に入らないと大声で罵る．病識はなく，治療を拒否するため，医師4人で抱え上げ，隔離室入室としたが，激しく抵抗して医師を殴り，大声で叫んだ．2日後にはかなり落ち着き，隔離室から出室した．

リチウム，カルバマゼピン，抗精神病薬投与にて急速に鎮静した．副作用（パーキンソン症状，ジストニア，過鎮静）のため抗精神病薬を減量すると，再び躁状態となる，ということを何度か繰り返したあと，次第に正常気分となった．家族と面接したところ，娘との関係は険悪であった．躁状態になったときに，以前うつ状態で娘を刺そうとしたことを話してしまったこともあって，患者と娘たちの間での対立は根が深かった．次女は「お母さんは一生治らない病気．お母さんとのいい思い出なんか一つもない．殺してやろうかと思ったこともある」と言う．

家族に対しては，①治る病気であること，②今は悪循環になっていること（病気→家族の反発→本人にとってストレスとなる→病気が再発），③治療の鍵は家族が握っていること，を説明して病気への理解を求めた．本人に対しても家族に対する接し方を考えさせ，指導していった．

退院時，本人に退院後の目標を考えさせ，①薬をきちんと飲む，②自分の気持ちを把握する，③子どもに口うるさく言わず温かく見守る，④相手の気持ちになって考える，という本人の言葉から出てきた4点を確認した．

双極性障害，急速交代型の症例であるが，家庭内の不和の原因も頻回の再発の原因になっていたため，リチウム，カルバマゼピン，バルプロ酸の併用に加え，家族療法的対応および本人に対する心理教育を行ったところ，病相がほぼ抑制された．

K. 新薬，サプリメント，あるいは食事療法

1　N–アセチルシステイン

統合失調症の酸化ストレス仮説に基づいて，抗酸化剤であるN–アセチルシステイン（NAC）の臨床試験が行われた際，臨床評価の改善項目が，意欲，気分，誇大性などであることに気づいたBerk らは，双極性障害でも酸化ス

トレス仮説やミトコンドリア機能障害仮説が存在することに着目し，むしろ双極性障害に有効なのではないかと考え，臨床試験を行った．NAC は，フリーラジカルのスカベンジャー作用をもつグルタチオンの前駆体として働く．NAC は鎮咳用吸入薬(ムコフィリン®)として用いられており，アセトアミノフェン中毒に対して用いられるなど，すでに臨床に用いられている薬剤であり，米国ではサプリメントとしても販売されている．

75 名の，気分安定薬により治療中の寛解期の双極性障害を，NAC 2 g/日およびプラセボ群に無作為割り付けし，24 週間の治療後，4 週間のウォッシュアウト期間を設定する，二重盲検比較試験を行った．その結果，NAC 群では，MADRS スコアが有意に低下したが，再発までの期間に関しては有意な差はなかった．MADRS の改善は，ウォッシュアウトにより消失した．これらの結果から，NAC は，再発予防効果はないが，残遺症状としての抑うつ症状に対して効果がある可能性が考えられた[401]．

2 タモキシフェン

タモキシフェンは，抗エストロゲン薬で乳癌に使用されているが，プロテインキナーゼ C の阻害作用ももっている．双極性障害でプロテインキナーゼ C が活性化しているとの仮説に基づいて，その阻害薬であるタモキシフェンの効果が検討され，小規模ながら 3 つのプラセボ対照二重盲検比較試験で有効性が認められている[402-404]．

3 その他

双極性障害では，炎症マーカーの亢進が報告されている．そこで，シクロオキシゲナーゼ 2(COX-2)阻害作用をもつ消炎鎮痛剤である，セレコキシブの臨床試験が行われた[405]．28 名のうつ病相あるいは混合病相にあり，気分安定薬または非定型抗精神病薬治療中の双極性障害患者をプラセボとセレコキシブに無作為割り付けした 6 週間の臨床試験によれば，実薬群で HAM-D スコアが低い傾向がみられた．しかし，6 週間の治療後には，両群間で有意

差はなかった.

双極性うつ病に対し，覚醒促進作用をもち，ナルコレプシーに対して用いられているモダフィニルが有効との報告もあるが，双極性障害における精神刺激剤の使用には議論があるところであろう[406, 407].

最近のオープン試験では，抗うつ薬として開発されたメラトニン受容体アゴニストおよびセロトニン2C受容体アンタゴニストであるagomelatineの有効性が示されている[408].

4 サプリメント

米国でサプリメントとして用いられているS-アデノシルメチオニン(SAMe)が，うつ病に有効であったとの報告がなされている.また，躁転を引き起こすとの報告もある.しかし，双極性うつ病に対する大規模な臨床試験は行われていない[409].

以前から，魚を多く摂取する国では，うつ病が少ないという疫学研究データや，母乳中のDHA濃度と産後うつ状態の関係などが報告されており，ω-3脂肪酸の欠乏がうつ病を引き起こすのではないかという仮説があった.30名の双極性障害患者で，ω-3脂肪酸の9.6 g/日投与の有効性を調べた4か月間のプラセボ対照二重盲検比較試験によれば，対照群に比して，有意に寛解期の期間が長かった[410].一方，その後行われた，ω-3脂肪酸であるethyl-eicosapentanoate(EPA)6 g/日の効果を検証する4か月間のプラセボ対照二重盲検比較試験では，有効性はみられなかった[411].

その他，トリプトファン欠乏食の躁状態に対する効果[412]も報告されている.

また，近年，精神神経疾患の病態に腸内細菌が関与している可能性が指摘されているが，双極性障害の躁状態で入院した患者66名を半年間のプロバイオティクス治療群とプラセボ群に分けたRCTでは，プロバイオティクス群で有意に再入院が少なかったと報告されている[413].しかしながら，この試験のClinicalTrials.gov登録では，プライマリーアウトカムは再発までの期間とされているにもかかわらず，論文では再入院までの期間をプライマリーア

ウトカムとしたと書かれているなど，その手続きには疑問も残る．

　サプリメント治療は，製薬会社にとって，開発コストに見合った利益が得られないため，将来にわたって，薬事承認される可能性は少ない．今のところ，ここに述べた治療の中には，確立した気分安定薬のような強力なエビデンスを示すものはないが，より確立したエビデンスが得られた場合には，処方される薬物のほかにも，患者が情報を収集して各自有効なサプリメントを利用する，という時代が来るのかもしれない．

L. 妊娠・出産

　妊娠後期から出産後に再発の危険が高まることが報告されている．

　妊娠第1三半期のリチウムの服用は心臓の奇形を増加させる．以前は心奇形のリスクは5倍に高まると考えられていたが，最近の研究では，1.65倍とそれまで考えられていたほど高くはなく，炭酸リチウム 600 mg/日以下では1.11倍にとどまっていた[414]．バルプロ酸の服用は神経管の異常などの奇形を引き起こすと報告されている．バルプロ酸による大奇形の出現率には用量依存性があり，1,000 mg/日以上では特に高率となるため，妊娠中に用いる場合には極力 500〜600 mg/日に止める[415]．また，スウェーデンの65.5万人を対象とした研究で，胎児期にバルプロ酸に曝露された子ども508人のうち，自閉スペクトラム症が2.5％（ハザード比5.2）に見られたことから，胎児期のバルプロ酸曝露は自閉スペクトラム症のリスクになることが示されている[131]．添付文書では，妊娠中はリチウムは禁忌，バルプロ酸も原則禁忌とされている．したがって，これらの薬を服用中は避妊する必要がある．カルバマゼピンに関しては，「妊娠中に本剤が投与された患者の中に，奇形（二分脊椎を含む）を有する児や発育障害の児を出産した例が多いとの疫学的調査報告がある」などの記載とともに，「妊婦又は妊娠している可能性のある婦人には，治療上の有益性が危険性を上回ると判断される場合にのみ投与すること」「可能な限り他の抗てんかん剤との併用は避けることが望ましい」と

されている．日本の添付文書では，他の気分安定薬や非定型抗精神病薬は「妊娠中の投与に関する安全性は確立していないため，治療上の有益性が危険性を上回ると判断される場合にのみ投与する」とされている．なお，バルプロ酸については，葉酸の服用により奇形の頻度が減少するという説もある．

また，薬はいずれも多かれ少なかれ，母乳中に分泌されることにも留意が必要である．添付文書では，いずれの薬も，「授乳中の婦人に投与する場合には，授乳を中止させること」と記載されているが，リチウムとバルプロ酸が「母乳を飲んでいる児や乳汁産生にリスクがあるという明らかな証拠があるが，授乳中の母親がその薬を使うことによって得られる有益性が，時に対する安全性を上回ると許容される」，アリピプラゾールが「授乳中の女性における対象試験はないが，母乳を飲んでいる児に不都合な影響が出る可能性がある」，その他が「研究の数は限られるが，授乳中の女性が服用しても特に有害な影響が増加するという報告がない」とされている（https://www.acog.org/About-ACOG/ACOG-Departments/Breastfeeding/Breastfeeding-Resources）．相対乳児摂取量と新生児血中濃度半減期をもとに，実際に母乳を通じて児がどれだけその薬剤に曝露されるかを検討した結果では，バルプロ酸，カルバマゼピンのリスクは低いと考えられる[415]．

米国のメディケイドに登録された136万101名の妊婦のデータによれば，抗精神病薬のうち，リスペリドンは奇形の頻度を有意に増加させたがアリピプラゾール，オランザピン，クエチアピンは有意に奇形を増加させなかった[416]．

患者が妊娠・出産を希望される場合には，他の薬を漸減中止として，クエチアピンの単剤として，出産後に授乳は控えて元の薬に戻す，といった選択肢が最も現実的であろう．もちろん，患者，夫に十分な情報を提供した上で，協働意思決定を行うことが大切である．再発することによる社会的損失と妊娠中の服薬，服薬中の授乳のリスクを勘案して，そのままの投薬を続ける，投薬内容を変更する，薬を完全に中止する，一時的に中止して再開する，といった方法のリスク・ベネフィットを，患者および夫とともに，十分に検討し，決定する必要がある．日本うつ病学会の心理教育用パンフレット「双極性障害（躁うつ病）とつきあうために」では，妊娠，授乳と薬について細かい

情報を提供している[355].

　リチウム服用中の場合，急激な中止は再発のリスクを高めるため，中止する場合も，1か月以上かけて，ゆっくり減量してから中止する必要がある．

M. 双極性障害ハイリスク者

　双極性障害においては，診断に4〜10年の長い期間を要し[55,58]，この未治療期間(Duration of Untreated Illness，DUI)が長くなるほど，経過が悪化することが知られている[56].

　第3章「症状・経過」で述べたとおり，うつ病であっても，双極性障害の家族歴，初発年齢が25歳未満，精神病症状を伴う，再発回数が多い，非定型の特徴を伴う，といったケースでは，双極性障害に発展する可能性がある．双極性障害ハイリスク，特に親が双極I型障害である場合のうつ病患者の治療をどうすべきかについては，ほとんどエビデンスのない領域であるが，第一度親族に双極性障害の家族歴があり，うつ病などの症状を呈しているハイリスク者40名に対するRCTで，家族療法の有効性が示されている[417].

　こうした双極性障害のリスク因子を多く持っているうつ病のケースにおける治療においては，何よりも，本人，家族を含む心理社会的治療が肝心であろう．それに加え，うつ病の治療ガイドラインに基づいて，標準的治療がどのようなものであるかを十分に説明した上で，双極性障害のリスクについても説明し，協働意思決定に基づいて，場合によっては双極性障害を念頭に置いた薬物療法を行うことも考えられるであろう．

症 例	10歳代後半男性　単一うつ病エピソード

　双極性障害なのかどうかを心配する母親の勧めで受診．発達歴には特記事項なし．父親，父方祖父，父親の兄がいずれも双極性障害．弟はうつ病．父親が躁状態で借金を作ったため，本人が5歳頃に両親は離婚．

X-3 年（高 1 時），意欲がなくなり，抑うつ気分，易疲労性，集中困難，希死念慮があり，学校を休みがちとなった．母親の勧めで A 病院を受診．統合失調症と診断され，入院した．1 か月ほどで退院し，B クリニックに通院．クエチアピン 75 mg，ラメルテオン 8 mg，タンドスピロン 10 mg を服用していた．診断は説明されなかったが，診断書には双極性障害と書かれていたという．

　その後は特に問題なく過ごし，X 年 3 月に高校を卒業．大学受験に失敗し浪人となったが，勉強する気は起きず，朝起きられず，起きても漫然とゲームをしたりしてすごす日々が続いているという．

　当院受診時は抑うつ気分，興味・喜びの喪失を認めなかった．高 1 時のエピソードは，DSM-5 の抑うつエピソードを満たしていたが，躁病エピソードの既往はなかった．単一うつ病エピソードから寛解した状態と診断し，本人にもその診立てを伝えた．一方，発症が若く，双極性障害多発家系であることから，長期的には双極性障害に移行する可能性が高いと考えた．双極性障害のハイリスク児がうつ病を発症した場合の治療・予防の指針は存在しないため，父親が罹患していた双極性障害について詳しく説明し，うつ病として治療を終了するか，双極性障害に移行する可能性を考えて継続的に治療するか，協働意思決定を行うことを目指した．その結果，本人は躁状態にはなりたくない，予防する方法があるなら予防したい，と述べた．そこで，炭酸リチウムを 600 mg，クエチアピン 25 mg より治療を開始した．炭酸リチウムは 600 mg（0.36 mM）だと手が震えるため，400 mg に減量した．

　治療開始後 1 か月ほどで，本人は意欲が出てきたと述べ，アルバイトを始め，興味を持っていた領域の専門学校を探し，その受験に向けた勉強を始めるなど，意欲的な様子が見られるようになった．

　無事，専門学校に合格し，勉強をしながらバイトもこなすなど，順調に過ごしている．受診後の変化が自然経過なのか，服薬によるものかはわからない．

　双極性障害ハイリスク者の対応については，未だ一致した見解にいたっておらず，治療継続の必要性の有無については，本人，母親と話し合いながら，常に本人の意思を確認しながら進めている．

第6章
治療薬とその薬理

　薬物の副作用，禁忌，注意などについては，膨大な情報が存在し，とうてい本書でカバーできるものではないし，中途半端な記載は，逆に誤解を招く危険もあると危惧される．

　そこで，本書では，双極性障害に用いる治療薬に関し網羅的に記載することは避けておきたい．実際の臨床にあたっては，常に最新の添付文書を確認するとともに，随時出される，厚生労働省の医薬品・医療機器等安全性情報にも目を配っていただきたい．

　ここでは，臨床上，特に注意すべき点を述べつつ，薬理作用を概観する．

A. 気分安定薬とは何か

　気分安定薬(mood stabilizer)という用語の起源は，ケイド(Cade)による「mood normalizer(気分正常化薬)」にさかのぼるが[9]，実際には，バルプロ酸が登場した頃から次第に定着してきた用語である．PubMed でも，1987年に初めて mood stabilizer という語が登場し，日本語の文献では，1989年に初めて「気分安定薬」という語が登場している．2000年前後から，国内外を問わず，双極性障害への関心増大に伴って，気分安定薬という用語も定着してきた[418]．

　気分安定薬は，「急性の躁病エピソードおよび抑うつエピソードに有効で

あり，再発予防にも効果がある薬剤」[419] あるいは，「1)急性躁症状の治療，2)急性うつ症状の治療，3)躁症状の予防，4)うつ症状の予防，のそれぞれの効果を持つ薬剤」[208] と定義され，後者は「2×2定義」と呼ばれている．

より緩和された定義として，「双極性障害における何らかのエピソードの頻度あるいは重症度を減少させる効果があり，他のタイプのエピソードの頻度あるいは重症度を悪化させない薬剤」を気分安定薬と呼ぼうと提唱されたこともあった．この基準では，オランザピンやクエチアピンも気分安定薬と呼べる可能性があるが，現状では，非定型抗精神病薬を気分安定薬と呼ぶことは少ない．これは気分安定薬の定義を抗精神病薬に拡大しようという試みであったと思われ，少なくともこの定義を採用しようという動きはアカデミアにはほとんどなかった．

現実的には，リチウム，バルプロ酸，カルバマゼピン，ラモトリギンについて，漠然と気分安定薬と呼ばれることが多いが，このうち前述の基準を満たし得るのは，リチウムのみである．

「2×2定義」を採用すると，気分安定薬であることを証明するためには，一つの薬剤で何種類もの臨床試験を試行する必要が出てきてしまう．

MalhiとChengappaは，「気分安定薬を長期に持続する機能的な気分の安定性を達成し，将来の再発を明らかに予防する薬」ときちんと定義するか，あるいはこの言葉を使うのを止める時か，という2つの見方を提示している[420]．

後述の，神経科学に基づく向精神薬の分類(Neuroscience-based Nomenclature, NbN)[421] も，リチウムのように，いまだ作用機序がわからない薬に対しては無力である．また，抗てんかん薬や抗精神病薬も，てんかんや統合失調症への作用機序と双極性障害への作用機序が同じかどうかわからない．今後，双極性障害の原因が解明され，リチウムを始めとする薬の双極性障害に対する作用機序が解明された時に初めて，こうした薬の分類の混乱がなくなるであろう．

現状では，どの薬剤も十分とはいえないため，組み合わせて使用するのが現実的な選択となり，最近では，以前の統合失調症患者以上に，双極性障害患者が多剤併用療法を受けている傾向にある．

B. 非定型抗精神病薬とは何か

1950年代に発見された最初の抗精神病薬であるクロルプロマジンを始めとして，ハロペリドールなどの初期の抗精神病薬は，抗精神病作用と共に錐体外路症状(パーキンソン症状)を持っていたため，抗パーキンソン薬を併用するのが常であった．

錐体外路症状を持たない抗精神病薬として，原型となったのは，1970年代より使われるようになったクロザピンである．クロザピンにも，無顆粒球症という副作用があったため，その後，錐体外路症状も無顆粒球症も生じない安全な抗精神病薬を開発する試みが続けられ，1980年代以降，リスペリドンを皮切りに，オランザピン，クエチアピン，アリピプラゾール，ルラシドンなど，様々な抗精神病薬が登場した．これらが錐体外路症状を示さない，「非定型」抗精神病薬であるメカニズムとしては，セロトニン 2A 受容体阻害作用，セロトニン 1A 受容体アゴニスト作用，セロトニン 7 受容体阻害作用，ドーパミン D_2 受容体のパーシャルアゴニスト作用など，様々であり[422]，「典型的な非定型抗精神病薬」はないとも言える．ゾテピンのように，定型抗精神病薬の時代に登場していたものの，薬理作用からは非定型抗精神病薬とみなされるものもある．また，アモキサピンは，三環系抗うつ薬として登場していたが，実は薬理学的には非定型抗精神病薬に類似している．逆に，クエチアピンは，抗精神病薬に分類されているが，その代謝産物であるノルクエチアピンは，ノルアドレナリントランスポーター阻害作用を持っており，抗うつ薬と非定型抗精神病薬の間も，デジタルに分かれるわけではない．

錐体外路症状を呈さないという「非定型性」のメカニズムが，これらの非定型抗精神病薬が持つ双極性障害の抑うつエピソードへの効果と対応しているかどうかは明らかではないが，双極性障害の抑うつエピソードへの効果には，セロトニン 2A 受容体阻害作用とある程度のドーパミン D_2 受容体阻害作用が必要であると考えられている[422]．

C. NbN

　こうした薬理学的な混乱に加え，実際の適用に関しても，単純に「抗精神病薬」「抗うつ薬」といった分類が相応しくない状況が進んできた．

　非定型抗精神病薬の双極性障害やうつ病の増強療法への有効性が認められ，用いられるようになったり，抗うつ薬，中でも SSRI が不安症，強迫症，PTSD，摂食障害などに用いられるにつれて，「抗精神病薬」，「抗うつ薬」，そして前述の「気分安定薬」といった疾患ごとの薬の分類が実態にそぐわない状況が生じてきた．

　一方で，主にマーケティング目的で，「NaSSa(Noradrenergic and Specific Serotonergic Antidepressant)」「Serotonin–Dopamine Activity Modulator (SDAM)」など，次々と新たな向精神薬のカテゴリーが作られる事態も生じている．

　そこで，国際神経精神薬理学会は，Neuroscience–based Nomenclature (NbN)を提唱している[421]．この分類においては，向精神薬は作用機序により分類され，例えば，クエチアピンは，「Receptor antagonist (D_2, 5–HT_2) and reuptake inhibitor(NET)(metabolite)」とされている．しかしながら，リチウムのように，いまだ作用機序が明確でない薬もあるため，この命名法は，さらに神経精神薬理学的研究が進まなければ完成しない命名法であるともいえる．

D. リチウム(lithium)

1 歴史

　1880 年代，デンマークの病理学者ランゲ(Lange)は，うつ病が「尿酸体

質」によるものだという仮説をもとに，リチウムをうつ病の予防に用い，効果を上げた．しかし，当時の精神医学ではこうした概念は受け入れられず，この先駆的業績は忘れ去られてしまったという〔なお，本書初版では，この尿酸体質仮説を「誤った仮説」と書いたが，最近，躁病患者では尿酸値が高いとの報告がなされた[423]．リチウムにより尿酸が低下するというエビデンスはなく，ケイド(Cade)の考え方自体は正しいとは言えないが，ゾテピンが尿酸値を強力に下げること，尿酸の代謝障害であるレッシュ−ナイハン病で攻撃性がみられることなどから，尿酸と双極性障害に，実際何らかの可能性があり，ゾテピンの尿酸低下作用が作用機序に関わっている，という可能性を否定することはできない〕．

1948年，オーストラリアの精神科医ケイドは，躁病の原因は，何か脳内に中毒物質が蓄積しているためではないか，と考えた．そして，躁病患者では，この原因物質が尿中に多量に排泄されているのではないか，との仮説を立てた．そこで彼は，躁病患者，健常者の尿を濃縮し，モルモットに注射してみた．すると，躁病患者の尿は健常者よりも毒性が強かった．彼は，尿中の尿酸がこの原因ではないか，と考え，尿酸の化合物のうち最も水に溶けやすい，尿酸リチウムをモルモットに注射した．すると，予想に反して，毒性どころか静穏作用がみられた．この作用がリチウムによるものであることは，炭酸リチウムを注射することによって確認された．この実験が，リチウムを躁病の治療に使おう，という発想につながったという．

翌1949年，ケイドは実際に躁病患者10人にリチウムを投与し，よい結果を得て，これを発表した．しかし，患者の人数が少ないこと，評価方法に問題があったこと，当時精神科の病気を薬で治すという考え方があまりなかったことなどから，ほとんど無視されてしまった．

ちょうど同じ頃，減塩療法を必要とする，心臓病，高血圧，腎臓病患者用に，食塩の代用として塩化リチウムが販売され，使用されたが，多数のリチウム中毒患者を生んでしまい，その発売が中止された．そのためもあり，リチウムには危険なイメージがつきまとってしまっていた．また，あまりに単純な物質のために，製薬会社も開発に消極的であった．

しかし，デンマークの精神科医スコウ(Schou)が，リチウムの効果，その

安全性について熱心に研究し，やっと 1960 年以降になって，リチウムの価値が認められるようになった．

このようにリチウムは，双極性障害の治療薬のうち，最初に発見されたものであるというだけでなく，精神科領域の薬物療法においても，最も長い歴史をもつ薬である[343, 424]．

リチウムは，日本で薬物血中濃度測定が保険適用となった初めての薬でもあるが，血中濃度測定が認められた，というよりも，その中毒の危険性から，血中濃度測定を条件に認められたという事情のようである．通常，血清の濃度を測定する．前述の通り，測定は，次の投与の直前の最低値(トラフ値)を測定するのがベストであるが，実際には，前夜の最終服薬後，翌日の外来時に測定することが多い．少なくとも，朝の服用後に午前中に測定すると，高すぎる値となり，参考にならない．

2 作用

「第 5 章　治療戦略」(→ 121 頁)で細かく議論した通り，リチウムは，抗躁効果，病相予防効果，抗うつ効果のすべてを持つ上，おそらくは衝動性の改善などを介して自殺を予防する作用ももっており，双極性障害治療の基本となる薬剤である．

リチウムは，健常者が服用しても，精神機能に何ら影響を与えない．顕著な鎮静作用なしに，気分高揚，誇大性などを自然に改善させる点が抗精神病薬とは異なっている．

リチウムが有効な双極性障害患者の特徴は，躁病相とうつ病相の比が高い躁優位型であること，寛解期があること，家族歴があること，不機嫌，精神病症状などを伴わず，爽快気分が中心の中等症以下の躁状態，すなわち古典的躁病であることなどが挙げられる．こうした特徴をもつ患者に対しては，バルプロ酸よりも有効性が高いが，逆にこれらの特徴をもたない患者には有効性が低い．

リチウムの予防効果における完全反応者，すなわち服用していれば病相が全く再発しない患者の率は，経験的には 1/3 前後と考えられ，多くは非反応

者であるか，または部分的反応，すなわち病相頻度の減少や重症度の改善に
とどまる．

　予防療法におけるリチウム反応性の指標としては，誇大的で爽快な典型的
躁病，気分と一致した精神病症状，双極性障害の家族歴などがある．過去に
リチウムによく反応したこと，気分障害の家族歴の存在，病相回数が少ない
こと，躁状態からうつ状態に移行して寛解に至るという病相構造（MDI 型）
などが挙げられる．逆に，リチウム反応不良の指標としては，急速交代型，
重篤な躁状態，薬物依存の併存，うつ状態から躁状態を経て寛解するという
病相構造(DMI 型)，混合状態などがある．

3　薬物動態

　リチウムは，ほぼ 100％吸収され，約 2 時間でピークに達する．単純な陽
イオンであることから代謝は受けずに，ほとんどが腎から排泄される．血中
半減期は 15〜18 時間である（図 23）．なお，日本で用いられている炭酸リチ

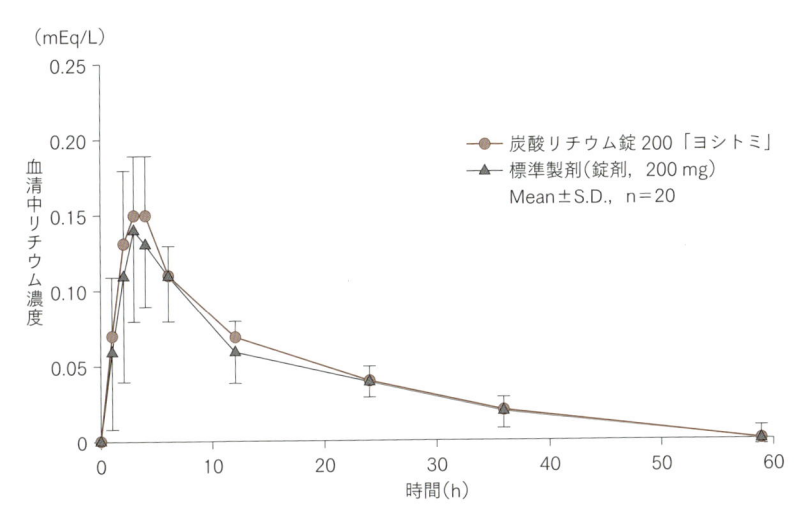

図 23　炭酸リチウム錠 200 mg 単回投与後の血中濃度推移

〔添付文書より引用〕

ウム錠はいずれもフィルムコーティング錠であるが，これは主に飲みやすくするためのもので，徐放錠ではない．海外では徐放錠が用いられていることが多く，データの比較が難しい場合がある．

　炭酸リチウムは，投与初期は 400～600 mg，1 日 2～3 回分割投与から開始するが，維持量の 1 日 200～800 mg では，1～3 回の分割経口投与とされており，1 日 1 回という服用方法も認められている．

　^{7}Li-MRS(磁気共鳴スペクトロスコピー)による脳内の薬物動態の検討によれば[425]，リチウムへの脳内の取り込みは，血清への取り込みに比べると遅く，投与の 3～8 時間後にピークを迎える．また，脳からの排泄も遅く，定常状態における脳内リチウムの半減期は 48 時間程度と見積もられている．動物実験の結果では，半減期はより長く，数日に及ぶ可能性がある．このような脳内薬物動態のため，リチウム慢性投与時，定常状態に達するには，7 日以上を要する．なお，脳内リチウム濃度は，血清濃度の約 1/2 であり，血清濃度とよく相関し，脳/血清リチウム比には約 2.5 倍の個人差がある．血清濃度が治療範囲に入っていても，脳内濃度が治療範囲に入っていない場合もあると考えられる．また，脳/血清リチウム比は，精神状態の影響を受け，躁状態では寛解期に比べ不安定となる．リチウムイオンは Na^+ チャンネルを介して細胞内に流入することにより作用を発揮するという仮説もある．抗躁効果は，脳内濃度と相関し，躁状態に対する有効濃度はおよそ 0.2 mM 以上と考えられた．

　一方，維持療法では，リチウム反応者と非反応者で脳内濃度に差がなかったという報告がある．筆者も，アドヒアランスがよく，脳内リチウム濃度が十分に高いにもかかわらず，躁状態の再発が予防できない症例を経験しており，抗躁効果と異なり，予防療法では脳内濃度と臨床効果の関係は直線的ではないと考えられる．

　副作用の中では，手指振戦が脳内濃度と関係する．手指振戦のある患者のほとんどは有効脳内濃度に達しているのに対し，手指振戦のない者では有効域以下の者が多いことから，リチウムが奏効せず，なおかつ手指振戦がない患者では，軽度の振戦が出現する程度まで増量する価値があるかもしれない．

4 用量・用法

炭酸リチウム製剤がリーマス®（大正製薬）ほか，様々な製薬会社よりジェネリックとして発売されている．剤形は，100 mg 錠と 200 mg 錠しかなく，塩化リチウム，クエン酸リチウムなど各種の製剤に加え，液などの多彩な剤形がある欧米と比べて，選択は限られる．

投与開始時は，腎機能に問題がないことを確認の上，高齢者や体重の軽い人では 200〜400 mg から開始する，躁状態や大柄の人では 600〜800 mg から開始することもある．血中半減期が短いことから，3〜4 回に分服する．維持期には，600 mg 程度であれば，アドヒアランスの面から，就寝前 1 回にした方がよいと思われる．Schou らの検討によれば，意外なことに，多尿の副作用を反映する 1 日尿量は，徐放錠 1 日 2 回投与の方が普通錠 1 日 1 回投与よりも多く，尿濃縮力障害に関しては，普通錠 1 日 1 回の方が副作用が少なかったという[426]．これは，おそらく，腎臓の尿細管の細胞が，リチウム濃度が低下している間に再生することができるためだと考えられた．日本でも，どのような投与方法が腎障害を減らすことができるのか，実証的な研究が望まれるが，残念ながらこうした研究は盛んとは言えない．

以前は徐放錠の 2 日に 1 回服用を推奨する研究者もいたが，2 日に 1 回だと，毎日に比べてはるかに再発しやすいことが報告されている[427]．

維持療法期に，800 mg までであれば，1 日 1 回，寝る前，というのが，最もシンプルでわかりやすく，推奨されるのではないだろうか[428]．

投与開始の 1 週間後に血清濃度を測定し，その結果と，効果，副作用をみながら少しずつ増量し，増量のたびに血中濃度を測定し，血清濃度が 0.4〜1.0 mM の範囲に入るようにする．抗躁作用は血清濃度，脳内濃度と正の相関関係があるので，効果がない場合はぎりぎりまで増量する余地がある．

5 副作用

リチウムは有効量と中毒量が比較的近い上，副作用の多い薬なので，副作用を熟知した上で十分な注意を払いながら用いる必要がある．投与を中止す

べき中毒症状，投与初期に至適血中濃度でも現れるが，しだいに軽減する副作用，そして長期的に続き，ある程度つきあっていかねばならない副作用がある．また，心血管系の催奇形性があるため，妊娠中の使用は禁忌とされている．詳細は添付文書を参考にされたい．

(1) 中毒症状

リチウム中毒は，血清リチウム濃度が異常高値となることにより，全身性に重篤な症状が出た場合をいう．症状は，まず上記の副作用，嘔吐，多尿，振戦などが強く現れる．さらに，小脳失調，構音障害，筋力低下，筋の刺激性亢進，けいれん，意識障害などの中枢神経症状，血圧低下，急性腎不全，肺水腫，心伝導障害などが現れる．中毒が生じやすいのは，以下の状態である．

(1)急性期(激しい躁状態で，脱水状態になりやすい上，身体的観察が不十分になりがち．また抗精神病薬が併用され，悪性症候群類似の症状となることもある)

(2)長期維持療法中の身体的状態の変化(抗炎症薬，利尿薬の併用，加齢による腎機能低下など)

(3)自殺目的の服用

中毒発生時には，特異的な解毒薬は存在しないので，蓄積したリチウムを排泄させるための輸液，利尿薬投与，人工透析など，および対症療法，保存的治療を行う．

またこういった中毒の予防のため，リチウム治療開始時より，血清リチウム濃度測定だけでなく，尿検査，腎機能検査，甲状腺機能，末梢血液検査，脳波，心電図など，必要な身体的検査を定期的に行う．

(2) 治療開始時にしばしば出現する副作用

投与初期に高率に出現するが，次第に消失する副作用である．最初はある程度許容して服用してもらう必要があるので，事前によく説明し理解を得ておく．こうした副作用としては，口渇，多飲，多尿，微細な振戦，吐き気，胃部不快感，食欲不振，下痢などがある．

　精神機能の低下，想像力の低下，記憶障害などの精神症状は，躁状態のときと比べてであって，必ずしも副作用とはいいきれない場合が多いが，出現した場合には，患者にとっての苦痛感は最も大きな副作用である．

　脳波には，徐波増加，てんかん性異常などの異常が出現することがある．

　体重増加がみられることがあり，特に女性では大きな問題となる．

　甲状腺機能低下は，女性に多い副作用であり，頻度も高く，急速交代化やうつ状態の遷延を引き起こす可能性があるので，特に注意が必要である．これはリチウムが甲状腺ホルモンの分泌を抑制することによる．そのため，定期的に TSH 値をモニターする必要がある．TSH 値の上昇が見られた場合は，必要に応じレボチロキシンを併用する．

　白血球増多がみられるが，特に問題となることはなく，むしろ白血球減少症の治療に応用されたこともある．

　長期のリチウム治療により，間質性腎炎などの様々な腎障害をきたすことがある．腎性尿崩症により，腎の濃縮力低下が生じ，多尿，低張尿となることもある．リチウムは慢性腎疾患のリスクを 1.9〜3.6 倍高めると考えられる[429,430]．このような腎機能障害は，中毒濃度への上昇が繰り返されることにより促進されるといわれており，治療濃度をきちんとコントロールすることである程度予防できるとされている．

　皮膚症状としては，乾癬，痤瘡，角化症，脱毛などがある．心電図異常としては，ST–T 変化などがみられるが，問題となることは少ない．

　また，副甲状腺機能亢進症による高カルシウム血症のリスクを高めることから[429]，カルシウム濃度を定期的にチェックする必要がある．

6 作用機序

　リチウムは単純な 1 価の陽イオンであるゆえに，その多様な薬理作用のうちどれが治療効果と関係しているのかは諸説あり，完全な結論は得られていない．

　当初はリチウムがアルカリ金属であることから Na^+ と拮抗すると考えら

れたが，Li^+ のイオン半径は Mg^{2+} に近く，やはり Mg^{2+} と結合する ATP の存在下では，Mg^{2+} と拮抗する作用をもつことが明らかとなった[431]．いずれにしても，多くの酵素はその活性に Mg^{2+} を必要とすることから，どの蛋白に対する作用が臨床効果と関連するかが問題となる．

(1) 神経伝達物質代謝への作用

リチウムのセロトニン，ドーパミン，ノルアドレナリン，グルタミン酸，GABA に対する作用が検討され，様々なデータが報告されている．しかし，現在では，これらの作用は二次的なものと考えられている．

(2) コリン輸送への作用

リチウムは，赤血球膜のコリン輸送を非可逆的に強力に阻害し，赤血球内に細胞膜のホスファチジルコリンの分解により生じたコリンが数十～数百倍の高濃度に蓄積する．この作用は，躁うつ病のアセチルコリン仮説との関係で注目されたが，リチウムを服用していない患者の赤血球では，コリンはむしろ高値を示すこと，治療効果とコリンの上昇に相関がないこと，^{1}H-MRS による研究では，脳内では赤血球ほどの著明なコリンの蓄積は認めないことなどから，この作用は臨床効果とは関係ないと考えられた．

(3) イオン輸送への作用

リチウムは，アルカリ金属イオンであることから，ナトリウムイオンなどの輸送に拮抗するのではないかと考えられた．

また，Na^+/K^+ ATPase 活性亢進を介して，Na^+/Ca^{2+} 交換輸送を活性化し，細胞内カルシウムを低下させるなど，直接カルシウム代謝に働く可能性も指摘されている．

(4) 細胞内情報伝達系への作用

①アデニル酸シクラーゼ系

ノルアドレナリン(β受容体)，ドーパミン(D_1受容体)，セロトニン(5-HT_1受容体)など，双極性障害との関連が考えられる多くの神経伝達物質は，

その受容体から促進性ないし抑制性G蛋白(GTP結合蛋白質, Gs, Gi)を介して, アデニル酸シクラーゼ(AC)の活性を調節することで効果を発揮する. 最終的には, ACにより生成されたcAMPがA-キナーゼと呼ばれるリン酸化酵素を活性化させ, これが様々な細胞内の蛋白・酵素をリン酸化することにより, 細胞の機能が変化することになる.

リチウムは, ノルアドレナリン, ドーパミンによるACの活性化を抑制するが, GTPアナログによるGsの直接刺激によるAC活性化に対しても抑制することから, G蛋白に対する直接の抑制作用をもつと考えられた. これはG蛋白のMg^{2+}結合部位に対する拮抗作用を介すると推測される. また, リチウムはGiに対しても, 同様に抑制作用をもつ. これは, リチウムがGTPのG蛋白への結合を阻害するためと考えられている. また, ACを直接活性化させるフォルスコリンによるAC活性化に対しても抑制的に働く. これはこの酵素のMg^{2+}結合部位に対する拮抗作用による.

②イノシトールリン脂質系

ノルアドレナリン(α_1受容体), セロトニン(5-HT$_2$受容体), アセチルコリン(ムスカリン受容体)などは, Gq蛋白の活性化を介して, ホスホリパーゼCを活性化する. これに伴い, イノシトールリン脂質が加水分解され, イノシトール三リン酸(IP3)とジアシルグリセロール(DG)が生成される. IP3は, IP3受容体を介して細胞内にカルシウムを動員させ, これがCa/CaMキナーゼなどを活性化し, 細胞の反応を引き起こす. IP3は, イノシトール1リン酸(I-1-P)を介してイノシトールまで分解され, 再びイノシトールリン脂質生成に関与する. 一方, DGは, プロテインキナーゼCを活性化させ, 反応を引き起こす(図24).

リチウムを投与したラットの脳内では, リチウムのイノシトールモノホスファターゼ(IMPase)阻害作用により, I-1-Pが著明に増加する. リチウム治療中の患者で赤血球のIMPaseが抑制されていること, リチウム治療を受けている躁状態の患者の^{31}P-MRSで, リン酸モノエステルと呼ばれるI-1-Pを含む物質が前頭葉で増加していることなどから, この作用が実際にヒト脳内で生じていると考えられた.

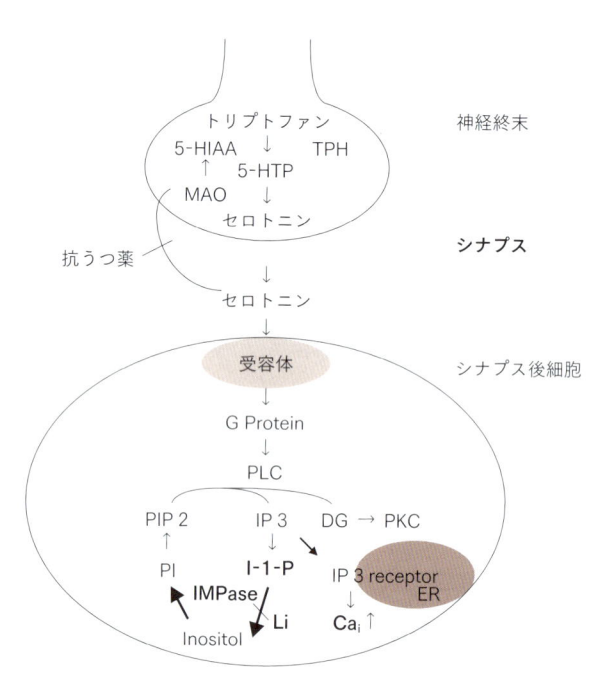

図 24　セロトニン受容体に連関したイノシトールリン脂質代謝系の模式図
DG：diacylglycerol,　ER：endoplasmic reticulum,　5–HIAA：5-hydroxyindole acetic acid,　5–HTP：5-hydroxy tryptophan,　IMPase：inositol monophosphatase,　IP3：inositol triphosphate,　MAO：monoamine oxidase,　TPH：tryptophan hydroxylase,　PI：phosphatidyl–inositol,　PIP2：phosphatidylinositol bis–phosphate,　PKC：protein kinase C,　PLC：phospholipase C

　リチウムによる IMPase 阻害は，細胞内における I–1–P の蓄積と同時に，イノシトールの枯渇を引き起こす．これによりイノシトールリン脂質系は脱感作され，この系を介した神経伝達を低下させると考えられる．

　^{1}H-MRS による研究で，リチウムが奏効した患者では前頭葉のイノシトールが低下していたが，無効な患者では低下していなかったという報告がある．また，イノシトールをリチウム投与中のラットに脳室内投与すると，リチウムによる脳波変化が改善するという．こうしたことから，リチウムの IMPase 阻害作用が臨床効果と関連している可能性が考えられた．

　臨床試験が行われたことがあり，副作用プロファイルがわかっている 450

の化合物の中から，IMPase 阻害作用を持つ物質を探索する研究により，Ebselen が見出され，動物実験では，リチウム様の作用を持つことが確認された[432]．これを受けて，英国で臨床試験が行われている（https://ichgcp.net/clinical-trials-registry/NCT03013400）．

その他，リチウムがプロテインキナーゼ C を阻害する作用も報告されている[433]．

(5) 神経保護作用

①細胞レベルの研究

Nonaka らは，ラットの初代培養神経細胞をリチウム存在下で 7 日間培養すると，グルタミン酸による細胞死が起きにくくなることを見いだした[434]．この細胞死抑制作用は，NMDA 受容体を介したカルシウム流入を阻害するためであった．しかしながら，既存のリチウムの作用である，IMPase 阻害作用を介したものではないことから，何らかの新規の作用機序によるものと考えられた．リチウムの神経保護作用は，中大脳動脈結紮モデルでも確認された[435]．

その後，リチウム服用により，大脳灰白質体積が増大すること[436]，神経細胞のマーカーといわれる *N*-アセチルアスパラギン酸が増加すること[437] が報告された．リチウム服用者で大脳皮質が厚くなるという所見は，ENIGMA という大規模 MRI 研究でも確認された[438]．

また，リチウムは神経細胞新生促進作用[439]，神経細胞の成長円錐を拡大させる作用をもつことも確認されている[440]．

② GSK-3β系

リチウムの神経保護作用のメカニズムとして，まず考えられたのは，Nonaka らの研究に先立って発見されていた，glycogen synthase kinase 3β（GSK-3β）阻害作用であった[441]．

GSK-3βは，細胞増殖に関わるシグナル伝達経路である，PI3K（phosphatidylinositol-3 kinase）-Akt-GSK-3β系に関与している．GSK-3βが細胞死を促進し，Akt はこれを抑制する．そのため，GSK-3β系の阻害は，細胞の増殖

を促す．当初はむしろリチウムの副作用である奇形発生のメカニズムに関係すると考えられていたが，その後，この系が NGF(神経成長因子)の細胞内シグナル伝達に関与し，神経突起伸長に関与していることが判明したことから，神経保護作用の作用機序の一つと考えられている．

③イノシトール系

前述のリチウムの神経保護作用のうち，成長円錐の拡大作用については，IMPase 阻害作用を介していると考えられた[440]．培養神経細胞において，リチウム，バルプロ酸，カルバマゼピンの 3 剤はすべて成長円錐の崩壊を阻止し，その面積を拡大する．この作用は，リチウムのもつ GSK–3β阻害作用やバルプロ酸と同じヒストン脱アセチル化酵素(HDAC)阻害作用をもつ薬剤ではみられないことから，これらの作用を介することは否定された．一方，この成長円錐拡大作用は，イノシトールの添加で阻害されることから，3 剤ともに細胞内のイノシトールを欠乏させることを介して成長円錐を拡大させる，と結論された．その後，リチウムとバルプロ酸が *in vivo* で細胞内イノシトール濃度を低下させることが示された[442]．

④ミトコンドリアへの作用

Chen らは，ラットにバルプロ酸またはリチウムを 9 日間あるいは 4 週間投与し，両者により前頭葉で共通に誘導される mRNA をディファレンシャル・ディスプレイ法により同定した．その結果，見いだされた遺伝子が bcl–2 であった[443]．bcl–2 はミトコンドリア外膜上に存在し，抗アポトーシス作用をもつ蛋白質である．

ミトコンドリアは，内膜と外膜により囲まれた細胞内小器官であり，呼吸鎖により形成された内膜内外のプロトンイオン勾配が，ATP 産生の駆動力となっている．一方，ミトコンドリアは，アポトーシスにおいても大きな役割を果たす．各種のアポトーシス刺激により，内膜に存在する ANT(アデニンヌクレオチドトランスロケーター)およびシクロフィリン D，外膜に存在する電位依存性アニオンチャネル(VDAC，別名 porin)による複合体，PTP(mitochondrial permeability transition pore)が形成される．PTP が開口する

と，ミトコンドリア内(マトリクス)と細胞質の間で電解質や蛋白質の透過性が高まり，膜間腔に存在していたチトクローム c の放出が，アポトーシスのシグナルとなる．bcl-2 は，PTP を抑制することで，アポトーシスに対して抑制的に働く．したがって，bcl-2 の増加作用は，神経保護作用をよく説明する．

ミトコンドリアは，内膜内外のプロトンイオン勾配を利用して，カルシウムイオンを取り込む．ミトコンドリアによるカルシウム制御は，プレシナプスでは開口放出，ポストシナプスではカルシウム依存性のシナプス可塑性に，また軸索ではミトコンドリアの輸送に関与すると考えられている．

⑤グルタミン酸受容体への作用

リチウムとバルプロ酸は，ともに AMPA 型グルタミン酸受容体のトラフィッキングを抑制する．この作用は GluR1 サブユニットの，トラフィッキングに重要な役割をもつ PKA サイト(GluR1p845)のリン酸化減少を介している[444]．

⑥　その他

G 蛋白結合型受容体(例えばβ_2 アドレナリン受容体など)は，アゴニスト(この場合はノルアドレナリン)が結合した後，G 蛋白質を介して，あるいは ERK など，他のシグナル分子を介して，細胞機能を変化させる．その後，受容体は細胞内に取り込まれ，脱感作(アゴニストが来ても作用しなくなること)される．この受容体を細胞内に取り込む過程を，「内在化(internalization)」という．β-アレスチンは，G 蛋白結合型受容体と結合して，ERK などを介したシグナル伝達，および内在化による脱感作を行う蛋白質として知られていた．

このβ-アレスチンが，前述の Akt/GSK-3β 系の制御にも関係していることが明らかとなった．Akt はリン酸化されると，GSK-3β を抑制する．Akt が脱リン酸化されて不活性性化される際，脱リン酸化に関わる蛋白質，プロテインホスファターゼ 2A(PP2A)と Akt の結合の足場になる蛋白質が，このβ-アレスチンであると考えられた．リチウムは，β-アレスチンの G 蛋白結合

型受容体の脱感作に対する作用には影響せずに，Akt の不活性化を阻害し，GSK-3 β を抑制する．

β-アレスチンをもたないマウスでは，リチウムの行動への作用がみられないことから，リチウムのβ-アレスチンへの作用がその作用機序に関与すると考えられた[445]．

最近では，双極性障害患者由来の iPS 細胞の研究から，リチウムが collapsin response mediator protein-2(CRMP2)という細胞骨格の結合タンパク質のリン酸化を変化させ[446]，スパインの動態に影響するのではないかという説も提示されている．

E. バルプロ酸(valproic acid)

1 歴史

バルプロ酸は，1882 年に合成され，初めは溶媒として用いられていた．フランスで，1965 年にてんかん発作を抑制する作用が，次いで 1967 年に，躁状態に対する有効性が報告された．日本では，2002 年に躁病，躁うつ病に対する適応が認められた．

バルプロ酸，バルプロ酸ナトリウム，divalproex sodium など，様々な化合物として用いられているが，薬効成分は同じであり，ここではこれらを，まとめてバルプロ酸と称する．

2 作用

抗躁効果は多くの臨床試験で確認されている．Divalproex® を最初から大量に投与する急速飽和法によって，オランザピンと同様の速い治療効果が得られると報告されている[447]．

維持療法における病相予防効果については，2 つの大規模な臨床試験で，

最初がリチウムもバルプロ酸もプラセボと差がない[324]，次がリチウム単剤およびバルプロ酸とリチウムの併用療法はバルプロ酸単剤に勝る，という結果であり[313]，その有効性を示すデータは十分ではない．

症例報告などでは，急速交代型に対して有効と考えられていたが，RCTでは有効性は確認されなかった．厳密な研究は乏しいが，混合状態や不機嫌な躁病に対して特に有効であるといわれている．また，脳波異常をもつ患者，脳器質的障害をもつ患者にはリチウムより有効だとの報告もある．

3 薬物動態

躁うつ病病名での血中濃度測定が保険診療で認められている．

バルプロ酸ナトリウムはほぼ完全に吸収され，半減期は8〜15時間である．グルクロン酸抱合およびβ酸化などにより代謝される．蛋白結合率が高い（90％）が，投与量が増加すると結合率が低下し，遊離型が増えて排泄されやすくなるため，投与量の増加に伴い血中濃度の増加が鈍くなるという特徴がある．

他剤との併用時，バルプロ酸は代謝阻害的に働く場合が多く，多くの薬剤の血中濃度を上昇させる作用がある．

欧米では，主としてバルプロ酸のプロドラッグ（体内で代謝されるとバルプロ酸になる薬剤）である Divalproex® が用いられている．Divalproex® は，バルプロ酸ナトリウムとバルプロ酸が1対1に安定に配位した化合物の腸溶錠で，バイオアベイラビリティーを減らすことなく胃腸系の副作用を軽減するために開発されたものである．

わが国では，同様の目的で開発された製剤である，バルプロ酸ナトリウムの徐放錠が用いられている．バルプロ酸ナトリウム（デパケン®R）と Divalproex® の間で，最大濃度に達する時間には大きな違い（10時間対2時間）があるが，半減期は大差ない（12.9時間対12.5時間）．消化器系の副作用発現率は，デパケン普通錠（6.3％）に対して，デパケン®R錠では1.1％と軽減している．

4 用法・用量

　デパケン®，セレニカ® などの商品名で，バルプロ酸ナトリウム製剤が販売されている他，多くのジェネリック薬がある．剤形は 100 mg 錠，200 mg 錠，それぞれの徐放錠，細粒，徐放顆粒，シロップなど多彩である．セレニカ®R には 400 mg 錠もあり，個数を減らしたい時には重宝する．

　200〜300 mg より開始し，800〜1,200 mg まで徐々に増量する．躁状態に対する有効血中濃度は，71〜125 µg/mL と報告されている．バルプロ酸の抗躁効果は，血中濃度に比例するとの報告があり[448]，十分量投与してみる価値がある．

　維持療法におけるバルプロ酸の血中濃度は，維持療法の有効性のエビデンスが十分でないため議論できないが，通常，てんかんにおける有効濃度である 50〜100 µg/mL を目安とする．

5 副作用

　気分安定薬の中では，比較的副作用は少ない．

　問題となる副作用としては，投与早期に生じる肝障害がある．したがって，投与開始後，肝機能検査を実施することが必要となる．また，重篤な副作用としては，まれではあるが，高アンモニア血症がある．そのため，投与中，軽い意識障害が疑われる場合には，注意を要する．なお，血中アンモニア測定においては，検体を放置するとすぐに上昇してしまうため，検体の取り扱いに注意が必要である．

　その他の主な投与量依存性の副作用は，吐き気，嘔吐などの消化器症状である．ほかにも体重増加，振戦，眠気などがある．また，催奇形性があるため，妊娠中の投与は原則禁忌である．詳細は添付文書を参照されたい．

6 作用機序

　作用機序としては，GABA(γ-アミノ酪酸)トランスアミナーゼ阻害による

GABA の増強作用の他，電位依存性 Na^+ チャネルの抑制作用，電位依存性 Ca^{2+} チャネルの抑制作用，小胞体シャペロンを増加させる作用，ヒストン脱アセチル化阻害作用，イノシトール生合成阻害を介して細胞内のイノシトールを枯渇させる作用など，多くの説がある[449]．

また，リチウムとの共通作用として，Bcl-2 増加作用，GSK-3 β 阻害などが知られている．

細胞レベルでは，神経保護作用，成長円錐拡大作用などが知られている．

F. カルバマゼピン（carbamazepine）

1 歴史

抗てんかん薬として開発され，現在部分発作の発作型をもつてんかんにおいて第一選択薬となる抗てんかん薬である．

てんかん患者において情動安定化作用をもつことから，この薬剤は1970年代初頭に日本で竹崎らと大熊らによりそれぞれ独立に躁状態の患者に試みられ，有効であることが見いだされた[203,450]．病相予防効果も確認され，双極性障害治療の柱の一つとしての地位を確立した[450]．

2 作用

躁状態に対する作用が臨床試験により確認されている．一方，予防療法に関しては，わずかなエビデンスにとどまる[326]．

カルバマゼピンが病相予防に有効な双極性障害患者の特徴としては，以下のようなものが挙げられている[450]．

1）躁病相がうつ病相に比して多い（2 倍以上）．

2）これらの病相の間に寛解期があり，躁転，うつ転がない．

3）30 歳以前の発症．

4)非定型的な特徴(精神病症状や錯乱を示す).

急速交代型およびその既往をもつ患者は,リチウムに抵抗性であるが,カルバマゼピンも効果が高いとはいえない.

作用機序としては,電位依存性 Na^+ チャネルの不活化作用,Ca^{2+} チャネル阻害作用,GABA(γ-アミノ酪酸)の増強作用,アデノシン受容体への作用,NMDA 受容体を介した細胞内カルシウム上昇抑制作用などがある.

3 薬物動態

半減期は 5～26 時間であるが,服用しているうちに,肝臓の代謝酵素が誘導されるために,次第に代謝速度が速まり,血中濃度が低下していくという特徴をもつ.そのため,投与開始後,少しずつ投与量を増やしていく必要がある.主としてエポキシ化と水酸化により代謝され,代謝産物のエポキシ体(carbamazepine-epoxide)も臨床作用に関係している.

その酵素誘導作用により,多くの薬物の血中濃度を下げることが知られているので,併用時には注意が必要である.

4 用法・用量

テグレトール®などの商品名で発売されており,躁病および統合失調症に対して適応がある.

躁うつ病の病名で血中濃度測定が可能である.

剤形には 100 mg 錠,200 mg 錠,50%細粒がある.200～400 mg より開始し,600～1,200 mg まで徐々に増量する.てんかんにおける有効濃度である 5～9 μg/mL を目安として治療を行う.

5 副作用

重篤な副作用として,発疹がある.重症化するとスティーヴンス-ジョンソン(Stevens-Johnson)症候群(SJS)と呼ばれ,肝障害などの全身症状が出

現する．台湾では，HLA–B*1502 と SJS に強い関連が認められ[451]，米国 FDA もカルバマゼピンの使用時には HLA を検査することを推奨している．日本ではこの HLA をもつ者は少ないが，HLA–カルバマゼピンによる SJS では A*3101 を持つ者が多いことが見出され[452]，添付文書にも記載されている．保険適用はないが，HLA–A のタイピングは臨床検査として行うことは可能である．

発疹が出た際は早期に中止するように事前によく説明しておく．

また，顆粒球減少症も少なくなく，まれに重篤となることがあるため，治療早期には血算の検査を行う．

その他の用量依存性の副作用には，眠気，ふらつきなどがある．また，催奇形性がある．

G. ラモトリギン (lamotrigine)

ラモトリギン[注k] は，抗てんかん薬として開発され，後に双極性障害のうつ状態の予防効果が見いだされた．

グラクソ・スミスクラインから，ラミクタール® の商品名で発売されている他，多くのジェネリック薬がある．25 mg 錠，100 mg 錠がある．

双極性障害においては，再発予防効果が確立しており，うつ状態の急性期に対する作用も示唆されている．日本で，双極性障害における気分エピソードの再発・再燃抑制の適用をもつ唯一の薬である．

複数回投与での T1/2 は 25.4 時間と比較的長い．肝臓でのファーストパス効果が少なく，血漿蛋白結合率が 55％であり，活性代謝物がなく，主にグルクロン酸抱合により代謝されるなど，比較的シンプルな薬物動態を示す薬剤ではあるが，バルプロ酸との併用で半減期が延長するため，併用時は

---

k：英語では，ラモトリジン（「モ」にアクセント）と発音されているが，グラクソ・スミスクラインは，日本名の表記を「ラモトリギン」と統一している．

25 mg 隔日投与から開始するなど，添付文書に従って，慎重に増量していく必要がある．

　副作用としては，まれながら重篤な皮疹や肝障害などを伴う SJS などの重篤な皮膚障害がみられるため，注意を要する．臨床試験では，SJS の発現頻度は 0.025〜0.075％と推定されている．ラモトリギンによる SJS は，ゆっくり増量することにより危険を減らすことができると考えられ，単剤投与の場合，25 mg/日より開始し，3〜4 週目に 50 mg/日，5 週目に 100 mg/日，6 週目に 200 mg/日と，ゆっくり増量しなければならない．患者が自己中断した場合などは，また最初に戻ってゆっくり増量していく．その他の副作用としては，頭痛，傾眠，浮動性めまいなどが報告されている[453]．

　作用機序としては，電位依存性ナトリウムチャネルへの作用，電位依存性カルシウムチャネルへの作用など，様々な説がある[454]．

H. クエチアピン（quetiapine）

　クエチアピンは，非定型抗精神病薬である．

　双極性障害の抑うつ症状に適応症を持っているのは，徐放錠であるビプレッソ® のみである．50 mg 錠，150 mg 錠がある．

　普通錠は，アステラス製薬から，セロクエル® の商品名で発売されている他，多くのジェネリック薬がある．25 mg 錠，100 mg 錠，200 mg 錠，細粒があるが，適応症は統合失調症のみである．クエチアピンは，リチウムやハロペリドールと同等の抗躁作用が報告されているほか，リチウム/バルプロ酸との併用または単剤により，プラセボに勝る再発予防効果が認められている．さらに，双極性障害うつ状態に対する 5 つの RCT で有意にプラセボに勝る効果がみられた．また日本も参加して行われた双極性障害うつ状態に対する徐放錠の臨床試験でもプラセボに勝る有意な効果が確認され，徐放錠であるビプレッソ® が双極性障害の抑うつ状態に対して適応を取得した．

　なぜ双極性障害のみ徐放錠であるかについては，薬理学的な理由というよ

りも，主として臨床開発の都合によるものであろう．多くの治療ガイドライン
で双極性障害のうつ状態の治療薬として推奨されているこの薬が，日本で
は適応症が統合失調症のみであったことから，日本うつ病学会は，クエチア
ピンが双極性障害の治療に必須な薬剤であるとして，適応外薬の開発の要望
を提出した[455]．これを受けて，2010年12月に厚生労働省が，医療上の必要
性の高い薬として，双極性障害の適応を取得するための臨床開発をアステラ
ス製薬に要請した．しかし，厚生労働省が臨床開発経費を負担するわけでは
なく，製薬会社としては，まもなく特許が切れて，ジェネリックが出てくる
薬の臨床開発のために，多額の開発費を投入することは，できない相談であ
ろう．そこで，徐放剤という形として，クエチアピンの特許が切れた後も独
占的に販売できるような道を探ったものと想像される．

　双極性うつ病における臨床試験では，最初の1週間で急速に増量するプロ
トコールを用いることにより，1週間目で既にプラセボに有意に勝る効果が
認められている．300 mg/日と600 mg/日では同等の効果が認められたこと
から[215, 456]，300 mgが至適用量と思われる．作用プロフィールをみても，単
なる鎮静効果ではなく，悲哀感，興味喪失などの中核症状への効果がみられ
ることが特徴である．

　作用機序としては，抗躁作用にはドーパミン D_2 阻害作用およびセロトニ
ン2受容体の阻害作用などが関与していると考えられるが[457]，ドーパミン
D_2 受容体に対する親和性より，セロトニン2A受容体の親和性の方が強い[458]．
また，α_1 受容体や H_1 受容体の阻害作用もある．

　クエチアピンは主として CYP3A4 を介して，複数の経路で代謝され，
T1/2 は5時間と短い[459]．活性代謝物として，ノルクエチアピン(N-desal-
kylquetiapine)があり，ヒスタミン受容体の阻害作用など，クエチアピンと
同様の多彩な作用のほか，中等度のノルアドレナリン取り込み阻害作用をも
つことから，クエチアピンの抗うつ作用に貢献している可能性が指摘されて
いる[460]．

　副作用としては，非定型抗精神病薬に共通な特徴として，食欲亢進，体重
増加，糖尿病誘発作用が問題となる．徐放剤であるビプレッソ® の場合，最
も高頻度の副作用は傾眠であり，傾眠の頻度は52%と，統合失調症におけ

るセロクエル(クエチアピン普通錠)臨床試験時の値(14%)より高く，徐放錠にしたことにより，眠気の副作用が強まってしまった可能性も考えられる．

　ビプレッソ®は，添付文書では，1回50 mgから投与を開始し，2日以上の間隔をあけて1日150 mgへ増量し，さらに2日以上の間隔をあけて，推奨用量である1回300 mgに増量することとなっており，臨床試験では，このように急速に増量することで初めて1週間目での有意な効果が見られたわけであるが，現実の臨床においては，このような複雑な処方の仕方では患者が混乱する危険があるため，なかなか難しい．そのため，急速増量キットのような剤形が販売されることに期待したいところである．

　フルボキサミンおよびcitalopramはクエチアピンの血中濃度を増加させるため，注意が必要である．また，ラモトリギン，レボメプロマジン，oxazepam，カルバマゼピンはクエチアピンの血中濃度を低下させ，特にカルバマゼピンはクエチアピンの代謝酵素を強く誘導する[461]．

　また，ビプレッソ®は，添付文書では，「1日1回就寝前，食後2時間以上あけて」ということになっているが，これは，食後すぐに服用すると，徐放性が失われることによる．すなわち，クエチアピン徐放錠を食後すぐに服用した場合には，普通錠に類似した薬物動態を示すといえる．

I. オランザピン(olanzapine)

　オランザピンは，非定型抗精神病薬であり，ドーパミン D_2 受容体阻害作用に加え，セロトニン2受容体の阻害作用をもつ．オランザピンは，双極性障害において，抗躁作用，抗うつ作用，および再発予防効果があることが報告され，日本では単剤で双極性障害の抑うつ症状に対して適応がある．

　日本イーライリリーから，ジプレキサ®の商品名で販売されている他，多くのジェネリック薬がある．2.5 mg錠，5 mg錠，10 mg錠，細粒，口腔内崩壊錠(2.5 mg，5 mg錠，10 mg錠)の他，筋注製剤(10 mg)がある．

　オランザピンは，主にグルクロン酸抱合により代謝されるが，CYP1A2お

よび CYP2D6 による代謝も受ける。活性代謝産物はない。

　日本において，躁状態に対する二重盲検比較試験が行われ，有効性が認められた。この結果をもとに，「双極性障害における躁症状」に対する適応が2010 年 10 月に承認された。適応症として「双極性障害」という病名が用いられたのは，これが初めてである。

　また，オランザピン＋fluoxetine によりプラセボに有意に勝る効果が得られたことから，米国ではオランザピン，fluoxetine の合剤が双極性障害うつ状態の治療薬として承認されている。単剤でも，双極性障害うつ状態に対する臨床試験で有意な効果が認められたことから，日本も参加して，国際共同臨床試験が行われ，双極性障害のうつ状態への適用を，世界で初めて日本で取得した。

　副作用としては，非定型抗精神病薬に共通な特徴として，食欲亢進，体重増加，糖尿病誘発作用が問題となる。

J. アリピプラゾール(aripiprazole)

　アリピプラゾール(商品名エビリファイ®)は大塚製薬により開発された非定型抗精神病薬である。錠(1, 3, 6, 12 mg)，口腔内崩壊錠(3, 6, 12, 24 mg)，散剤，内用液(0.1％)がある。他にも多くのジェネリック薬が販売されている。適応症は統合失調症のみであるが，エビリファイの持続性注射薬(300 mg, 400 mg)も販売されている。ドーパミン D_2 受容体のパーシャルアゴニストであり，受容体を占拠して内因性のドーパミンの作用を阻害すると同時に，軽いアゴニスト作用をも有している。そのため，内因性のドーパミンが少なければアゴニスト作用を，内因性のドーパミンが多いときにはアンタゴニスト作用を発揮すると考えられており[462]，ドーパミンスタビライザーなどと称されている。アリピプラゾールは主に CYP3A4 と CYP2D6 により代謝される。その他，セロトニン 1A 受容体のパーシャルアゴニスト作用，セロトニン 2A 受容体阻害作用もある。

躁状態に対する作用は複数の RCT で確認され，日本でも臨床試験が行われ，双極性障害の躁状態の適応を取得した．再発予防効果も証明されている．うつ状態の予防効果はなく，躁状態の予防効果がある．双極性うつ病に対する臨床試験では有効性は証明されなかったが，終了時点より前の段階では有意差がみられており[463]，さらなる検討が期待されるところである．

　副作用は，パーシャルアゴニストとしての特性からか，不眠，神経過敏，アカシジアなどが多いという特徴がある．眠前に投与すると不眠となる可能性があるため，朝食後などに投与する場合が多い．

K. ゾテピン(zotepine)

　ゾテピンは，わが国の藤沢薬品工業(現在はアステラス製薬)で開発された，抗精神病薬である．ヨーロッパの一部でも発売されている．

　ドーパミン受容体阻害作用に比して，セロトニン受容体(5-HT_{2A}, 5-HT_{2C})阻害作用が強く，クロザピン類似の作用プロフィールを示すことから，SDA(セロトニン・ドーパミンアンタゴニスト)に分類され，定型抗精神病薬に抵抗性の難治性の統合失調症患者に対しても，クロザピンと同等の効果をもつと報告されている．古い薬ではあるが，薬理学的なプロフィールからは，非定型抗精神病薬と言ってよく，海外では非定型抗精神病薬として販売されている．

　1980 年代初め頃より，その抗躁作用が臨床的に知られるようになり，日本で小さな二重盲検比較試験が行われ，躁状態に対してリチウムに勝る効果をもつことが示された[204]．

　その後，双極性障害に対する大きな臨床試験は行われないままであり，日本での適用は統合失調症のみである．しかし，長い臨床経験の中で，躁状態に対する有効性は，経験的には広く認められている．ゾテピンは，特に誇大性，気分高揚といった躁状態の中核症状に有効で，効果発現も早い．病相予防効果やうつ状態に対する効果はまったく調べられていない．

ゾテピンは，少なくとも 5 種類の代謝産物があり，そのうち CYP3A4 により活性代謝産物であるノルゾテピンとなる代謝経路が主たる代謝経路であるという．半減期は約 15〜24 時間である．CYP2D6 により生成される 3-hydroxyzotepine も活性代謝産物であり，この濃度には大きな個体差がある．ベンゾジアゼピンの併用により，ゾテピンの血中濃度は約 1.5 倍に上昇する．

危険な副作用としては，けいれんの誘発(0.1〜5% 未満)がある．一般的な用量依存性の副作用としては，眠気，ふらつき，口渇，便秘，体重増加などがある．錐体外路症状は比較的少ない．

剤形は細粒と 25 mg，50 mg，100 mg の錠剤がある．

ゾテピンによる作用・副作用の強さには個人差が大きく，予測が困難である．軽症であれば 25〜50 mg のみを眠前に投与し，中等症以上では 75〜150 mg を分 3 で投与し，症状により 450 mg まで増量する．

L. リスペリドン(risperidone)

リスペリドンは，非定型抗精神病薬とされ，比較的 D_2 受容体阻害作用が強いが，セロトニン 2 受容体阻害作用，ノルアドレナリン α_2 受容体阻害作用もある．高用量では錐体外路症状もみられるなど，比較的定型抗精神病薬に近いプロフィールを示す薬であるが，躁状態に対する有効性が示されている．また，持効性の注射剤(リスパダールコンスタ®)があり，日本における適応症は統合失調症のみであるが，双極性障害の気分エピソードに対して予防効果をもつことが示されている[334, 464]．

M. その他

日本で躁状態に対して適用が認められている薬剤は，上に述べたリチウム，

バルプロ酸，カルバマゼピンという3つの気分安定薬と非定型抗精神病薬であるオランザピン，アリピプラゾールのほか，ハロペリドール，クロルプロマジン，レボメプロマジン，スルトプリドおよびチミペロン(注射剤のみ)という5つの定型抗精神病薬である．

このうち，ハロペリドールの注射剤は，第5章「治療戦略」(→133頁)で取り上げたように，筋肉注射に加え，経静脈的な投与が可能であるため，強力な鎮静作用をもつ薬剤として，現在でも利用価値の高い薬である．

ハロペリドールは，ヤンセン社により開発された抗精神病薬で，非定型抗精神病薬が登場するまで，長い間，統合失調症に対する治療の中で中心的な抗精神病薬と位置づけられてきた薬である．

錐体外路症状が強く，若年者への投与ではアカシジア(静坐不能)やジストニアがしばしばみられ，抗パーキンソン病薬の併用が必要になる場合が多い．

高齢者では，遅発性ジスキネジアのリスクも高い．特に，双極性障害では，遅発性ジスキネジアのリスクが高いといわれており，長期連用には注意を要する．

クロルプロマジンは，最初に発見された抗精神病薬であり，長い歴史をもつ．副作用としては，心血管系への作用や日光皮膚炎などが問題となる．

より鎮静作用の強いレボメプロマジンも鎮静目的で用いられることがある．レボメプロマジンは，注射剤があり，筋肉注射で用いられるが，心血管系への作用が強く，低血圧や心電図異常が起きやすいので，注意が必要である．

スルトプリドは，フランスで開発された，ドーパミン D_2 受容体への選択性が高い，ベンザミド系の抗精神病薬である．血中半減期は2.6〜3時間で，ほとんどが代謝を受けずに未変化体として尿中に排泄される．躁状態に対する二重盲検試験で，ハロペリドールに勝る効果が認められている．しかし，臨床用量で用いると，錐体外路症状が強く現れ，患者が副作用を強く訴えることが多い．臨床用量は1日300〜600 mgとされているが，PETによる研究によれば，臨床用量では，D_2 受容体が完全にブロックされてしまい[465]，臨床用量の設定が高すぎるのではないかと指摘されている．強い錐体外路症状も，用量設定が高すぎるためと思われる．また，併用禁忌としてQT延長を起こすことが知られる薬剤が挙げられているため，多くの抗精神病薬，抗

うつ薬などとの併用ができない.

　適応症として躁病が認められており，強力な鎮静作用をもっていることも
あって，特に精神運動興奮や攻撃性の高い患者では以前はよく用いられた.
しかし，本剤によってもたらされる鎮静効果は，患者にとっては，物理的な
拘束に近いものとして体験されるようである.

N. ベンゾジアゼピン

　双極性障害の治療において，ベンゾジアゼピンは，躁状態あるいは焦燥の
強いうつ状態における鎮静，不眠に対する対症療法などの目的で，補助的に
用いられる.

　しかし，ベンゾジアゼピンには，依存の問題も指摘されており，こうした
目的で一時的に使用するとしても，漫然と長期に使用することは避けるべき
である.

　STEP–BD において，寛解に至った患者の経過をフォローした研究では，
ベンゾジアゼピンを服用していた者では，有意に再発が多かった[466]. ランダ
ム化比較試験ではないため，エビデンスレベルは高くないものの，ベンゾジ
アゼピン使用は再発のリスクを増やす可能性がある. ベンゾジアゼピン系の
薬剤のうち，クロナゼパムは，むずむず足症候群やアカシジアなどに対する
有効性など，臨床的にやや特徴的な作用をもち，BDZ 受容体に親和性が高
いことに加え，ミトコンドリアの Na^+/Ca^{2+} 交換体への作用ももつ. 血中半
減期が 18〜50 時間と長いため，離脱が起きにくいこともあって，以前は，
抗うつ作用あるいは双極 II 型障害に対する病相予防作用があると期待された
こともあったが，その後，明確なエビデンスは報告されておらず，現在は推
奨されない.

O. 抗うつ薬

　抗うつ薬に関しては，第5章「治療戦略」で詳しく議論した通り，双極性障害に対する使用については原則として避けるが，場合によって使うべきかどうかについて，議論がある．

　抗うつ薬は，大きく分けて第一世代抗うつ薬である三環系抗うつ薬と四環系抗うつ薬，そして，SSRI や SNRI などの第二世代抗うつ薬に分けられる．しかしながら，実際の作用機序は，表31 に示す通り，同じクラスの抗うつ薬でも異なっている場合があり，異なるクラスでも作用機序が同じ場合もある．これまでの分類法は，開発された年代に基づいた便宜的な分類に過ぎない．

　作用機序としては，主にセロトニントランスポーター阻害作用，ノルアドレナリントランスポーター阻害作用，ノルアドレナリン α_2 受容体阻害作用を介して作用するものが多い．

　セロトニントランスポーター阻害作用により，細胞外のセロトニン濃度が増加することがその直接の作用機序と考えられている．また，ノルアドレナリントランスポーター阻害作用により，細胞外のノルアドレナリン濃度が増加するが，ノルアドレナリントランスポーターは，前頭葉においてはドーパミンの取り込みにも関与していることから，前頭葉のドーパミンも増加させることが知られている．ノルアドレナリン α_2 受容体阻害作用は，プレシナプスにある α_2 受容体を阻害することにより，ノルアドレナリンの放出を亢進させると考えられている．

　いずれの薬も，セロトニン，ノルアドレナリン，ドーパミンという3つのモノアミンのうちの1つ以上の働きを強める薬であることは間違いない．

　抗うつ薬は，切り替えの一時期を除けば，基本的に1種類のみを用いるべきであるが，2剤用いることが正当化されうるのはミルタザピンまたはミアンセリンとその他の抗うつ薬であり，これは α_2 受容体阻害作用という，異なる作用機序を有するためであると推測される．

表 31 日本で用いることのできる抗うつ薬

一般名	商品名	旧来の分類	NbN
アモキサピン	アモキサン	三環系	reuptake inhibitor(NET and SERT) 〔NbN には記載されていないが, receptor antagonist(D_2)(metabolite) もある.〕
ノルトリプチリン	ノリトレン	三環系	reuptake inhibitor(NET)
アミトリプチリン	トリプタノール	三環系	reuptake inhibitor(SERT and NET), receptor antagonist(5-HT$_2$)
トリミプラミン	スルモンチール	三環系	receptor antagonist(5-HT$_2$ and D_2)
イミプラミン	トフラニール, イミドール	三環系	reuptake inhibitor(SERT and NET)
クロミプラミン	アナフラニール	三環系	reuptake inhibitor(SERT, NET (metabolite))
ドスレピン	プロチアデン	四環系	reuptake inhibitor(SERT and NET)
ロフェプラミン	アンプリット	四環系	reuptake inhibitor(NET and SERT)
マプロチリン	ルジオミール	四環系	reuptake inhibitor(NET)
セチプチリン	テシプール	四環系	記載なし(receptor antagonist(α_2))
ミアンセリン	テトラミド	四環系	receptor antagonist(alpha-2), reuptake inhibitor(NET)
トラゾドン	デジレル, レスリン	第一世代 (分類名 なし)	reuptake inhibitor(SERT), receptor agonist(5-HT$_{1A}$), receptor antagonist(5-HT$_2$)
フルボキサミン	デプロメール, ルボックス	SSRI	reuptake inhibitor(SERT)
パロキセチン	パキシル	SSRI	reuptake inhibitor(SERT)
セルトラリン	ジェイゾロフト	SSRI	reuptake inhibitor(SERT)
エスシタロプラム	レクサプロ	SSRI	reuptake inhibitor(SERT)
ミルナシプラン	トレドミン	SNRI	reuptake inhibitor(NET, SERT)
デュロキセチン	サインバルタ	SNRI	reuptake inhibitor(SERT and NET)
ベンラファキシン	イフェクサー	SNRI	reuptake inhibitor(SERT and NET)
ミルタザピン	リフレックス, レメロン	NaSSA	receptor antagonist(NE alpha-2, 5-HT$_2$, 5-HT$_3$)
ボルチオキセチン	承認申請中	その他の 抗うつ薬	reuptake inhibitor(SERT), receptor partial agonist(5-HT$_{1A}$), receptor antagonist(5-HT$_3$)

その他，セロトニン 2 受容体またはセロトニン 3 受容体の阻害作用，そして最新の抗うつ薬であるボルチオキセチンではセロトニン 1A 受容体刺激作用も関与すると考えられている．

　これらは，セロトニン取り込み阻害作用によってセロトニンが増加することによって，最終的にはセロトニン 1A 受容体を介して作用するという考えのもと，他の主な受容体であるセロトニン 2 受容体，セロトニン 3 受容体を阻害したり，セロトニン 1A 受容体を刺激したりすることが抗うつ作用につながるという考えに基づいたものである．

　しかし，抗うつ薬の中には，トリミプラミンのようにドーパミン D_2 受容体阻害作用を持つものがある．さらに，前述の通り，クエチアピン，オランザピンといったドーパミン D_2 受容体阻害作用を持つ抗精神病薬が双極性障害の抑うつエピソードに有効であるなど，抗うつ薬と抗精神病薬の境界線はあいまいになりつつある．

　双極性障害に対して，臨床的なエビデンスから，躁転や急速交代化を引き起こすと考えられ，用いるべきでないとされている三環系抗うつ薬は，セロトニントランスポーター阻害作用に加えてノルアドレナリントランスポーター阻害作用を持つ．その一方で，臨床試験で双極 II 型障害への有効性が示唆されている抗うつ薬はいずれも SSRI である．他の抗うつ薬については情報がないが，これらのことから類推すると，ノルアドレナリントランスポーター阻害作用が躁転，急速交代化などに関与する可能性が考えられる．

　これらの抗うつ薬によるモノアミンの増加は，投与後数時間で起きるが，抗うつ薬の効果が現れ始めるまでには 1〜2 週間かかることから，抗うつ薬によってモノアミンが増加した結果，BDNF（脳由来神経栄養因子）が増加し，これが神経細胞の形態可塑的変化を引き起こし，抗うつ効果を発揮すると考えられている．

1　SSRI（選択的セロトニン再取り込み阻害薬）

　上記の通り，もし抗うつ薬を双極性障害に用いるとすると，SSRI が望ましいと考えられる．

三環系抗うつ薬はみな類似の構造を持っているが，SSRI は，セロトニントランスポーター阻害作用を指標として作られた化合物であるため，その構造は各々全く異なっている．

　SSRI は，抗うつ作用の他に抗不安作用があり，さまざまな不安症，PTSD，強迫症等にも使われる．

　副作用としては吐き気等の消化器系の症状が多い．また，突然の中止は，不快気分などの離脱症状(中止後発現症状)を引き起こす場合があるため，減量する場合には注意深く減量する．

　日本で使われている SSRI には，フルボキサミン，パロキセチン，セルトラリン，エスシタロプラムの 4 つが含まれるが，このうち，双極性障害抑うつエピソードにおける有効性を示す報告があるものは 1 つもない．

　フルボキサミンは，うつ病に加え，強迫性障害，社会不安障害にも保険適用がある．

　エスシタロプラムは，シタロプラムに含まれる 2 つの光学異性体のうち，S 体である．うつ病の他，パニック障害にも保険適用がある．

　なお，SSRI は，妊娠中の服用によって，新生児に遷延性肺高血圧症が出現する率が高まると報告されているが，絶対リスクは 1% 未満である[415]．また乳汁中移行は少なく，服用中の授乳は問題ないとされている[415]．なお妊娠中のパロキセチン服用は，心奇形発生のリスクを増加させる可能性が否定できない[415]．

　なお，双極性障害抑うつエピソードに，オランザピンとの併用で有効性が認められた fluoxetine は，日本では承認されていない．

P. 薬理遺伝学

　向精神薬の代謝酵素の遺伝子には大きな個体差があり，同じ量の向精神薬を服用しても，遺伝子型により，数十倍も異なる血中濃度となることが知られている．例えば CYP2D6 という代謝酵素の遺伝子は，多数のコピーを

持っている人(rapid metabolizer)もおり，こうした場合にはほとんど血中濃度が上昇しない．逆に，酵素活性が低い人(poor metabolizer)では，少量の薬により強い副作用が発現してしまう．

一方，副作用にも遺伝的素因が関与していることが明らかにされつつあり，すでにカルバマゼピンによる SJS に関わる HLA[452] や，クロザピンによる無顆粒球症に関わる HLA[467] が同定されている．

安全かつ有効に薬物療法を行うためには，こうした薬物の代謝や副作用に関わる遺伝子多型を事前に調べることが望まれる．うつ病の治療において，こうした薬理遺伝学的検査を行うことにより，有効性が高まるかどうかという RCT を米国とカナダで行った結果，いずれにおいても，有意に治療効果が良かったと報告されている[468,469]．

リチウム反応に関しては，こうした単一の遺伝子による効果反応や副作用の予測には至っていないが，リチウム反応性に関わる遺伝的要因を探る国際共同研究 ConLiGen により，遺伝子が探索されている[470]．また，統合失調症のポリジェニックスコアが高い者ではリチウム反応が良くないことが報告されている[471]．

第7章

環境因

　双極性障害においては，ゲノム要因が大きく関与することが知られているため，環境因に関する研究は遅れていたが，最近になって，双極性障害の発症に関与する環境因についても多くの知見が得られている[472].

　小児期の逆境(adversity)と双極性障害の関連に関する系統的レビューによれば，双極性障害患者では，小児期の逆境(具体的には身体的虐待，性的虐待，感情的虐待，無視)が双極性障害で 2.6 倍と有意に多かったが，他の精神疾患群とは差がなかった[473]．しかしながら，実際に虐待・無視によって訴訟にもなったケース 641 例および対照群 510 名を 20 年後にインタビューしたコホート研究では，多かったのは気分変調症と反社会性パーソナリティ障害(女性ではこれに加えてアルコール症)のみであったと報告されている[474]．症例対照研究では，過去に受けた虐待等に関する質問紙が使われており，想起バイアスが関係している可能性は否定できない．小児期の逆境が双極性障害の真の危険因子といえるかどうかについては，いまだ結論はできないと思われる．

　その他，周産期障害が危険因子となっていることが，以前から多く報告されており，およそオッズ比 2.5 程度で危険因子となっているという[475]．

　より最近明らかとなってきた要因としては，妊娠中のインフルエンザ感染[476]，子宮内での母親の喫煙への曝露[477] がある．

　1959 年から 1966 年に出生し，北カリフォルニアの保険会社 Kaiser によるケアを受けたほぼすべての妊婦を対象とした調査で，インフルエンザに対する治療を受けた者を調べ，生まれた児のコホートに対して，質問表および面

接を行った．92 名の双極性障害患者が見出され，722 名の出生日，性別など
を一致させた対照群と比較した．その結果，妊娠中のインフルエンザ感染は，
双極性障害のリスクを 3.82 倍［95％CI 1.58〜9.24；p＝0.003］に増加させ
た[476]．

　同じ出生コホートで，79 名の双極性障害患者を，他の因子をマッチさせ
た 654 名の対照群と比較したところ，子宮内で母親の喫煙に曝露された児で
は，2.014 倍［95％CI 1.48〜2.53；p＝0.01］に双極性障害のリスクが増加し
たという．これは，主に精神病症状を伴わない双極性障害との関連によるも
のであった[477]．

　また，環境因とはいえないが，出生時の父親の年齢が高いこと(1.3 倍)[478]
もリスクになるとされている．

　これらの環境因子は，逆境以外は，いずれも周産期の危険因子であり，統
合失調症と共通であることが注目される．

　その他，季節や気候が再発のリスクになることはよく知られており，躁状
態は春から夏に，うつ状態は冬から春に多い．また，日照時間や気温が再発
に関係するといわれている．

　双極性障害において，ストレスフルな生活上の出来事(ライフイベント)が
再発の契機となることはしばしば経験され，多くのエビデンスにより実証さ
れている．例えば，61 名の双極性障害を 2 年間フォローし，ストレスフル
なライフイベントと治療へのアドヒアランスなどを評価した研究では，ライ
フイベントと再発には有意な関連があり，ストレスがなかった人に比べ，最
もストレスレベルが高い人では，再発のリスクが 4.53 倍に高まったという[479]．
これはアドヒアランスの低下では説明できなかった．契機となるライフイベ
ントの種類は，うつ病との間で大きな違いはなかったが，経済的な危機は，
うつ病よりも双極性障害と関連しているといった違いも見られたという[480]．

　また，双極性障害では，ライフイベントを契機として発症することが多い
が，再発を繰り返すごとに，再発におけるストレスの意義は小さくなるので
あって，経過とともに次第に小さなストレスでも再発するようになっていく
のだ，という，キンドリング仮説が提唱され[481]，双極性障害に抗てんかん薬
が有効なメカニズムと関連しているのではないかと考えられ，注目された．

実際にこの仮説が支持されるかどうかについて文献を検討した論文によれば，15の論文中，この仮説を支持するものが8つあったが，方法論的に最も厳密な4つの研究ではこの仮説を支持せず，1つは，経過と共にストレスのインパクトと頻度が高まるという，逆の効果を示したという[482].

　このように，双極性障害の発症・経過にはさまざまな環境要因が関与するが，発症の環境要因は統合失調症との重なりが多く，再発の環境要因はうつ病との重なりが多い．双極性障害特異的な環境因は見出されていないため，基礎研究においては，環境要因の動物モデルはあまり用いられていない．

第8章

ゲノム研究

A. 遺伝の関与

　双極性障害の発症にゲノムが関与することは，双生児研究，養子研究，および家族研究から示されている．双生児研究では，双極Ⅰ型障害の一卵性双生児における一致率は約80％と，二卵性双生児における一致率(13％)に比して有意に高く，ゲノム要因の関与が明らかである[9]．また，これらの比が2よりはるかに大きいことは，単一遺伝子による疾患ではなく，多因子が関与する疾患であることを示している．

　一方，養子研究は少ないが，養子に出された29名の双極性障害患者，22名の対照群で，生物学的親と養子先の親の精神疾患を調べた結果，双極性障害の養子の生物学的親では，感情障害(双極性障害，統合失調感情障害，うつ病)の頻度が18％と，養子先の親(7％)より高いことが示されている[483]．もう一つの研究でも，8名の双極性障害の養子で，生物学的な親の方が，養子先の親よりも感情障害の罹患者が多い傾向があると報告されている[484]．

　家族研究でも，患者の第一度親族で双極性障害が多いことが示されている[9]．ただし，家族研究では環境因と遺伝因を完全に区別することはできないという問題がある．

　このように，ゲノムがその発症に関与することは，双極性障害の原因を探る上で，最大の手がかりとなる．ただし，後述の通り，ゲノム要因が関係す

るということが親からの遺伝を意味するとは限らない.

　本章では，双極性障害におけるゲノム解析について述べる.

B. 連鎖解析

　双極性障害のゲノム研究は，連鎖解析，候補遺伝子の関連研究，ノンパラメトリック連鎖解析，候補遺伝子のハプロタイプ解析，ゲノムワイド関連研究，コピー数変異解析，そして全エクソーム／全ゲノム解析といった順で，ゲノム解析技術の進歩に伴って進展してきた.

　連鎖解析は，染色体上に均等に配置された遺伝子マーカーを，家系のメンバーでジェノタイプし，疾患とともに遺伝，すなわち連鎖するマーカーを見いだすという手法であり，この方法により多くの遺伝性疾患の原因遺伝子が特定されている.　この方法が可能になり，早速双極性障害にも応用された.特に，Old Order Amish という，キリスト教の一宗派で，伝統的で質素な生活を送る人たちの中で見いだされた双極性障害の大家系における遺伝子連鎖解析により，双極性障害の原因遺伝子座位が見いだされたと Nature 誌に掲載された際には，注目を集めた[485].　しかしながら，その後，この家系で新たな発症者が現れたことによって，連鎖が否定的となった[486].　この，双極性障害の分子遺伝学における最初の挫折の後も，新たな所見が報告されたかと思うと，これが否定されるということが繰り返され，その浮き沈みの激しさはジェットコースターに例えられた[487].　その後，遺伝様式を仮定しない「ノンパラメトリック連鎖解析」によって，比較的一致した所見も得られた時期もあったが，結局，連鎖解析では，ほとんどすべての染色体との連鎖が報告されたといってもよいくらいである.　メタ解析でも，13 番，22 番と有意に連鎖している[488]との結果が報告される一方，9p21～p13.3，10p11.22～q22.1，1p32.1～p22.1，19q13.2～qter，9p13.3～q21.32，17p13～q22，18p11.23～q12.1，18pter～p11.23，14q23.2～q32.11 などとの連鎖がみられるが，13 番，22 番はともに連鎖は否定的である[489]など，結果は一致しなかった.

連鎖解析の王道は，シグナルの見いだされた座位でマーカー数を増やし，より密なマッピングを行って，遺伝子を特定し，詳細なシーケンスによって原因変異に到達する，という方法であるが，こうした連鎖解析の結果が蓄積しても，連鎖部位の絞り込みから原因変異に到達したケースはいまだない．その要因としては，疾患の定義が，連鎖解析を応用するには十分洗練されておらず，うつ病を表現型に含めるかどうか，含めるとすると，反復性に限るのか，といったさまざまな表現型の定義が可能なため，結果として，多重検定に陥り，偽陽性所見ばかりが得られてしまったという面もある．また，実際には多くの家系では単一の遺伝子では説明できず，多くの遺伝子が発症に関与すると考えられることもその要因と考えられる．また，当初解析されていた家系には，両側性（父方と母方の両方に双極性障害の患者がいること）の家系が少なからず含まれていたことも，結果を曖昧にさせた可能性がある．

　発症年齢を加味した解析，統合失調症との共通部分についての解析，家系内で病気でなく「健康 wellness」を表現型とした解析，診断にかかわらず精神病症状を表現型とした解析，双極性障害における自殺，パニック，精神病症状などを表現型とした解析など，様々な検討が行われ，連鎖を見いだしたとする報告も多かったが，こうした研究でも結論が出たとはいえなかった．

C. 候補遺伝子の関連解析

　その後，主に治療薬の薬理作用に基づいて，双極性障害の病態との関連が疑われる候補遺伝子について，前述の連鎖解析で連鎖が認められた部位に存在する遺伝子を中心に，関連研究が行われた．これは，多数の患者と同程度の数の健常者で，ある遺伝子多型の頻度を調べ，患者でその多型が多くみられれば，これが疾患と関連していると推定する方法であった．

　関連を調べる根拠としては，当初は抗うつ薬や抗精神病薬の作用メカニズムから，モノアミン系，リチウムの作用メカニズムからイノシトール代謝，G蛋白質，カルシウムシグナリングなど，細胞内情報伝達系などが注目され

た．気分安定薬の細胞保護作用が注目されたことにより，リチウムやバルプ
ロ酸の標的遺伝子と目される GSK-3β や脳由来神経栄養因子（BDNF）なども
注目された．また，症状の特徴から，生物リズム関連遺伝子も注目された．
また，脳画像研究からミトコンドリア関連遺伝子やオリゴデンドロサイト関
連遺伝子が調べられた．死後脳や血液細胞などの網羅的遺伝子解析からも，
新たなパスウェイとして，小胞体ストレス系などが検討された．連鎖部位が
増え続けたこともあって，次第に，神経機能に関わる遺伝子全般が標的と
なっていった．

　しかし，ここでもまた，最初の報告では有意な関連がみられるが，その後
の追試では関連が否定される，ということが繰り返された．

　一時は，こうした所見の不一致は，集団の中の遺伝的ばらつきによるもの
であると考えられ，患者群と対照群で厳密に遺伝子背景を一致させる必要性
が強調されたこともあった．こうした遺伝的な異種性の高さを除外して解析
するため，家系内関連解析（family based association study）も盛んに行われ
た．しかしながら，次第にこうしたアプローチよりも，遺伝的背景が多少ば
らついてもよいからとにかく多数例を調べよう，という方向に研究の流れが
シフトして行った．

　また，TaqMan 法など，高速・大量の遺伝子型判定が可能になると，候補
遺伝子周辺の多数の多型について遺伝子型を調べ，そのハプロタイプと疾患
の関連を調べる方法が主流となった．候補遺伝子のうち，当初は *COMT*,
MAOA，その後は，*BDNF* の放出能に影響を与える機能的多型などが注目
されたが，いずれもメタ解析の結果では，関連は否定的であった．

　また，これまで関連が報告されてきた多型について，よく調べてみると，
遺伝子型判定は容易でないこともわかってきた．

　セロトニントランスポーターの挿入欠失多型（*HTTLPR*）の S 型，L 型[490]
は，すべての遺伝子多型の中で，最もよく研究されているものであり，双極
性障害との関連も検討されてきた．しかし，この遺伝子多型は，もともと単
純に L 型，S 型と二分できるものではなく[490]，少なくとも 14 種類のアリル
は，それぞれプロモーター活性が異なっている[491]．特に，発現量が高い L
型の中に転写因子結合部位ができる一塩基多型（A/G）があり，L 型を LA と

LG に分けると，LG の発現量は S に近いと報告された[492]．実際には，この領域にはその他にも多くのバリアントが存在する[493]．これらの結果を考えると，これまでの，*HTT* を S 型，L 型の二つに分けて行った関連研究の多くは，見直す必要がある．

BDNF 遺伝子についても，Okada ら[494] が，気分障害との関連が報告された *BDNF* 遺伝子の約 1 kb 上流の 2 塩基繰り返し多型を詳細に検討したところ，これが単純な 2 塩基繰り返し多型ではなく，2 塩基繰り返し，挿入欠失，塩基置換を伴い，23 種類のアリルをもつ複雑な多型(BDNF-linked complex polymorphic region，*BDNF-LCPR*)であることを見いだした．その結果，プロモーター活性を低下させる多型が双極性障害で多かったという．

D. 候補遺伝子の関連解析はなぜ一致しないのか(*G72* を一例として)

後述のゲノムワイド関連研究が行われる前に，一時期，*G72*(13q33.2)という遺伝子について，比較的よく一致した結果が得られているとされたことがあった．現在では注目すべき遺伝子とはいえなくなっているが，この遺伝子を一例として，関連研究がたどった道を振り返ってみよう．

G72 は，統合失調症と双極性障害に共通の連鎖部位として知られる 13q13 からクローニングされた遺伝子であり，当初は D-amino acid oxidase activator(DAOA)をコードすると考えられたが，その後，この機能には疑問ももたれている．この遺伝子の中には，反対向きに転写される non-coding RNA をコードする G30 も含まれている[495]．この遺伝子が霊長類特異的であることも関心を呼んだ[495]．

D-セリンは，NMDA 受容体のグリシンサイトに結合する内因性修飾因子として，西川らのグループが初めて脳内に存在することを発見し[496]，その後統合失調症の原因に関係する研究が盛んに行われている．その代謝酵素と目されるのが D-amino acid oxidase(DAO)で，その活性化因子が，*G72* 遺伝子がコードする DAOA である．双極性障害における D-セリンの意義について

はほとんど検討されていないが，NMDA 受容体を介した Ca^{2+} 流入による細胞死をリチウム，バルプロ酸が阻害すること，NMDA 受容体阻害作用をもつケタミンの双極性うつ病に対する有効性など，NMDA 受容体と双極性障害の関連を示唆する報告もある．

G72 と双極性障害の関連は，Hattori ら[497] が 2 群のサンプルで関連を確認したという最初の報告のあと，少数の独立サンプルで同じ SNP との関連が認められた[498]．しかし，リスクアリルは逆であった．その後の双極性障害患者，対照群各 300 名における関連研究では，Hattori らの報告とは異なるマーカーがわずかに関連していた[499]．その後の研究でも，Hattori らとは逆方向の関連が報告された[500]．

その後，双極性障害との関連は，被害妄想の病歴がある症例に限られる[501]，診断を超えて精神病と関連する[502]，精神病という表現型とは関連しない[500] などさまざまな報告がなされた．

このように，当初一致した結果が得られたと思われた G72 に関しても，その後の研究で次第に一致した結果は得られなくなり[495]，また，機能変化をきたす塩基置換も同定されなかった．

その後，G72 の多型と脳機能画像，あるいは脳形態画像所見との関連に関する研究が行われるようになった[503-505]．しかし，こうした imaging genetics と呼ばれる研究は，それまでの関連研究に比べてもさらに多重検定が多くなり，得られた所見が偽陽性である可能性には十分注意が必要である[506]．

Imaging genetics によって，これまでの関連研究の問題点をクリアできるどころか，新たな偽陽性所見が量産されかねないというのが実際のところである．

E. 関連研究における再現性の欠如

このように，双極性障害と候補遺伝子の関連が複数の研究で指摘された遺伝子もないわけではないが，次第に否定的な結果が見いだされ，結局，一貫

して関連がみられた候補遺伝子は1つもなかった．また，オッズ比もメタ解析では1.2程度と，大きなものではなく，出版バイアスであることが否定できないようなレベルである．

　こうした関連研究では，陽性所見が報告されても，その後の追試で否定されるものがほとんどである．3回以上調べられた166個の遺伝子についての関連研究論文のうち，再現性があったものは，わずか6本であったという[507]．

　偽陽性が多い理由としては，サンプル数の少なさ，人口階層化，疾患の定義のあいまいさ，表現型の多様性，低い相対危険度，多重比較の問題，遺伝子型判定の誤り，対照群の選択バイアス，出版バイアスなど，多様な要因が関与していると考えられた．このように，あまりにも偽陽性所見が多いことが判明するにつれて，学術雑誌も，1つの論文の中でも独立したサンプルでの確認を要求するなど，対応を進めた．

F. エンドフェノタイプ

　このように，精神疾患の遺伝子研究において，疾患そのものを表現型とした解析によって，実りのある結果がなかなか得られなかったことから，精神疾患そのものよりも，より生物学的な基盤をもつ表現型を用いて遺伝学解析をした方がよいのではないか，という考えが生まれ，こうした表現型がエンドフェノタイプ（endophenotype）と呼ばれるようになった．

　エンドフェノタイプは以下のように定義されている[508]．

1）一般人口においてマーカーが疾患と関連している

2）マーカーは遺伝する

3）マーカーは状態非依存性である（疾患が活動性であるかどうかにかかわらず存在する）

4）家族内では，マーカーと疾患が共分離する

　類似の概念としては，中間表現型（intermediate phenotype）という言葉もある．中間表現型とは，ヘテロ接合でホモ接合と野生型の中間の表現型を示

す場合を表したのが元々の語源であり，実際上は重なりがあるといっても，その概念の源流は異なる．

また，実質的には「生物学的マーカー（biological marker）」とも重なる部分が多いが，エンドフェノタイプは，遺伝学研究における表現型として用いることを念頭に置いた概念である点が異なる．

確実なエンドフェノタイプが見つかれば，遺伝研究のみならず，動物モデル研究にとっても有用と期待される．

しかしながら，上記の4基準を満たすエンドフェノタイプは，双極性障害ではいまだ存在しない．

双極性障害のエンドフェノタイプとしては，睡眠覚醒リズムの制御障害，断眠に対する反応性，MRI 白質高信号，事象関連電位（P300）の異常，血液細胞における Ca^{2+} 濃度の異常，精神刺激剤に対する反応性，抗うつ薬に対する反応性，コリン系薬剤による REM 誘発[508]，神経心理学的なエンドフェノタイプとして実行機能低下，陳述記憶の障害，注意の障害[509]，メラトニン分泌，両眼視野闘争などが挙げられたが，実際にこうしたエンドフェノタイプを用いることで確実な遺伝学的知見を得た例はほとんどない．

G. DNA マイクロアレイによる候補遺伝子探索

薬理学的な知見に基づく候補遺伝子の関連解析の結果が一致しない中，網羅的遺伝子発現解析によって，候補遺伝子を探索する試みも行われた．

こうした視点での最初の研究は，Niculescu らによるものである[510]．彼らは，マウスにおいて，アンフェタミン投与後に発現量が変化する遺伝子として，*GRK3*（G-protein coupled receptor kinase 3）を同定した．当時，関連研究で，双極性障害と関連していることが見いだされたが，この関連はその後確認されていない．

初期の双極性障害患者における死後脳の DNA マイクロアレイ研究では，多数の患者の RNA を混ぜた解析が行われ，*TGF-β1* などが見いだされたと

報告された[511].

　われわれは，双極性障害患者 11 名を含む 50 名の死後脳で DNA マイクロアレイ分析を行い，死後脳で変化がみられた遺伝子のうち，*PDLIM5* と *HSPF1* については，培養リンパ芽球でも発現量差異がみられたことから[512,513]，遺伝子レベルでの関連が存在する可能性を検討した．*PDLIM5* は，N 型 Ca^{2+} チャネルと PKC をつなぐアダプター様分子で，PKC によりリン酸化を受ける．*PDLIM5* の変化は，独立サンプルでも確認され，培養リンパ芽球のサンプル数を増やした検討でも差異が確認されたことから，遺伝子解析を行った結果，プロモーターの多型と双極性障害の関連が見いだされ，2 群のサンプルで確認された[514]．この関連は，その後，メタ解析でも確認された[515]．動物実験でも，*PDLIM5* のヘテロ欠損マウスは強制水泳試験で無動時間が長く，メタアンフェタミンに対して多動になりにくいといった表現型が見られた[516]．しかしながら，その後双極性障害における PDLIM5 の意義についての研究はほとんど行われていない．

　われわれは，一卵性双生児不一致例のリンパ芽球を用いて遺伝子発現解析を行った．その結果，*XBP1* および *HSPA5*（GRP78）という二つの小胞体（ER）ストレス関連遺伝子の発現が共通して低下していることを見いだした[517]．症例対照研究でも双極性障害患者のリンパ芽球では，小胞体ストレス反応が低下していた．*XBP1* 遺伝子上流の多型がこの反応を変えることを見いだし，この多型と双極性障害の関連を報告したが，より多数例における研究で確認されず，この関連は否定された[518]．

　Nakatani らは，双極性障害患者の死後脳において DNA マイクロアレイにより発現解析を行い，SST(somatostatin)，*NDUFV2* を含む 9 つの遺伝子の発現変化を見いだした．これらの遺伝子の 43 個の SNP を調べた結果，*SST* のハプロタイプと双極性障害の関連を見いだした[519]．

　われわれは，ミトコンドリア関連遺伝子に着目して遺伝子発現解析の結果を再分析し，*LARS2* の発現上昇を見いだした[520]．LARS2 がミトコンドリア $tRNA^{Leu(UUR)}$ をアミノアシル化する酵素であることに着目して研究を進め，患者死後脳で mtDNA 3243 変異を見いだした．

　その後，DNA マイクロアレイを用いた双極性障害患者における死後脳の

遺伝子発現解析研究がいくつか報告され，そのメタ解析も発表されたが，すべての研究で一致して変化する遺伝子は見いだされず[521]，こうしたアプローチにも限界があった．

H. 統合失調症との接点

　双極性障害と統合失調症は，典型的なケースにおいては明らかに区別され得るが，精神病症状（幻覚，妄想）など，共通の症状がみられることや，両疾患が一つの家系に現れること，一卵性双生児で一方が双極性障害，他方が統合失調症という症例も存在することなどから，共通の遺伝要因があるのではないかと推定されている．

　スウェーデンで，4万人以上の双極性障害患者および3.5万人以上の統合失調症患者を発端者とする家系で，これらの疾患の家族における両疾患の罹患率が調べられた．この過去最大の家族研究の結果により，両疾患の遺伝的危険因子に重なりがあることが確実になった[522]．

　遺伝子関連解析で，共通の候補遺伝子との関連がみられたこと（例えばG72など）や，連鎖解析でも共通の連鎖部位が報告されていることも，共通の遺伝素因の存在を裏付けるとされた．例えば，精神病症状を伴う双極性障害に限ると，13qや22qとの連鎖がみられ，統合失調症の連鎖部位と重なっている，といった報告もある[523]．このように，両疾患に特異的な遺伝的素因に加え，共通な遺伝的基盤も存在するとの考え方が一般的となった．

　また，後述のゲノムワイド関連研究でも，統合失調症で非常に小さな影響（$p < 0.5$）をもつ可能性のある37,655個のSNPを用いて，双極性障害患者サンプルを調べると，有意に関連していたと報告された[524]．

　しかしながら，筆者は，こうした考えが研究戦略を立てる上でどれだけ意義があるか，若干の疑いをもっている．まずは，関連研究や連鎖解析研究の結果については，これらの結果自体に再現性が乏しく，調べる遺伝子の選択バイアス（統合失調症で関連があったので双極性障害でも調べてみた，とい

う研究が多いこと)が，こうした重なりを生み出している可能性が高い．

　また，前述のスウェーデンの研究では，統合失調症患者の 7% が双極性障害とも診断されており，このデータは，単に両者の鑑別診断の困難さを示すという見方もできる．実際，躁状態の極期に幻覚妄想が出た場合など，両者の鑑別が困難な場合もあるし，統合失調感情障害のように，両者の中間の病態を示す症例もある．

　脳画像や認知機能検査などの領域では，両者に共通の所見がみられるが，所見の程度は双極性障害のほうが軽度であるという結果が示されている．

　筆者としては，双極性障害と統合失調症に共通の病態があることに注目して共通点を探索するというアプローチよりは，確実な双極性障害，確実な統合失調症をスタートとして，病態解明を進め，その中間領域についてはその後に研究を進めていく，というアプローチの方が建設的ではないかと考えている．

I. ゲノムワイド関連研究

1 トップヒットの遺伝子

　2007 年，双極性障害のゲノム研究として 18 年ぶりに Nature 誌に掲載されたのは，Wellcome Trust Case Control Consortium(WTCCC)による，双極性障害患者約 2,000 名を含む 7 疾患のゲノムワイド関連研究(GWAS)論文であった[525]．これが双極性障害の本格的な GWAS の第 1 号となり，その後多数の論文が報告された．

　この最初の研究では，他の疾患との比較において，重要な情報が得られた．すなわち，7 疾患中，冠動脈疾患，クローン病，関節リウマチ，糖尿病(1 型，2 型)では，強いシグナル($p < 10^{-8}$)が観察され，これまでに報告された関連遺伝子が確認されたのに対し，高血圧と双極性障害では，弱いシグナル($p > 10^{-5}$)しかみられず，*MAOA*，*BDNF*，*G72*(DAOA)など，双極性障害でこ

れまで報告されてきた関連遺伝子は，一つも確認されなかったのである．双極性障害で最も強いシグナルは 16p12 の *PALB2*(partner and localizer of BRCA2)という，乳癌との関連が指摘されている遺伝子であったが，これはその後再現されていない．

その後，患者 4,387 名，対照群 6,209 の GWAS のメタ解析では，*ANK3*，*CACNA1C* という 2 つの遺伝子が見出された[526]．

2017 年になり，藤田医科大学を中心として，オールジャパンでの双極性障害の大規模な GWAS が発表された[527]．この研究では，約 3,000 人の双極性障害患者と約 60,000 人の対照者を対象として，日本人では過去最大規模の双極性障害の GWAS が行われた．その結果，11 番染色体上の，*FADS* (fatty acid desaturase)*1/2* という，不飽和脂肪酸の合成に関わる 2 つの遺伝子を含む領域に，ゲノムワイドで有意な関連を見出した．この所見は，双極性障害患者 20,352 名と対照群 31,358 名の欧系人における GWAS でも再現され[528]，異なる 2 つの人種でゲノムワイドでの関連が確認された初めての遺伝子となった．

FADS1/2 は，DHA，EPA などのω–3 不飽和脂肪酸およびアラキドン酸などのω–6 不飽和脂肪酸の合成の過程における，不飽和化に関わる．これまでも，DHA や EPA が双極性障害に有効なのではないかといった仮説はあったが，双極性障害と不飽和脂肪酸の関連を示す，初めての遺伝学的な所見となった．この所見は，今後，双極性障害の治療法・予防法につながる可能性もあり，不飽和脂肪酸代謝のどのような問題が双極性障害と関連しているのか，さらなる研究が必要であろう．

欧系人の GWAS で見出された 30 座位を**図 25** に示す．初期に見出された *ANK3* や *CACNA1C* が確認されたことは注目される．また，統合失調症と共通な座位が 8 個にのぼっている．また，自閉スペクトラム症で *de novo* 変異が見出された *SCN2A*(Na$^+$チャネル)も含まれている．

2 GWAS のトップヒット遺伝子の機能

CACNA1C は，L 型カルシウムチャネルをコードしており，以前から双極

Locus Name[*]	Lead SNP	CHR	BP
A. Thirty loci with lead SNP P<5×10^{-8} in combined GWAS + follow up analysis			
1,PLEKHO1	rs7544145	1	150,138,699
2,LMAN2L[**]	rs57195239	2	97,376,407
3,SCN2A	rs17183814	2	166,152,389
4,[Intergenic][***]	rs61332983	2	194,465,711
5,TRANK1[**]	rs9834970	3	36,856,030
6,ITIH1[**]	rs2302417	3	52,814,256
7,CD47	rs3804640	3	107,793,709
8,FSTL5	rs11724116	4	162,294,038
9,ADCY2[**]	rs200550695	5	7,587,236
10,SSBP2	rs10035291	5	80,796,368
11,RIMS1	rs57970360	6	72,519,394
12,POU3F2[**]	rs2388334	6	98,591,622
13,RPS6KA2	rs10455979	6	166,995,260
14,THSD7A	rs113779084	7	11,871,787
15,SRPK2	rs73188321	7	105,048,158
16,MRPS33	rs201231874	7	140,700,006
17,ANK3[**]	rs10994318	10	62,125,856
18,ADD3[**]	rs59134449	10	111,745,562
19,FADS2[**]	rs12226877	11	61,591,907
20,PACS1	rs10896090	11	65,945,186
21,PC	rs7122539	11	66,662,731
22,SHANK2	rs12575685	11	70,517,927
23,CACNA1C[**]	rs10744560	12	2,387,099
24,STARD9	rs4447398	15	42,904,904
25,ZNF592	rs139221256	15	85,357,857
26,GRIN2A	rs11647445	16	9,926,966
27,HDAC5	rs112114764	17	42,201,041
28,ZCCHC2	rs11557713	18	60,243,876
29,NCAN[**]	rs111444407	19	19,358,207
30,STK4	rs202012857	20	43,682,549

図25　ゲノムワイドに有意な双極性障害のリスク座位

* 座位はゲノムの位置の順に，以前に報告された遺伝子名と共に示した.

** 既報の座位．12番は遺伝子間であり，最も近傍の遺伝子がPOU3F2(691kb)

*** 遺伝子間の座位．最も近い遺伝子はPCGEM1(824kb)

〔Stahl, E, *et al*. Genome-wide association study identifies 30 loci associated with bipolar disorder. *Nat Genet* **51**, 793-803 (2019)〕

性障害において細胞内カルシウムシグナリングに問題があるという仮説があったことから，注目された[529]．この遺伝子の機能獲得型変異は，Timothy症候群という，自閉スペクトラム症と心筋障害を伴う重篤な病態を示す.

Cacna1c のヘテロ欠損マウスは探索行動の低下，アンフェタミンへの反応の低下などの表現型を示し[530]，この行動の変化はドーパミントランスポーター阻害薬に対して，ドーパミンの増加量が少ないことと関係していると考えられた[531]．

　一方，*ANK3* は，細胞膜裏打ち蛋白であるアンキリン G(ANKG)をコードしている．リチウムが双極性障害に有効なことから，以前から双極性障害がイオン輸送の異常ではないかとの仮説が存在し，Li^+/H^+ 対向輸送，Na^+/K^+-ATPase など，様々なイオン輸送系の異常が報告されてきた．また，カルシウムシグナリング異常は，双極性障害の病態仮説の中でも中心的なものである．しかし，こうしたイオン輸送の異常の原因は不明であった．細胞膜裏打ち蛋白は多くのイオン輸送蛋白を制御することから，その異常についても検討され，双極性障害患者の赤血球でアンキリンを測定し，アンキリン亜型の顕著な低下が 1989 年に報告されていた[532]．筆者も，多様な双極性障害におけるイオン輸送の変化を統一的に理解するには，細胞膜の流動性や，細胞膜裏打ち蛋白質などの異常を想定するしかないのではないかと考え，注目していた．

　ANK3 の転写物にはさまざまなバリアントがあるが，リスク SNP を持っていると Exon1b の転写量が減る[533]．Exon1b のヘテロノックアウトマウスは，不安減少，報酬への動機づけの増加(新奇環境摂食抑制試験)といったどちらかといえば躁状態的な表現型を示したが，隔離飼育後はこれが逆になることから，双極性障害のモデルマウスになると考えられた[534]．Exon1b を含む ANK3 のアイソフォームは，パルブアルブミン(PV)陽性介在ニューロンの軸索起始部に局在しており，Exon1b のホモノックアウトマウスは，PV ニューロン軸索起始部から ANKG が消失し，PV ニューロンの興奮性が低下し，てんかんを起こすという[535]．これは，抗てんかん薬が双極性障害に有効であることと合わせ，双極性障害とてんかんの病態の類似性を示していると考えられた．

　一方，統合失調症患者の死後脳で，前頭葉錐体細胞の軸索で ANKG が減少しているとの報告[536] に基づいて，興奮性神経細胞で *ANK3* を失わせたコンディショナルノックアウトマウスも作成されている[537]．このマウスでは，

逆に PV ニューロンでは ANKG が保たれている．このマウスは，活動性の亢進，不安の減少，強制水泳試験における無動時間の減少など，躁状態的な表現型を示し，これに対してリチウムとバルプロ酸が奏効したという．また，社会的敗北ストレスに対する行動の低下が顕著である一方，ストレス終了後にはむしろ行動が増えるという点が，躁転を思わせる行動であるとされている[537]．

3 パスウェイ解析

最も関連の高い遺伝子に注目するのでなく，影響の小さな多数の SNP が双極性障害に関連しているはずである，という観点から，ゲノムワイドで有意ではないにせよ，関連がみられた遺伝子群全体に着目し，これらをパスウェイ解析することによって，どのようなパスウェイの遺伝子との関連がみられるのかに着目するという研究や，関連する遺伝子を調べることにより，疾患同士の遺伝的関連性を調べる研究が行われるようになった．

WTCCC による双極性障害の最初の GWAS では，双極性障害関連遺伝子で有意に多いパスウェイとして，ヘパラン硫酸/ヘパリン代謝，細胞骨格リモデリング/アドレナリンα1A 受容体依存性 PI3K 抑制，ナイアシン–HDL 代謝，神経生理学的過程/グルタミン酸によるドーパミン D_{1A} シグナリングの制御，の 4 つが挙げられ[538]，WTCCC と NIMH の 2 つの GWAS データセットを用いたパスウェイ解析では[539]，両データセットで有意に関連していたパスウェイとして，K^+ チャネル，Ca^{2+} チャネルなど，イオンチャネル関連のパスウェイが多く現れた．その後，こうした解析が，こうした遺伝学の論文では必須のものとなった．また，WTCCC の全 7 疾患で遺伝的類似性をみると，双極性障害は 2 型糖尿病(r＝0.85)，次いで脳血管障害(r＝0.54)に近く，この結果は，双極性障害では心血管障害や II 型糖尿病が多いという臨床研究の結果[540]とも一致していた．

2 万人以上の双極性障害患者を対象とした最新の研究では，運動協調障害，インシュリン分泌などのパスウェイとの関連が指摘されているが[528]，電位依存性陽イオンチャネルも有意ではないもののエンリッチしていた．

このように，弱い影響をもつ多数の SNP が関連しているというモデルに基づいた解析でも，双極性障害とイオンチャネル関連遺伝子群の関連が示唆された．

4 ポリジェニックリスクスコア

ゲノムワイド関連研究(GWAS)で見出された遺伝子多型との関連は，1つひとつの影響はオッズ比 1.2 未満のわずかなものであるが，多数の遺伝子多型を組み合わせることにより，効果が大きくなる．多数の遺伝子多型を組み合わせて，疾患への罹りやすさの指標として数値化したものを，ポリジェニックリスクスコア(PRS)と呼ぶ．双極性障害の PRS は，統合失調症との強い重なりがあり，うつ病とも関連しているが，AD/HD や自閉スペクトラム症との関連はより弱い[541]．季節性うつ病や PTSD とも弱いながら関連している．うつ病患者において，双極性障害の PRS が高いことは，エピソード回数が多いこと，発症年齢が早いことと関連していたが，抗うつ薬反応性とは関係がなかった[541]．

双極性障害患者では，統合失調症の PRS が高いことは，リチウム反応が良くないことと関係している[471]．双極性障害の PRS は，統合失調症における躁病状と関連し，統合失調症の PRS は双極性障害における精神病症状と関連している[542]．

一方，双極性障害の PRS は，創造的な職業についていること[75]，学歴が高いこと[541] とも関連していることが見出されている．筆者は，以前より，患者向けパンフレットの中で，「双極性障害になりやすくなる遺伝子があるとしたら，それにプラスの意義があるからこそ，その遺伝子を持っている人が多いのだと考えられます」と書いてきたが，こうした考えが正しかったことが証明されつつあるといえよう．

J. コピー数変異

　以前のゲノム解析の方法は，生化学的な手法を用いて，分子レベルで DNA 配列を調べるというミクロな方法と，顕微鏡で染色体を調べるというマクロな方法という，両極端な方法に限定され，100 kb～1 Mb 前後のゲノム領域が大きく欠失あるいは重複するようなゲノム異常を検出する方法がなかった．DNA マイクロアレイ技術を用いることによって，この中間のサイズの DNA 異常を調べることができるようになった結果，遺伝子を数個含むような大きなゲノムの欠失・重複を，ほとんどすべての人がもっていることが判明し，われわれのゲノム観は大きな転換を迫られることとなった[543]．こうしたゲノムの変化は，コピー数変異(copy number variation，CNV)と呼ばれるようになった．

　このコピー数変異が統合失調症において調べられ，小児期発症の統合失調症では，両親がもたない *de novo* 変異が新たに生じたために発症した場合があると考えられた[544]．その後，1 番染色体，あるいは 15 番染色体の大きな領域を失っていると約 10 倍発症しやすくなるという，強い関連が見いだされ，複数の研究で確認された[545, 546]．

　Zhang らは，1,001 名の双極性障害患者および 1,034 名の対照群で CNV を調べ，双極性障害患者では，1 人だけでみられる 100 kb 以上の大欠失(singleton deletion)が 16.2%にみられ，対照群の 12.3%より有意($p = 0.007$)に多い，と報告した[547]．患者の singleton deletion により失われる遺伝子群のパスウェイ解析では，"Psychological disorders"および"behavior(learning)"に含まれる遺伝子が有意に多く，具体的には，*COMT*，*NRXN1*，*ZDHHC8* などの欠失が含まれていたという．しかしながら，双極性障害患者 1,697 名，対照群 2,806 名における SNP アレイを用いた検討の結果では，統合失調症と違って，コピー数変異は双極性障害のリスクには関連しないと考えられた[548]．

　CNV は，体細胞モザイク状態で存在する場合もある．自殺者 1 名を含む

3名で，全身34臓器のCNVを調べた研究[549]では，単一あるいは複数の臓器，組織のみでみられるCNVが少なくとも6つ見いだされた．自殺者では，橋のみに存在するCNVがみられた．このCNVは1番染色体に存在し，*ATAD3A*（ミトコンドリアDNA–蛋白複合体の安定化に関与するミトコンドリア膜蛋白）などを含んでいた．こうした脳部位特異的な体細胞変異が精神疾患を引き起こしている可能性についても，今後検討が必要であろう．双極性障害2,591名においてSNP解析用Beadsアレイを用いてCNVを調べ，既存のデータを合わせて約9,000名で解析した研究では[550]，多重検定の補正を行った結果では，統合失調症のリスクとしても知られている16p11.2重複のみが，双極性障害（0.13％）において対照群（0.03％）より有意に多かった．全体として，統合失調症に比べて，双極性障害ではCNVの関与は少ないことが明らかとなった．

自閉スペクトラム症や統合失調症では，親から遺伝するCNVに加え，*de novo* CNVとの関連も指摘されている．双極性障害のトリオ（患者とその両親）家系，368家系において，*de novo* CNVを探索した研究によれば[551]，双極性障害患者で見られる *de novo* 変異の率（2.2％）は統合失調症（4.3％）より有意に少なく，対照群（1.5％）と有意差はなかった．CNVの平均の長さも，統合失調症（613 kb）では対照群（338 kb）より長かったのに対して，双極性障害（448 kb）では対照群と差がなかった．統合失調症のCNV領域として知られている部位のうち，双極性障害で *de novo* CNVとして見つかったのは16p11.2重複の1名のみであった．ただし，この *de novo* 16p11.2重複を持っている患者の，このCNVを持たない父親も双極性障害であったことから，その関連性には疑問がある．

現在のところ，双極性障害において，大規模なCNVの関与は統合失調症に比べて小さいと考えられるが，今後は多数例におけるアレイCGH（Comparative Genomic Hybridization）を用いた詳細な検討が必要であろう．

K. メンデル型遺伝病の変異

1 MRVCD 仮説と CDCV 仮説

このように，双極性障害の発症に大きな影響を与える遺伝子は見いだされておらず，1.5 倍未満の影響の DNA 多型をいくら組み合わせても，双極性障害の発症における DNA の大きな寄与のほとんどは説明できないことがわかり，この現象が，「失われた遺伝率(missing heritability)」と呼ばれている.

双極性障害の分子遺伝学研究では，初期には，大家系で原因遺伝子の同定を目指していた. これは，双極性障害はありふれた疾患ではあるが，まれな変異の集合体であるという考え，すなわち multiple rare variants common disease(MRVCD)仮説に基づいている. その後，盛んに行われた関連研究では，頻度の高い多型の組み合わせで発症のしやすさが決まるという，common disease common variant(CDCV)仮説が採用された. 前述の統合失調症の GWAS 研究では[524]，数万個の SNP がわずかずつの影響をもつことが示され，双極性障害にも同様のモデルが当てはまる可能性が示唆されている.

双極性障害の遺伝子研究の歴史の中では，この 2 つのどちらが主に関係するのかについての考えは行ったり来たりしてきたが，現在では，後述の通り，SNP からまれで効果の大きな変異まで，すべてが関係しているという，遺伝的構造(Genetic Architecture)という考えが一般的となっている.

弱いながらも関連する多くの SNP の解析によって，前述の通りさまざまな臨床的研究が行えるようになってきたが，神経生物学的研究への展開においては，まれでも効果の大きな変異を同定することが重要となる. こうした観点から，まれではあるが，身体疾患を伴う症候群として双極性障害が現れる場合に着目し，その原因遺伝子を探求することによって，身体疾患を伴わない双極性障害への手がかりを得る，という方向性も有効と考えられる.

2 Darier 病

常染色体優性遺伝皮膚病である Darier 病と双極性障害の連鎖については以前から注目されてきた．Darier 病と双極性障害の合併例が報告されていたこと，双極性障害では Ca^{2+} 反応の亢進が報告されていたところ，Darier 病の病因が Ca^{2+} ポンプの遺伝子（*ATP2A2*）にあることが判明したことなどから，Darier 病の原因遺伝子が皮膚疾患と双極性障害という多面的表現型を呈すると考えられた．そして，精神症状を伴うケースでは変異が 3′ 末端に多く，ミスセンス変異が多いという有意な偏りがみられたことは，この仮説を支持していると考えられた[552]．しかし，その後，Darier 病と双極性障害をもつ発端者の家系で，*ATP2A2* 変異と双極性障害が連鎖しないケースが見いだされたことから，Darier 病の原因遺伝子による多面的表現型として双極性障害が現れているのではなく，両者の原因遺伝子が連鎖している可能性も考えられた[553]．

しかしながら，最近の研究では，100 名の Darier 病患者で精神医学的評価を行ったところ，気分障害が 50％にみられ，大うつ病が 30％，双極性障害が 4％にみられたことから，やはり ATP2A2 の変異そのものが気分障害を引き起こしていると考えられた[554]．

その後，4 万人近くの統合失調症患者における GWAS で，*ATP2A2* との関連が指摘され[555]，再び双極性障害および統合失調症と *ATP2A2* との関連が注目された．

そこでわれわれの研究グループでも，双極性障害と Darier 病を伴う患者で，その原因を探るためシーケンス解析を行ったところ，ATP2A2 のスプライシングに影響するまれな変異を見出し，スプライシングアッセイにより，この変異がスプライシング異常を起こすことを確認した[556]．

Darier 病では，さまざまなアミノ酸置換を伴う原因変異が報告されているが，機能喪失変異は比較的まれである．そこで，こうした機能喪失変異と双極性障害・統合失調症の関連を調べるため，Darier 病の症例報告論文をすべて確認した．その結果，双極性障害・統合失調症などを伴う症例で報告されている変異は，それ以外の変異に比べ，有意に機能喪失変異が多いことがわ

かった．この結果は，Darier 病に伴う双極性障害や統合失調症が，*ATP2A2* 変異の多面的効果によるものであることを示している[556]．現在，われわれは，*ATP2A2* の神経特異的ヘテロ欠損マウスの解析を進めている．

3 Wolfram 病

Wolfram 病は，常染色体劣性遺伝する遺伝病で，若年性糖尿病，進行性両側性視神経萎縮をきたす疾患として知られていた．1940 年代より，「情動不安定」「焦燥性うつ病」など，精神症状も記載されていた．Swift らは，Wolfram 病では精神疾患が多いのではないかという臨床観察に基づき，全米の主な病院の内分泌内科・眼科の専門医と，すべての盲学校に手紙を送り，このまれな疾患の患者を 68 名集めた[557]．その結果，41 名(60％)が，重症うつ病，精神病，「器質性精神症候群」，衝動的な攻撃性などの精神症状をもっており，うち 17 名は精神科入院歴や自殺未遂歴があった．同じ頃日本でも，この疾患で躁うつ病様の精神症状を伴う 1 家系が見いだされた[558]．

Swift らは，Wolfram 病が重症，慢性で長期の治療を必要とするにもかかわらず，両親が外来に来なくなってしまうことが多いこと，家系研究をしようとすると，音信不通の者がいたり，参加を渋る家族が多かったりすることに気づき，この変異遺伝子のキャリア(heterozygote)にも精神障害があるのではないかと疑った．そこで彼らは，Wolfram 病患者の親族と，患者の配偶者の間で，精神疾患の有無を調べた[559]．その結果，入院歴，自殺未遂ともに，有意に親族で多く，heterozygote では，一般人口に比べ，精神科入院が 26 倍多いと見積もられた．症状を詳しく調べると，うつ病が最も特徴的であることがわかった．彼らは，Wolfram 病の保因者(heterozygote)は人口の 1％を占めると考えられることから，自殺企図やうつ病での入院患者中，25％はこの遺伝子変異の保因者であると見積もった．

連鎖解析によって，日独 2 つのグループより，4 番染色体上の原因遺伝子，*WFS1/Wolframin* が同定された．*WFS1* が双極性障害の連鎖部位として注目されていた 4p16 に存在することから，両者の関係がさらに注目された．また，前述の *XBP1* を神経系細胞に過剰発現させると *WFS1* が増加するこ

とから，両分子の間には関連があると考えられた[560].

その後の変異検索では，双極性障害患者で，Wolfram病の原因となる *WFS1* 変異はまったく見いだされていないものの[561]，われわれは，*Wfs1* のノックアウトマウスが双極性障害のモデル動物となる可能性を考え，検討を行った[562]．その結果，行動の制止，社会的相互作用の低下といった抑うつに類似した行動変化を見出した．

なお，Wolfram病患者では，死後脳でミトコンドリア遺伝子(mtDNA)欠失が蓄積していることが報告されており[563]，次項のミトコンドリア病とも関連している．

4 ミトコンドリア病

慢性進行性外眼筋麻痺(Chronic progressive external ophthalmoplegia, CPEO)は，mtDNA 多重欠失により，眼瞼下垂などの症状を呈する比較的軽症で成人発症型のミトコンドリア病である．Suomalainen らは，多重欠失を伴う CPEO の家系で，長年制止の強い重症のうつ病を呈した後，CPEO を発症したケースを報告した[564]．死後の病理学的検索の結果，筋よりも脳に多くの mtDNA 多重欠失がみられた．他の罹患者でもうつ病がみられ，少なくともこの家系では，うつ病はミトコンドリア脳筋症の一症状であると考えられた．この事例は，脳の mtDNA 欠失がうつ状態の原因となり得ることを示していると考えられた．

その後，ミトコンドリア病と気分障害を併発する家系が多く報告されている[565]．ミトコンドリア病でしばしばみられる表現型である，眼瞼下垂，筋力低下，心筋症，糖尿病などを伴う双極性障害患者も少なくない[566]．

その後，ミトコンドリア病患者で，構造化面接を行った論文が 3 本報告されており[567-569]，ミトコンドリア病患者における双極性障害の頻度は 16〜21％と高いことがわかった．

L. 染色体異常

1 DISC1

1番染色体と11番染色体の転座と，精神疾患が連鎖する大家系において，転座点からクローニングされた遺伝子が *DISC1*(disrupted in schizophrenia-1)と命名された[570]．この遺伝子は，2000年代の精神疾患に関する神経生物学的な研究の中で，最も大きなウエートを占めるものとなり，2018年までに800本近くの論文が報告されている．2005年には，Science誌による年間の科学研究におけるブレイクスルーとして，Kamiyaらによる論文[571]およびMillarらの論文が，精神疾患の分子基盤に関する手がかりを与えたとして，選ばれた．

DISC1 については膨大な研究が行われており，実に様々な機能が報告されている．

DISC1 はマウスではE14〜15の神経新生が盛んな時期に発現し，成長後は海馬歯状回や嗅球という，神経新生が盛んな2領域に多く発現している．

細胞内においては，核，ミトコンドリア，中心体，神経突起，シナプスなどに幅広く分布し，NUDEL，Kendrin，PDE4B，FEZ1，Citron，ATF4/5，Lis1，pericentrin，14-3-3 ε など，多数の蛋白質と相互作用する．最初に報告された機能は，神経突起伸展における役割であった．その後，神経新生，神経細胞遊走，樹状突起の可塑性，神経伝達物質のシグナリング，細胞内の物質輸送，シナプス形態の動的変化など，多様な細胞機能に関与することがわかってきた[572]．

マウスの研究では，飽和突然変異体作製(saturation mutagenesis)により見いだされた，DISC1蛋白質のミスセンス変異をもつ2種類のマウスで，うつ病様(Q31L)あるいは統合失調症様(L100P)の行動異常や脳室拡大がみられること[573]，神経発達障害をもつ129sv系統マウスは，*DISC1* のアイソフォームをもたないこと[574]，最初の家系と同じ変異 *DISC1* を発現するトラ

ンスジェニックマウスが，脳室拡大，PV 陽性介在神経細胞数の減少，多動，プレパルス抑制の低下などの統合失調症様の行動異常[575]や社会行動の低下，強制水泳試験における無動時間の延長などのうつ様の行動異常を呈すること[576]，C 末端のみをもつ変異 DISC1 蛋白のトランスジェニックマウスが，神経細胞形態変化，うつ様行動異常，空間記憶障害を有すること[577]などが報告された．また，Exon 7 と 8 の両方にストップコドンを導入したノックインマウスは，神経細胞形態異常や空間学習の異常を示した[578]．また，*DISC1* の RNAi では，神経細胞の遊走の異常[571]が示された．一方，*DISC1* のノックダウンで，新生神経細胞の integration が促進され，神経細胞のポジショニングの異常や，歯状回神経細胞の興奮性亢進，歯状回の発達促進などの変化がみられた[579]．その名称もあって，*DISC1* 研究といえば統合失調症研究と理解される場合が多いが，元々の家系において，最も多いのはうつ病であった．次に多かったのは統合失調症であるが，双極性障害をもつ者も 1 人いたことから，双極性障害との関連も考えられる．

Tsai らのグループは，双極性障害と *DISC1* の関わりを念頭に置いた研究を行っている[580]．DISC1 は GSK-3β を阻害することを介して，神経前駆細胞の増殖を加速させる．一方，リチウムは，GSK-3β を阻害する作用をもつ．*DISC1* の機能喪失による行動異常は，GSK-3β阻害薬で改善する．したがって，*DISC1* の機能喪失は，新生ニューロンの減少を介して，気分障害様の行動異常を引き起こすと考えられた[580]．

しかしながら，*DISC1* については，あまりに多様な機能が報告されているために，逆に精神疾患とどのような関連をもつのかという解釈が難しくなってしまった面もある．元々の家系で様々な診断の患者がみられることも相まって，その機能と精神疾患の関わりについて，整理して理解することは難しい．

なお，*DISC1* の異常により発症した家系はほかにはほとんど報告されていない．唯一，*DISC1* の 4 塩基欠失によるフレームシフト変異をもつ新たな家系が報告されたが[581]，この家系では，統合失調症と統合失調感情障害の兄弟が変異を有していたが，家系内では連鎖しておらず，この変異は健常者にも見いだされており，その病因的意義は不明であった．その後，この変異

を持つ患者の iPS 細胞の解析が行われ，ゲノム編集により変異を直した細胞も作成して比較することにより，シナプス関連遺伝子の発現変化，シナプス小胞の放出の障害などが見出された[582].

2 22q11.2 微小欠失

22q11.2 微小欠失は，VCFS(velo-cardio-facial syndrome)と呼ばれる症候群を引き起こす染色体異常である．統合失調症を含め，様々な精神疾患を伴う場合がある．

VCFS における双極性障害の頻度については，0～64％とばらつきがあるが[583,584]，統合失調症患者においてゲノムワイドに CNV を調べた研究でも 22q 欠失が多くみられた一方，双極性障害における CNV 研究では 22q11 欠失は見いだされていないことから，統合失調症との関連が確実である一方，双極性障害との関連は不明である．

この欠失のモデルマウスは，統合失調症様の行動異常のみられるモデルマウスとして，盛んに研究されている．この領域に含まれる遺伝子のうち，どの遺伝子が病態に関与しているのかについては，いまだ結論には至っていない．欠失領域に含まれる *ZDHHC* がパルミトイル化に関わる酵素の遺伝子で，post synaptic density に存在する蛋白，PSD-95 がその標的分子の一つであり，*ZDHHC* の欠損により PSD-95 のパルミトイル化が障害された結果，スパイン密度が減少すること[585]など，様々なメカニズムが検討されている．また，このマウスではパルブアルブミンニューロンの数が減少し，γ 振動が低下することなどが報告されている[586].

3 その他

染色体均衡転座 t(9；11)(p24；q23)と気分障害(双極性障害 5 名および反復性うつ病 1 名)が連鎖する家系で，切断点 11q23 からクローニングした遺伝子 *DIBD1* が，N-グリコシル化に関わる mannosyltransferase であったとの興味深い報告もある[587]．*DIBD1*(ALG9)は脳に発現しており，よく保存さ

れたアミノ酸の置換を引き起こす V289I 多型と双極性障害の関連を調べたところ，関連はなかったが，イントロンの多型とは弱い連鎖がみられたという．その後，ほとんど検討されていないが，さらなる検討が必要と思われる．

M. 全エクソーム／全ゲノム解析による双極性障害と連鎖する変異の探索

多発家系 41 家系 200 名で全ゲノム解析を行った報告によると，ゲノムワイドに有意に関連している遺伝子はなかった[588]．候補遺伝子に着目すると，電位依存性カルシウムチャネルや GABA-A 受容体などの神経興奮性に関わる遺伝子の，特に制御領域のまれな変異が関連している可能性があるという[588]．Amish 大家系 497 名で，連鎖解析と 50 名の全ゲノム解析を組み合わせた検討でも，確実に連鎖している変異は同定されていない[589]．

双極性障害の 8 家系 36 名でエクソーム解析を行い，双極性障害患者 3,541 名，対照群 4,774 名で症例対照研究を行った研究[133] では，82 の遺伝子のまれな変異が見出され，これは自閉スペクトラム症や統合失調症で de novo 変異が見つかっている遺伝子や，FMRP（脆弱 X 精神遅滞蛋白）系の遺伝子に多かった．うち 19 の遺伝子が症例対照研究で関連していたが，多重検定の補正を生き残る変異はなかった．最も名目上有意だったのは，*VWA8* という，ミトコンドリア蛋白をコードする遺伝子であった．

双極性障害多発家系 4 家系 9 名でエクソーム解析を行い，連鎖する変異を探索した研究では[590]，14 の遺伝子が見出されたという．

双極性障害の全エクソーム／全ゲノム解析は，われわれも参加している Bipolar Sequencing Consortium という国際コンソーシアムにより多施設共同で行われている他，Broad Institute ではすでにおよそ 1 万人の双極性障害患者の全エクソーム／全ゲノム解析が終了しており，今後その結果が報告されれば，双極性障害の遺伝的構造がより明らかになっていくと期待される．

N. デノボ点変異

　ゲノム解析技術の進歩とともに，両親にはなく，子で新たに生じた *de novo* 点変異を網羅的に解析することが可能となり，自閉スペクトラム症や統合失調症の発症に，クロマチン制御やシナプスに関わる遺伝子の機能喪失変異が関係していることが見出された．*de novo* 点変異は父親の加齢とともに増えることが知られているが，双極性障害でも父親の高年齢が危険因子となることから，双極性障害にも *de novo* 点変異が関与している可能性が考えられた．

　そこでわれわれは，双極性障害患者とその両親のトリオ79家系で，エクソーム解析を行った[49]．その結果，合計70個の遺伝子に *de novo* 点変異があり，機能喪失変異がある遺伝子は，一般人口では機能喪失変異がほとんど見られない遺伝子に多く見られた．また，タンパク質配列を変化させる *de novo* 点変異を持つ患者は，持たない患者に比べ，発症年齢が有意に低かった．さらに，既存の統合失調感情障害のデータと合わせた解析により，双極Ⅰ型障害と統合失調感情障害のグループでは，対照群に比べて，タンパク質配列を変化させる *de novo* 点変異が有意に多かった．こうした *de novo* 変異は，カルシウム結合蛋白の遺伝子に多い傾向があった．これらの所見は，双極性障害に *de novo* 点変異が関係している可能性を示している[49]．

O. 体細胞変異

　前述の *de novo* 変異は，多くの場合，精子に生じるため，患者はヘテロ接合体となる．しかしながら最近，自閉スペクトラム症では，モザイク変異，すなわち受精卵以降の発生のいずれかの段階で生じる体細胞変異が関係していることが明らかにされた[591]．統合失調症患者の脳において，おそらく発達

中にレトロトランスポゾン LINE-1 の転移という体細胞変異が生じ，これが
シナプス関連遺伝子に多く生じることが発症に関係する可能性が示唆されて
いる[592]．精神疾患に関して不一致な一卵性双生児のゲノム差異の探索から，
体細胞変異を見出した報告もあり[593]，双極性障害にもこうした体細胞変異が
関係している可能性が考えられる[594]．

P. 遺伝的構造

　このように，同じゲノム要因といっても，頻度の高い多型，メンデル型の
遺伝病を起こすまれな遺伝子変異，コピー数変異，親から伝達されるまれな
変異，*de novo* CNV，*de novo* 点変異，そして体細胞変異など，さまざまな
変異が関与していると考えられるようになってきた．こうしたさまざまなゲ
ノム要因が疾患に関係していることが，遺伝的構造(Genetic Architecture)と
呼ばれている．

　双極性障害においても，さまざまなゲノム要因による遺伝的構造が総体と
して遺伝的リスクとなっていると考えられる．

第9章
脳研究

A. 形態

1 死後脳研究

(1) 双極性障害における死後脳研究の歴史的経緯

　ニッスルやアルツハイマーらが活躍した 19 世紀末から 20 世紀初頭，精神疾患と神経疾患の区別はなかった．現在では神経疾患とされている進行麻痺が，当時，主な精神疾患の一つであり，入院精神疾患患者の約 2 割を占めていた．1907 年には，アルツハイマーが，進行性の認知症患者の脳内で，今日老人斑や神経原線維変化と呼ばれる病変を見いだし，1913 年には，野口英世が進行麻痺患者の脳内に梅毒スピロヘータを発見した．こうして当時の技術で明らかな病変が見いだされた疾患は神経疾患とされたが，当時の技術で病変がみられなかった疾患が現在精神疾患とされている．双極性障害についても，当時多くの死後脳研究が行われたと思われるが，明らかな病変がみられないため，神経変性疾患研究において，双極性障害患者の脳は，「対照群」として検討されることが多かったという．

　このようにして，双極性障害における生物学的研究は，遺伝子研究を軸に進められるようになり，死後脳の神経病理学的な研究は盛んではなかった．

　しかし，2000 年頃から，双極性障害における死後脳研究が再び行われる

ようになった．これには，ストレスによる，海馬の神経突起の退縮，海馬歯状回の神経細胞新生の抑制などが見いだされ，心理現象に伴って脳の形態が変わるはずはない，という従来の固定観念が否定されたことや，リチウムが神経保護的に働く（Bcl-2 の増加，海馬歯状回における neurogenesis の増加）など，治療薬の神経保護的な作用が見いだされたことから，それに対応する脳病変を探索しようという機運が高まったという面が背景にあるかもしれない．また，MRI（磁気共鳴画像）による研究で，脳梁下部前頭前野（Brodmann Area 24）の体積減少など，形態異常が指摘された[595]ことも，死後脳の神経病理学研究を後押しした．しかし，最大の理由は，スタンレー財団が設立したスタンレーブレインバンクが，希望する研究者に無償で脳サンプルの提供を開始したことである[596]．そして，同バンクが，統合失調症，うつ病，双極性障害，対照群 15 名ずつのセットのサンプルを診断に関してブラインドの状態で提供し，生データと引き換えに臨床情報を送る，というシステムをとったために，結果的に，統合失調症に関心をもつ研究者も双極性障害患者の死後脳を調べるようになったことも，双極性障害の死後脳研究が増加した一因となった．Theodore R. Stanley 氏がスタンレー財団を設立し，ブレインバンクを作ったのは，そもそも Stanley 氏のご子息が双極性障害に罹ったからであり，これはまさに意図されたことだったかもしれない．

　実際，文献を検索すると，スタンレーブレインバンクが脳サンプル配布を開始した 1997 年から，双極性障害の死後脳研究の論文数が急速に増加している．

　現在は，スタンレーブレインバンクが脳サンプルの配布を続けているほか，死後脳研究を行っている大学，NIMH と武田薬品工業などの企業による産学連携プロジェクト（public-private partnership，PPP）である CommonMind Consortium が，患者死後脳由来の RNA シーケンスデータを公開している（https://www.nimhgenetics.org/resources/commonmind）．また，わが国でも，日本医療研究開発機構の脳科学研究戦略推進プログラムの支援を受けて，日本ブレインバンクネットが立ち上がり，全国のブレインバンクをネットワーク化し，検体の提供を始めており，双極性障害患者の死後脳の収集・保存・提供も進められている．

(2) 脳梁下部前頭前野

MRI で脳梁下部前頭前野の体積低下を指摘した Drevets らのグループ[597]は，同じ部位（BA24 野）において，三次元的手法を用いて，細胞の構成について検討した．対象は，ハーバード大学の脳コレクションの少数例（BP4，MD4，C5）の脳と，スタンレーブレインバンクの検体であった．神経細胞の数および大きさには，対照群と差はみられなかったが，グリア細胞の数と密度，および皮質の体積が，双極性障害（41%）および大うつ病（24%）で，有意に（$p < 0.01$）減少していた．この所見は，家族歴のある患者で顕著であった．統合失調症ではこうした所見はみられなかった．一方，BA3b 野（体性感覚野）では，これらの所見はみられなかった．

一方，Cotter らは，同じスタンレー脳バンクのサンプルの，近傍の部位（BA24b）を用いて検討を行った．うつ病の第VI層でグリア細胞密度と神経細胞サイズが減少していることを確認したものの，統合失調症でも 6 層のグリア細胞密度が減少していると報告し，さらに，双極性障害では異常がみられないと報告した[598]．

これら 2 つの論文の間で結果が不一致となっている要因の一つは，Drevets らのグループが，スタンレーブレインバンクの検体に関して，著者自身が診断し直し，グリア細胞の少ない統合失調症患者 1 名を，家族歴のある双極性障害群に算入し，患者群を家族歴の有無で分けていることである．

(3) 前頭前野のその他の部位

Rajkowska ら[599] は，前頭前野の BA9 野について，10 名の双極性障害患者および 11 名の一致した対照群で，三次元の形態解析を行った．その結果，第III層の神経細胞密度の減少，第III層，第V層の錐体細胞密度の減少を認めた．第III b 層では，グリア細胞密度の減少（19%）を認めた．多くの層で，グリア細胞の拡大と核の形態変化を認めた．

統合失調症では，スパインの減少が報告されているが，双極性障害患者 9 名，統合失調症患者 19 名，および対照群 14 名で，背外側前頭前野をゴルジ染色し，スパインを観察した研究では，双極性障害でもスパイン密度低下がみられている[600]．

双極性障害では，青斑核の細胞数は増加している傾向がみられた[601]．これは，双極性障害患者の死後脳でノルアドレナリンの代謝回転が増加していること[602]と一致している．

また，背側縫線核の腹外側亜核で，神経細胞数の減少が報告されている[603]．双極性障害患者 13 名を含む脳試料における検討では，双極性障害では，背側縫線核のセロトニン神経細胞が小さくなっていたと報告されている[604]．

⑸　海馬・梨状皮質など

Dowlatshahi ら[605]は，双極性障害では海馬歯状回の supragranular region（歯状回の顆粒細胞と分子層の間の領域）の Timm 染色が増加していることを示し，シナプス発芽が増加していることを示唆した．

双極性障害で海馬の非錐体細胞が減少していることが報告されていたが[606]，Konradi らは，ハーバード大学の脳コレクションを用いて，双極性障害患者 14 名と対照群 18 名で海馬全体を三次元的に調べ，ソマトスタチン陽性介在ニューロン，パルブアルブミン(PV)陽性介在ニューロンが減っていることを報告した[607]．この研究を超えるサンプル数で海馬全体を調べることがほぼ不可能なこともあって，この所見を確認した研究はいまだない．

⑹　間脳

視床下部の体積減少[608]，視床下部室傍核(PVN)の神経細胞減少[609]という所見も報告されている．PVN ニューロンは双極性障害，うつ病ともに減っているが，体積減少ははっきりしなかった．PVN のニューロン数減少は，グリオーシスを伴っていた．PVN の主要なニューロンは，アルギニン・バソプレシン，CRH，オキシトシンの細胞であるが，気分障害(うつ病 8 名，双極性障害 5 名)患者死後脳では，CRH 陽性ニューロンはむしろ増加していた．したがって，残りの非 CRH ニューロン(おそらく介在ニューロン)が主として減少していると思われた．PVN の介在ニューロンが減少したことにより，CRH 上昇などの所見が起きている可能性があるという．PVN の介在ニューロンは，ドーパミン，ソマトスタチン，サブスタンス P などを含む．

もちろん，PVN の介在ニューロンの減少が，病気の結果か，ストレスの結果か，原因か，といった因果関係は不明である．

　手綱核は，松果体，視床室傍核とともに，視床上部(epithalamus)と呼ばれる場所で，視床上部はいずれも生物リズムやストレス反応と関連した機能をもつ．内側手綱核と外側手綱核に分けられ，特に外側手綱核は，ドーパミン起始核である中脳腹側被蓋(VTA)や，セロトニン起始核である縫線核に投射する．手綱核のニューロンは，良くないことが起きると予測したときに活動し，VTA のドーパミンニューロンの機能を抑制する．こうした特徴から，手綱核とうつ病の関連が注目され，うつ病の動物モデルで外側手綱核の代謝が亢進していることや，手綱核の破壊により学習性無力が起きにくくなるといった報告がなされている．うつ病患者において，トリプトファンを欠乏させるとうつ状態が誘発されるが，うつ状態の重症度と手綱核の血流は正の相関を示したことから，うつ状態に手綱核機能が関与していると考えられていた．この手綱核の体積を死後脳で計測した研究の結果，大うつ病 6 名と双極性うつ病患者 8 名を含む気分障害患者において，手綱核の体積減少が認められた[610]．

　最近，3 テスラー MRI 装置を用いて，測定パラメーターを工夫することにより，手綱核の体積を調べた研究が報告され，双極性障害では，手綱核体積が小さかったと報告されたが[611]，その後，双極性障害で手綱核体積に変化はないとの報告もなされている[612]．

　視床網様核においても，PV ニューロンが減少しているとの報告がある[613]．

(7)　双極性障害における死後脳研究のまとめ

　このように，双極性障害において，死後脳の形態学的研究が多く行われ，様々な変化が指摘されている．神経細胞数の減少，あるいは神経細胞密度の減少が指摘されている部位としては，脳梁下部前頭前野/前部帯状回，前頭前野，海馬，視床，視床下部室傍核，縫線核などがある．しかし，これらの結果も，研究間で一致しているとはいえない．減少は，錐体細胞よりも，介在ニューロンについて多く報告されている．

　しかし，これらは結局のところ定量的な差異にとどまっており，非罹患者

との顕著な差は今のところほとんど見いだされていない.

　こうした中で, 視床下部室傍核における所見のみが, グリオーシスという, 病的変化を示唆する所見を伴っていることが注目される.

２ MRI

　双極性障害の脳画像研究は, 初期には CT により行われ, 脳室拡大が多く報告された.

　MRI が用いられるようになると, 関心領域の体積を測定する方法による計測が行われるようになった. その後, statistical parametric mapping (SPM)法が開発されると, 脳内の体積変化部位を網羅的に解析する方法である, voxel-based morphometry(VBM)法を用いた研究が盛んに行われるようになった. その後, FreeSurfer という, MRI 画像から脳各部位を区画化して体積を計測できるソフトウェアがよく用いられるようになっている.

　MRI における関心領域を調べた初期の研究では, 家族性気分障害における脳梁下部前頭前野の血流低下, および同部位の体積減少を報告した Drevets らの報告は, 特に注目された[595].

　98 の双極性障害の MRI/CT 研究をまとめたメタ解析[614] によれば, 有意な所見は,

　1)側脳室拡大　effect size　$0.39(p=0.00000078)$
　2)第 3 脳室拡大　effect size　$0.27(p=0.046)$
　3)脳梁断面積減少　effect size　$-0.43(p=0.0066)$
　4)深部白質高信号　OR＝2.49
　5)リチウムによる灰白質の増加$(p=0.004)$

とされた. 双極性障害患者における VBM 法による 14 の研究(患者 366 名, 対照群 497 名)のメタ解析によると, 前部帯状回と両側島(insula)の灰白質体積減少が一致した所見であった[615]. これらの部位は, 統合失調症における体積減少部位と重なっているが, 統合失調症における体積減少部位は, 双極性障害における体積減少部位よりも, より広範であった. このメタ解析により指摘された部位のうち, 前部帯状回は, 以前に Drevets らが指摘した脳梁

下部前頭前野と隣接した部位である．一方，島は，これまであまり注目され
ていなかった部位であった．

　前部帯状回と島の体積減少は，660 名の双極性障害患者と 770 名の対照群
における VBM のメタ解析でも確認された[616]（図26）．前部帯状回の体積は，
リチウム服用者の割合が高い研究ほど大きいことから，双極性障害ではこの
部位の体積が減少し，リチウムはこれを増大させると考えられた．この結果
は，これまでの結果の不一致の少なくとも一部は，投薬の影響によるもので
あることを示唆している．

　日本におけるこれまでで最大の人数における研究は，脳科学研究戦略推進
プログラムにおいて，双極性障害患者 158 名をうつ病患者 596 名，対照群
777 名と比較した研究である[617]．双極性障害患者は，対照群と比較して，右
前部帯状回，中前頭回，左下前頭回で灰白質体積が小さかった．うつ病でも
類似した部位に体積減少が見られた．

　精神疾患の MRI 研究の国際コンソーシアムである ENIGMA における双

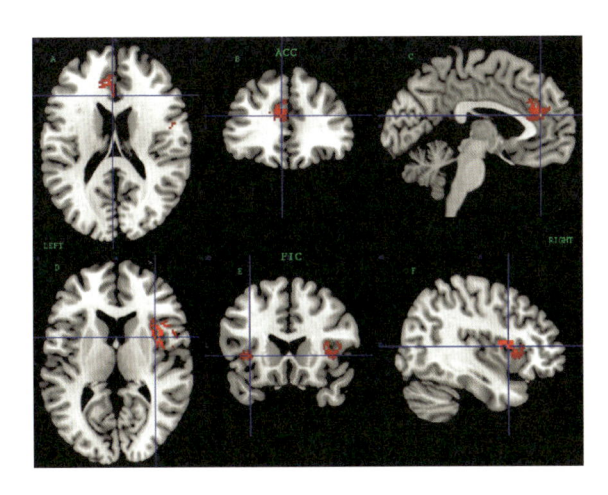

図26　660 名の双極性障害と 770 名の対照群の比較により確認された双極性
　　　　障害患者で灰白質体積が減少している 2 つの部位
ACC：anterior cingulated cortex（前部帯状回），FIC：fronto-insular cortex（前頭-島皮質）
〔Bora, E. *et al.* (2010) Voxelwise meta-analysis of gray matter abnormalities in bipolar
disorder. Biol Psychiatry 67, pp.1097−1105 より〕

極性障害患者 1,837 名を 2,582 名の対照群と比較した研究では[438]，大脳皮質灰白質は左右前頭葉，側頭葉，頭頂葉で薄く，特に左弁蓋部(ブローカ野の一部)，左紡錘状回，左中前頭回で顕著であった．罹病期間が長いことは皮質が薄いことと関連していた．一方，リチウムを服用している者では，服用していない者に比べ，皮質は厚かった[438].

深部白質高信号については，第 4 章「診断」で詳しく述べたが(→ 111 頁)，最近では，水分子の拡散を測定することにより，軸索の走行を解析することのできる拡散テンソル画像が用いられている．双極性障害における研究の系統的レビューによると，fractional anisotropy という指標が低下しており，白質の異常が示唆されている[618]が，異常な部位を特定することはできなかった．

B. 生化学

1 神経伝達物質および細胞内情報伝達系

患者死後脳における神経ペプチド，モノアミンなどに関して様々なデータが報告されている[602]．ノルアドレナリンの代謝回転は，大脳皮質，視床などで亢進している．一方，セロトニンの代謝回転は減少し，セロトニントランスポーターも皮質で減少していた．cAMP-プロテインキナーゼ A 系，およびイノシトールリン脂質系のそれぞれで異常がみられる．G 蛋白の濃度および活性の亢進が後頭葉，前頭前野，側頭葉でみられた．イノシトールリン脂質系では，前頭前野でプロテインキナーゼ C の活性変化がみられた．後頭葉ではイノシトールリン脂質水解の低下がみられた．

しかしながら，こうした研究はほとんどが治療を受けている患者において行われている．治療薬がモノアミン系や細胞内情報伝達系に作用することが明らかになっているからこそこれらが調べられているわけであるが，結局のところ，治療による影響と疾患の原因とを死後脳研究で鑑別することは困難

である.

2 プロテオミクス

死後脳において蛋白を網羅的に解析するプロテオミクス研究では, 双極性障害患者の海馬で, クラスリン依存性エンドサイトーシスに関わるタンパク質群の低下が見られたが, 同様の変化は統合失調症でも見られた[619].

双極性障害患者 13 名を含む下垂体試料を用いたプロテオミクス研究では, 双極性障害においてプロオピオメラノコルチン, ガラニンなどの下垂体ホルモンが増加していた. また, 遺伝子転写, ストレス反応, 脂質代謝, 成長因子シグナリングなどに関連したタンパク質の変化がみられた[620].

20 名の双極性障害患者を含むサンプルのプロテオミクス研究では, 糖新生, 解糖系やクラスリン依存性エンドサイトーシスに関わるタンパク質の変化がみられた. また, 統合失調症と共通に, 酸化ストレス反応などのタンパク質群にも変化がみられた[621].

これらの研究においても, 薬剤や生前, 死後の変化の影響を除外することは容易ではない.

3 分子イメージング

放射性同位元素を用いた脳画像法には, SPECT(単一光子断層画像法)および PET(positron emission tomography, 陽電子断層画像法)がある. 特にPET は, 半減期が短く, 炭素などの生体内分子に含まれる原子を直接ラベルすることができるため, 応用性が高い. Fluoro-deoxyglucose による糖代謝画像のほか, 神経伝達物質の受容体に結合する物質(リガンド)を用いることで, 受容体の分布を画像化することができる. このように, 特定の分子を画像化する方法は, 分子イメージングとも呼ばれる.

双極性障害における分子イメージングでは, セロトニントランスポーターが視床で増加していると報告された[622,623]. 一方, 縫線核を含む橋では低下していると報告された[624]. 指標の設定の仕方による影響を受けるものの, 中

脳，視床を含む脳内各部位で増加しているとの報告もある[625]．視床における増加については，比較的一致した結果が得られていると言えるだろう．

また，躁状態におけるセロトニン 2 受容体の低下が報告されている[626]．

また，ドーパミン D_1 受容体が大脳皮質で状態に関わりなく低下していることが報告されている[627]．一方，躁状態の患者の研究では，プレシナプスへの DOPA の取り込み，あるいは大脳皮質の D_2 受容体には対照群との差はみられなかった[628, 629]．

活性化ミクログリアのマーカーである TSPO(translocator protein，末梢型ベンゾジアゼピン受容体)の PET によれば[630]，双極 I 型障害患者の右海馬で結合能が亢進しており，神経炎症が起きていることを示唆するという．

分子イメージングは，神経伝達物質受容体やトランスポーターなどの変化を in vivo でとらえることのできる唯一の方法であるが，双極性障害患者を無投薬の状態で測定することの困難さもあり，その重要性に比して，研究論文数は多くないのが現状である．

4 MRS

磁気共鳴スペクトロスコピー(MRS)による研究では，^{31}P–MRS ではクレアチンリン酸の低下，細胞内 pH の低下という脳エネルギー代謝変化，およびホスホモノエステルの変化という細胞膜リン脂質の変化が指摘されている[631]．^{1}H–MRS では，N–アセチルアスパラギン酸の低下，グルタミン/グルタミン酸の上昇，クレアチンの低下，コリンの上昇，および乳酸の上昇などの所見が報告されている[632, 633]．双極性障害患者の脳内におけるイノシトール濃度をプロトン磁気共鳴スペクトロスコピーにより測定した研究では，前頭葉で有意な低下がみられ，この低下はリチウム反応者でより顕著であったと報告されており，イノシトール枯渇説を支持する所見と考えられた[634]．

MRS による多くの所見は，ミトコンドリア機能障害によるものとして統一的に理解可能であると指摘されている[632]．

筆者が MRS 研究に従事していた 1990 年代以降，MRS 技術において画期的な進歩は乏しく，これまでに得られた以上の知見を得ることに期待するの

は難しいと思われる.

C. 機能

1 脳波・誘発電位

　バルプロ酸，カルバマゼピン，ラモトリギンという3つの気分安定薬が抗てんかん薬であることから，双極性障害とてんかん性脳波異常に関連があるかどうか，気になるところであるが，いまだ研究は少ない．古い研究では，気分障害のうち，うつ病よりは躁病で脳波異常が多いことや，高齢発症の孤発例で異常が多いことなどが報告されている[635]．また，双極性障害患者およびその第一度近親では，small sharp spikes パターンが多くみられるとの報告[636]や，急速交代型の双極性障害患者5名中3名で両側側頭葉の発作性鋭波がみられたとの報告もある[637]．

　てんかん患者において双極性障害様の症状がみられた場合に，どのように考えるべきかについても，コンセンサスには至っていない．てんかん患者で構造化面接を行った研究によれば，11.8％が名目上は双極性障害と診断されたが，真の双極性障害は1.4％であったという．てんかん患者に見られる，双極性障害に類似した症状は，多くは発作間欠期の不機嫌など，てんかんによる症状と考えられた[638]．

　てんかん性異常脳波を認めるケースではリチウム反応が悪く[639]，脳波異常のケースではバルプロ酸に反応する[640]可能性が指摘されているが，多数例での検証はなされていない．

　誘発電位による研究では，統合失調症でみられるようなミスマッチ陰性電位の変化はみられなかった[641]．一方，より遅い成分であるP300の変化は，統合失調症と双極性障害に共通であったという[642]．

　統合失調症ではγ波の同期性の問題が指摘されているが，双極性障害でも脳波の同期性に異常がみられるとの報告もある[643, 644]．しかし，双極性障害

では統合失調症のような同期性の異常はみられないとの報告もあり[645], 一致した見解には至っていない.

誘発電位に関する最近のメタ解析によると, 寛解期の双極性障害患者ではP50 の低下, P100 の振幅低下, P300 の振幅低下が見られ, NoGo N2 の減衰, NoGo P3 の異常などがみられるという[646]. また, 聴性定常反応(ASSR)の異常やγ波反応の異常も指摘されている[647]. 聴性定常反応の低下はうつ病では見られないことから, 双極性障害とうつ病の鑑別に有用な可能性もある[648].

2 脳機能画像(PET/fMRI)

⑴ 感情に着目した研究

PET や fMRI を用いた脳機能画像研究では, 感情に着目した研究と, 認知機能に焦点を当てた研究がある.

感情に着目した研究では, 扁桃体, 腹側線条体, 梁下野あるいは前部帯状回, 前頭前野腹内側部, 海馬, 島などに関心がもたれている. 測定は主にうつ状態, 躁状態において行われ, 感情を呼び起こすストーリー, 言葉, 音楽など, 様々な課題が用いられている.

こうした課題の中で, 最もよく用いられるのは感情を伴う表情を弁別する課題である. これは主として, 扁桃体などを賦活する課題として, この課題が確立しているためである. 双極性障害患者では, 表情弁別課題に対して, 扁桃体の賦活が対照群より強く, 背外側前頭前皮質では逆に賦活が低下していると報告されている[649-651]. 情動を示す表情に対する反応を調べた fMRI 研究のメタ解析によれば, 双極性障害患者は扁桃体, 海馬傍回, 視床において過活動が見られ, 腹外側前頭前野では低活動が見られた[652].

扁桃体の賦活が大きいことは, 単極性のうつ病と共通の所見であり, いわゆる大脳辺縁系を介した情動関連情報処理系が優位になっている所見と解釈することができよう[107].

⑵ 認知に着目した研究

一方, 認知に着目した研究では, 前頭前野背外側部(DLPFC), 前頭前野

腹外側部(VLPFC)などに関心がもたれている．寛解期の双極性障害患者において，語産生課題あるいはストループタスクなどの前頭葉賦活課題を用いた結果では，前頭前野背外側部の賦活がより強いという報告[653, 654]や，腹側前頭前野ではむしろ賦活が低下しているという報告[655, 656]などが代表的な所見である．双極性障害は，躁状態，うつ状態，混合状態など複雑な病像を呈するうえ，寛解期にも閾値下感情症状や認知機能障害が存在する可能性があるなど，こうした所見の解釈は容易ではない．また，賦活が高まっているといっても，これが単純に機能亢進を示すとはいえない．課題に対応する脳機能が低下しているために，同じ課題成績を達成するためには，より強い賦活が必要であると解釈される場合もある[657]．認知機能に着目した研究は，いずれも寛解期にみられる所見であり，素因依存性の所見と考えられている．

❸ 安静時機能結合 MRI(resting state functional connectivity MRI，rs-fcMRI)

安静時に fMRI を連続的に撮像し，信号変化が同期している領域同士は神経結合が強いという前提に基づいて，脳各部位間の機能結合を調べた研究が盛んに行われている．特に，課題賦活により活動がむしろ低下することから，安静時に活動していると考えられた，デフォールトモードネットワーク(DMN)として知られる脳部位(内側前頭前野，後部帯状回，楔前部など)の間では，安静時の結合が強い．

双極性障害の寛解期における rs-fcMRI 研究のシステマティックレビューによると[658]，DMN の機能結合性には対照群と違いはないとの研究が多いが，精神病症状の既往がある患者では，DMN の機能結合が低下しているとの報告も 2 つある．特定の関心領域を定め，全脳各部位との機能結合を調べる seed based analysis では，扁桃体，腹外側前頭前野，帯状回，内側前頭前野など機能結合の異常が示されている．

D. ゲノム・エピゲノム

1 遺伝子発現解析

初期の双極性障害患者における死後脳の DNA マイクロアレイ研究では，コストが高かったため，多数の患者の RNA を混ぜた解析が行われた．その結果，$TGF\text{-}\beta_1$ などが見いだされたとする報告[511] や，serial analysis of gene expression(SAGE)法で，NFκB の増加が見いだされたとする報告[659]，統合失調症患者の死後脳における DNA マイクロアレイでみられたニューロペプチド Y の減少が双極性障害でもみられた，という報告などがあった[660]．

われわれは，スタンレーブレインバンクの死後脳前頭葉サンプルを用いて，双極性障害患者 11 名を含む 50 名で DNA マイクロアレイ解析を行った[512]．その結果，双極性障害で発現低下がみられる遺伝子には，受容体，チャネル，トランスポーターなどが多く，増加している遺伝子はシャペロンやストレス蛋白が多いことがわかった．死後脳で発現変化がみられた遺伝子は，Ca^{2+} シグナリングに関係するものが多かった(GRIK1, HTR2C, CACNA1A, GRM1 など)．

一方，Konradi らは，双極性障害患者の死後脳において遺伝子発現解析を行い，ミトコンドリア関連遺伝子の発現が全体的に低下し，ミトコンドリア仮説に合致する，と報告した[661]．この所見自体は他の研究者によっても確認されたが[662-664]，ミトコンドリア関連遺伝子の発現低下は，生前の状態に強く影響されることから[665]，この結果が死後脳の品質や薬剤[662] に影響されている可能性について，論争があった．双極性障害患者由来死後脳試料は貴重であるため，品質の良くないサンプルも解析に加えざるを得ないという事情があるため，ブレインバンクの試料では，双極性障害患者由来試料は pH が低い傾向がある．われわれの検討では，サンプルの pH を補正してもなお，双極性障害ではミトコンドリア関連遺伝子の発現低下がみられたが，これは主に投薬の影響であり，無投薬の患者ではむしろミトコンドリア関連遺伝子の

発現は増加傾向にあることを指摘した[662]．一方，Konradi らのグループは，患者由来リンパ球を低グルコース培地で培養すると，健常対照群でみられるミトコンドリア関連遺伝子の発現増加がみられないことなどから，この所見は双極性障害におけるミトコンドリア機能障害を示唆しているとしている[666]．

Konradi らは，死後脳において *GAD67* および *SST*(somatostatin)という，GABA ニューロンマーカーの低下も報告している[661]．同様の所見は，われわれの検討でも見られた[667]．

Bahn らのグループは，統合失調症の網羅的遺伝子発現解析から，オリゴデンドロサイト関連遺伝子の低下を見いだし[668]，この変化が双極性障害でもみられると報告した．

Nakatani らは，双極性障害患者の死後脳において DNA マイクロアレイにより発現解析を行い，*SST* を含む9つの遺伝子の発現変化を見いだした[519]．

その他，ユビキチン–プロテアソーム系[669] などの所見も報告された．

しかしながら，スタンレーブレインバンクの前頭葉，小脳などのサンプルを用いて行われた網羅的遺伝子発現解析の 12 セットのデータのメタ解析では[521]，共通な遺伝子発現変化は見いだされていない．

2010 年代以降は，手法がマイクロアレイから RNA に代わり，ノンコーディング RNA も解析対象となり，lncRNAs との関連も指摘された[670]．

このように，双極性障害患者の死後脳における遺伝子発現解析では，ミトコンドリア関連遺伝子の発現低下，GABA ニューロン関連遺伝子の発現低下など，ある程度は一致した結果が得られてはいたが，さまざまな撹乱因子の影響が大きいために，疾患の原因を特定するには至らなかった．メタ解析では，死後脳の遺伝子発現に与える双極性障害の影響は，脳のサンプル pH，抗精神病薬，アルコール使用，リチウムよりも小さかったという[521]．また，より最近の報告によれば，死後脳の遺伝子発現に最も影響を強く与える要因（向精神薬については解析されていない）は，RNA の品質（RNA integrity number），3′-バイアス（死後脳の RNA は断片化しているため，ポリ A 末端から逆転写すると，mRNA の 3′ 末端が見かけ上高い発現量を示すこと），バッチ効果（マイクロアレイ実験においては，同一実験内では比較しやすいが，異なる実験の間の比較が難しくなる），サンプル pH であり，年齢，性

別，死後時間と続き，疾患の影響はこれらの効果よりも少なかったという[671]．

このような攪乱因子の影響に加え，脳にはさまざまな細胞種が含まれているため，細胞構成の変化も遺伝子発現のデータに影響する．そもそも双極性障害の原因脳部位が不明である中で，前頭葉，小脳などの解析が行われてきた．しかし，こうした病態に直接関係していない可能性のある部位での検討では，真の病態に迫れない可能性が考えられる．

細胞種の差を検討する方法として開発されたのが，Weighted Gene Coexpression Analysis（WGCNA）である[672]．この方法では，サンプルごとに，同じように変動するために，発現量が互いに強く相関する遺伝子をグループ化することによって，神経細胞に含まれる遺伝子，アストロサイトに含まれる遺伝子などからなるモジュールを同定し，モジュールの疾患による差異を調べることが可能となる．

われわれのデータ[662]を含む，2000年代の大脳皮質のマイクロアレイデータを，WGCNAを用いて解析するとともに，新たなサンプルのRNAシーケンスのデータを加えた解析を行った最近の報告によれば，双極性障害と統合失調症では遺伝子発現のパターンが類似しており，シナプス，ミトコンドリアに関わる遺伝子を含むモジュールが低下していた．この変化は，両疾患に共通な多型により説明できる部分が大きいという[671]．

一方，特定の細胞をレーザーキャプチャーマイクロダイセクション法により切り出して遺伝子発現解析を行った研究もある．海馬CA2/3あるいはCA1から，錐体細胞層と介在ニューロン層をダイセクションして遺伝子発現解析を行った研究では，*GAD67*の低下などがみられたという[673]．海馬歯状回顆粒細胞をダイセクションしてRNAシーケンスを行った研究では，*miR-182*というマイクロRNAにより制御される遺伝子の発現変動が有意に多かったという[674]．

前頭前野の錐体細胞をダイセクションしてマイクロアレイ解析を行った研究では[675]，統合失調症ではミトコンドリア関連遺伝子の発現変化がみられたが，双極性障害では大きな発現変動はみられなかった．

2 RNA 編集

　脳の mRNA の中には，RNA 編集酵素により，作られる蛋白質のアミノ酸配列が変化する場合がある．特に，セロトニン 2C 受容体と AMPA/Kinase 型グルタミン酸受容体の RNA 編集について，よく研究されている．

　セロトニン 2C 受容体には 5 つの編集部位があり，これによって多数のアイソフォームが作られる．双極性障害患者の死後脳（前頭葉）では，これらの編集部位には，顕著な変化はみられなかった[676, 677]．

　グルタミン酸受容体においては，AMPA/Kinate 受容体が RNA 編集を受ける[678]．特に，Q/R サイトと呼ばれる部位の編集は受容体の Ca^{2+} 透過性に大きな影響を与える．双極性障害患者死後脳では，R/G サイトの編集が低下傾向にあり，これは RNA 編集に関わる酵素，*ADAR2* の発現低下と関連していた．*Adar2* のヘテロ欠損マウスでは，R/G サイトの編集が低下しており，アンフェタミンに対する行動増加反応が亢進していた．AMPA 受容体阻害薬投与時にはこの差がみられないことから，この変化は，グルタミン酸受容体の RNA 編集の変化を介したものであると考えられた．一方，双極性障害患者の死後脳でグルタミン酸受容体の RNA 編集には差がなかったとの報告もある[679]．

3 ゲノム解析

　脳の DNA 配列は血液と同じであると考えられていたが，最近そうとは限らないことがわかってきている．神経細胞では，染色体数が通常と異なる細胞が多く見いだされている[680]．

　また，コピー数変異（CNV）が，体細胞モザイク状態で脳に存在する場合もある．こうした脳部位特異的な体細胞変異が精神疾患を引き起こしている可能性についても，今後検討が必要であろう．双極性障害患者の脳において CNV を調べた報告もあるが，他臓器との比較がなされていないため，脳特異的なのかが不明であり，*de novo* なのか遺伝したものなのかについても不明である[681]．

精神疾患のない人における脳の体細胞変異は，神経細胞に発現する遺伝子に多くみられ[682]，こうした体細胞点変異が精神疾患の原因に関与している可能性が考えられるが，今後の課題である[594]．

　2001 年に終了したヒトゲノムプロジェクトにより，ヒトゲノムのおよそ半分が一見無意味な反復配列であることが判明し，ゲノムの約 6 分の 1 を占める主な反復配列は，LINE-1（ラインワン）と呼ばれている．LINE-1 は，ゲノム DNA が RNA に転写された後，逆転写により再び DNA となり，ゲノムの他の部分を壊して入り込む，レトロトランスポゾンと呼ばれる転移因子である．LINE-1 がヒトゲノムの多くを占めるのは進化の結果であり，これが実際に転移することはほとんどないと考えられていた．ところが，2009 年に Gage らのグループが，レトロトランスポゾン LINE-1 がヒト神経幹細胞において転移能を有し，実際にヒトの脳で，他臓器に比べて LINE-1 のコピー数が増大していることを発表した[683]．

　これを受けてわれわれは，精神疾患患者の脳組織における DNA 中の LINE-1 配列の含量を肝臓と比較したところ，統合失調症および双極性障害で，対照群と比較して LINE-1 配列が増加していることを見いだした[592]．特に統合失調症での増加が顕著であったことから，独立の患者群の脳組織で確認したところ，患者由来神経細胞では，非神経細胞に比べ LINE-1 配列が増加していることがわかった．次に統合失調症と双極性障害に共通の危険因子である発達期の環境因子（胎生期のウイルス感染や周産期障害）をシミュレーションした動物モデルである胎生期 Poly（I：C）投与マウスモデルを用いて検討を行ったところ，LINE-1 配列が増加することがわかった．また，22q11 欠失をもつ統合失調症患者から作成した iPS 細胞を用いて調べたところ，患者由来 iPS 細胞から誘導した神経細胞では，LINE-1 配列が増加していた．さらに，統合失調症患者群および対照群の脳組織の全ゲノム解析を行ったところ，患者群では，シナプス関連遺伝子や統合失調症関連遺伝子の近くに，LINE-1 が多く転移していることがわかった[592]．これらの結果は，環境因子および遺伝因子の双方によってレトロトランスポゾン LINE-1 が転移し，神経活動に関わる遺伝子の働きに影響することが，統合失調症の発症や病態に関与していることを示していると考えられた[592]．この所見は海外の

グループでも確認されている[684].

　その他，テロメア長にも組織間の違いの存在が考えられるが，双極性障害患者の前頭葉で，テロメア長には差がなかったと報告されている[685].

　酸化ストレスに伴う DNA 損傷について，海馬において免疫組織学的な検討を行った研究では，双極性障害と対照群の間に差はなかったと報告されているが[686]，より酸化ストレスの生じやすい部位で，直接 DNA 酸化を調べた研究が必要であろう.

　一方，ミトコンドリア DNA(mtDNA)については，脳特異的な変異が精神疾患と関連する可能性が指摘されており，双極性障害において，共通欠失と呼ばれる 4977 塩基対の欠失[687, 688]，前述の 3243 変異[520] などの増加が報告されている.

4 エピゲノム解析

　脳において DNA メチル化は，細胞分化の制御，レトロトランスポゾンの抑制，長期記憶の痕跡，発達早期の生育環境の成人後の行動への影響など，様々な形で機能している可能性がある.

　虐待歴のある自殺者 12 名の死後脳(海馬)で，グルココルチコイド受容体プロモーターで DNA メチル化の変化が生じているとの報告もあるが[689]，変化がみられた部位はごく一部である上，その差はわずかなものであり，確実な所見とは言い難い.

　また，自殺者の側頭葉(Wernicke 野)で，*BDNF* のプロモーターIVの DNA メチル化が亢進していたと報告されている[690].

　双極性障害患者死後脳の網羅的 DNA メチル化解析で，human leukocyte antigen(HLA)complex group 9 gene(*HCG9*)のメチル化差異を見いだしたとの報告がある[691]. *HCG9* の低メチル化は，独立のサンプル群でも確認されたという[692]. しかし，神経細胞で重要な働きをもつと思われる遺伝子の DNA メチル化変化は見いだされなかった[691]. これはホモジェナイズした脳由来の DNA から得られた情報が，主としてグリア細胞を反映しているためかもしれない[693].

双極性障害患者死後脳をアルツハイマー病患者および対照群と比較した研究では，両患者群で共通にグローバルな高メチル化が見られ，drebrin-like protein のプロモーターの高メチル化など，mRNA および蛋白レベルの変化を伴う DNA メチル化変化が見出されたという[694]。

双極性障害患者 7 名，統合失調症患者 5 名，および対照群 6 名の前頭葉および前部帯状回の網羅的 DNA メチル化解析を MeDIP-seq(メチル化 DNA 免疫沈降-シーケンス法)により行った研究では[695]，脳部位によって異なるメチル化差異が見られ，前頭葉では両疾患ともに全般的な低メチル化がみられ，特に染色体の両端で顕著であった。前部帯状回では高メチル化を認め，メチル化差異は，イントロンや遺伝子間領域に多く，プロモーターとは重なりが少なかった。イントロンの差異は，神経発達に関わる遺伝子に多かった。

36 名の双極性障害と 43 名の対照群で小脳の DNA メチル化の網羅的な解析を行った研究では，遺伝子発現とメチル化が相関する CpG サイトを同定した後，これらの部位のメチル化が疾患により異なるかどうかが検討された[696]。その結果，4 遺伝子(*PIK3R1*, *BTN3A3*, *NHLH1*, *SLC16A7*)について，疾患に伴う変化がみられたという。

統合失調症患者，双極性障害および対照群各々 8 名において，海馬 CA2/3，CA1 の DNA をイルミナビーズアレイにより解析し，*GAD1* を制御する遺伝子ネットワークの DNA メチル化を調べた研究では，*MSX1*, *CCND2*, *DAXX* にメチル化差異を認めた。これらの遺伝子はクロマチン制御や細胞周期制御に関連しており，統合失調症および双極性障害における GABA 神経機能障害の分子メカニズムの手がかりになるのではないかという[697]。

統合失調症 5 名，双極性障害 7 名，対照群 6 名の前頭葉で遺伝子発現と DNA メチル化を RNA-seq および MeDIP-seq で調べた研究では，メチル化差異を認めた領域(DMR)は特にイントロンに多く，これらの領域には転写因子結合部位などの制御エレメントが多く含まれていた。DMR の中には，マイクロ RNA(*hsa-mir-7-3*)も含まれており，その標的配列で発現変化を示す遺伝子も多かった。また，DMR に含まれるマイクロ RNA の標的遺伝子には，神経新生に関わる遺伝子などが多く含まれていた[698]。

その他，統合失調症と双極性障害患者の死後脳における網羅的 DNA メチ

ル化解析の結果をまとめた PD_NGSAtlas というデータベースが作られている[699].

これまで述べた通り，エピゲノム解析の結果により，一致した所見が得られているとは言えない．これは，サンプルが異なることのほか，多くの研究では特定の細胞種でなく，さまざまな細胞を含む脳由来の DNA を用いていること，解析にさまざまな方法が使われていること，脳においては DNA メチル化のほかにヒドロキシメチル化など，他の修飾もあり，これらが結果に影響することなど，さまざまな要因が関係すると考えられる．

われわれは，ヒト死後脳から神経細胞核および非神経細胞(主としてグリア細胞)核を単離し，プロモーター領域の DNA メチル化状態を網羅的に解析した．その結果，神経細胞核ではアストロサイトに発現している遺伝子がメチル化されており，非神経細胞核では神経機能に関わる遺伝子がメチル化されていることを見いだした[693]．また，神経細胞核の DNA メチル化状態の個体差は，非神経細胞核よりも有意に大きかった．これまで，双極性障害患者の死後脳における DNA メチル化解析ではっきりした結果が得られていないのは，こうした解析の結果が主としてグリア細胞の DNA メチル化状態を反映しているためかもしれない．

また，候補遺伝子を対象とした解析で，有意差のある CpG サイトが見つかったとしても，その所見に生物学的な意義があると結論することは難しい．初期の候補遺伝子の遺伝子関連研究の多くが偽陽性所見であったことが疑われているのと同様，DNA メチル化の研究でも同様のことが起きかねない．

今後は，神経細胞を死後脳より単離し，網羅的検討を行っていく必要があると考えられる[693]．

第10章
患者由来細胞を用いた研究

A. はじめに

　現代の医学の始まりはウィルヒョウによる細胞病理学であり，現代においても，疾病は細胞の異常に基づくと考えられている．

　双極性障害も例外ではなく，脳に細胞レベルで何らかの病理学的現象が生じていると考えられるが，現状では臨床研究がゲノム研究と脳画像研究中心となっていることもあり，細胞レベルでの理解が遅れていることは否めない．

　患者の神経細胞の病理学的変化を調べる方法は，今まで死後脳研究しかなかったが，山中伸弥教授らが体細胞をリプログラミングして多能性幹細胞とする技術，すなわちiPS細胞を開発したことにより，患者の皮膚や血液からiPS細胞を介して神経細胞を作成できるようになった．そこで，双極性障害患者由来iPS細胞を作成し，解析した研究が行われている．

　本章では，患者由来細胞を用いた研究についてまとめる．

B. 血液由来細胞

　患者由来細胞の中で，最も採取が容易である細胞が血液細胞であることか

ら，双極性障害では，血小板，培養リンパ芽球など，血液細胞におけるカルシウム濃度の研究が盛んに行われてきた．

最もよく一致した結果が得られているのは，血小板における，カルシウム濃度基礎値の上昇あるいはアゴニスト刺激性カルシウム反応が亢進しているという所見である．また，同様の所見は培養リンパ芽球でも報告されている[529]．

血小板において細胞内カルシウム濃度を調べた研究では，基礎値の上昇，トロンビン，PAF(血小板活性化因子)，およびセロトニンに対する反応の亢進が報告されている(表32)．多くの報告が同じ方向の変化を示しており，双極性障害の生物学的研究の中でも，比較的，再現性の高い所見ということができよう．

研究の数は少ないものの，白血球や培養リンパ芽球でも，同じ方向の所見も多く示されている．しかしながら，Tリンパ球のPHA刺激性カルシウム反応については，反応低下を示しており，細胞種によって反応変化の方向が異なる可能性がある[529]．

血小板では，複数のアゴニストに対する反応が亢進していることから，受容体レベルではなく，細胞内情報伝達機能の変化が疑われている[529]．

精神状態との関連については不明であるが，無投薬の患者では，うつ状態，躁状態ともに，カルシウム反応が亢進しているという．服薬中の寛解期には正常化するが，薬剤の影響の可能性もある．培養リンパ芽球でも基礎値が高いとの報告があることは，カルシウム変化が素因依存性の所見である可能性を示している[529]．

C. 培養リンパ芽球

2000年代初頭までは，患者由来細胞を長期に培養できる唯一の細胞が培養リンパ芽球であったことから，頻用された．

前述の通り，培養リンパ芽球における細胞内カルシウム濃度の変化が報告

表 32　双極性障害患者細胞におけるカルシウム濃度

主著者(発表年)	刺激	結果
血小板		
Bowden(1988)	基礎値	NS(軽度上昇)
Dubovski(1989)	基礎値，トロンビン，PAF	上昇
Tan(1990)	基礎値，トロンビン	上昇
Dubovski(1991)	基礎値，トロンビン	上昇
Kusumi(1992)	トロンビン	上昇
Dubovski(1992)	基礎値	上昇
Berk(1994)	ドーパミン	NS
Bothwell(1994)	トロンビン，PAF，5-HT	NS
Kusumi(1994)	5-HT	上昇
Eckert(1994)	5-HT	軽度上昇(n=2)
Okamoto(1995)	5-HT	上昇，プラトー相が上昇
Tan(1995)	基礎値，トロンビン	NS(基礎値)，上昇(トロンビン)
Yamawaki(1996)	5-HT	上昇
Hough(1999)	基礎値，トロンビン，5-HT，NAF，thapsigargin	上昇(基礎値，トロンビン，5-HT，thapsigargin)
Kusumi(2000)	5-HT	リチウム反応者で上昇
白血球		
Dubovski(1992)	白血球，基礎値	上昇
Eckert(1994)	リンパ球，PHA	Low
Emamghoreishi(1997)	T-リンパ球，PHA	Low
Hough(1999)	基礎値，thapsigargin	上昇
培養リンパ芽球		
Emamghoreishi(1997)	基礎値	上昇(BPI)
Corson(2001)	基礎値	上昇(BPI)
Kato(2003)	thapsigargin	上昇(BPI)
	基礎値	NS(軽度上昇)
Perova(2007)	基礎値，thapsigargin，lysophosphatidic acid(LPA)	上昇(基礎値，LPA)，NS(thapsigargin)
生検嗅神経細胞		
Hahn(2005)	odorant	患者で奇異反応(Ca^{2+}低下)

5-HT：serotonin，PAF：platelet activating factor，PHA：phytohemagglutinin
NS：有意差なし，BPI：双極Ⅰ型障害
文献リストは，Kato, Cell Calcium 2008(文献529)を参照

されている[529].

DISC1 の染色体転座をもつ家系由来の培養リンパ芽球を用いた研究では，転座部位由来のキメラ転写物（CP60, CP69）が発現していた[700]．このキメラ転写物は，ミトコンドリアに移行し，ミトコンドリア機能障害を引き起こすという．この研究は，DISC1 の転座が疾患を起こすメカニズム（機能喪失説またはドミナントネガティブ説）のうち，後者を支持するといえる．

メラトニンは概日リズムや睡眠の制御に関与すると考えられるが，メラトニン合成に関与する酵素の一つである ASMT（acetylserotonin O-methyltransferase）の活性が双極性障害患者由来培養リンパ芽球では低下しているという[701].

トリプトファンの代謝経路の一つであるキヌレニン系の酵素 kynurenine 3-monooxygenase（KMO）の発現減少が双極性障害患者 717 名由来培養リンパ芽球を用いた研究で報告されている[702]．脳脊髄液でキヌレニンが増加していることや，死後脳でも KMO 発現が低下していることから，双極性障害とキヌレニン代謝の関連が示唆された[703].

双極性障害患者 16 名（8 名のリチウム反応者と 8 名の非反応者）および対照 7 名の培養リンパ芽球を用いた RNA シーケンスでは，アポトーシス，小胞体ストレス，免疫反応などのパスウェイとリチウム反応の関連が示唆された[704].

双極性障害患者由来培養リンパ芽球は，NIMH（https://www.nimhgenetics.org）や Coriell（https://coriell.org）からリソースとして研究者に提供されている．iPS 細胞研究が可能になった現在，培養リンパ芽球そのものを用いた研究は少なくなった．しかし，培養リンパ芽球から iPS 細胞を作ることが可能となったことから，長年蓄積されたこの研究リソースは，今後の研究にも有用と期待される．ただし，培養リンパ芽球においては，変異が蓄積している可能性もあり，その点は注意が必要であろう．

D. 線維芽細胞

線維芽細胞は皮膚生検により得ることができるが，採血に比べて侵襲性があることから，培養リンパ芽球に比べると研究は少ない．しかし，細胞バンクから入手可能なこともあって研究が行われている．

双極性障害患者由来線維芽細胞では，CREB シグナリングの亢進[705] が報告されている他，メタボローム解析により，α-アミノアジピン酸の低下が見いだされたという[706]．

線維芽細胞は概日リズムの研究にも用いられている．19 名の患者および同数の対照群の線維芽細胞を用いて，時計遺伝子である *Per2* のプロモーター下にルシフェラーゼを発現させることにより，概日リズムを測定した研究では，患者由来細胞は周期が長かったという．リチウム(1 mM)は対照群の細胞では振幅を増大させたが，患者由来細胞ではこの効果はみられなかった[707]．リチウムが患者由来細胞で奏功しない原因としては，ERK(extracellular-signal-regulated kinase)活性の低下が関係していると考えられた[708]．また，患者由来細胞で概日リズムが障害されている原因の一つとして，*CACNA1C* が関係している可能性が考えられた[709]．

しかしながら，患者 13 名と対照群 12 名の細胞を用いて，時計遺伝子 *BMAL1* のプロモーター下にルシフェラーゼを発現させ，概日リズムを測定した研究では周期や位相反応曲線に異常はなく，双極性障害の概日リズム障害仮説は支持されなかったと報告されている[710]．

E. 嗅上皮

鼻腔の上部にある鼻粘膜の上皮には，嗅細胞が含まれており，これも神経細胞の一種である．そのため患者由来神経細胞の生理学的特性を直接調べる

ことのできる数少ない方法として，研究に用いられる場合があるが，嗅上皮の生検は侵襲的であり，出血の危険も伴うことから，研究は多くない．

22 名の双極性障害の嗅上皮から嗅神経細胞を得て調べた研究では[711]，治療前に *GSK3β* と *CRMP1* の遺伝子発現が上昇していた．リチウム治療後にこれらは減少し，*CRMP1* の低下は症状改善と関連していたという．

F. iPS 細胞

iPS 細胞技術の開発は，患者由来神経細胞を *in vitro* で生理学的に解析することを可能にした．iPS 細胞作製には，当初は線維芽細胞が用いられたが，その後血液，培養リンパ芽球でも作製が可能となったことに加え，脳オルガノイドと呼ばれる，*in vitro* で自律的に大脳皮質様構造を生み出す技術も確立したことにより，さらに応用範囲が広がっている．

双極性障害患者由来 iPS 細胞を用いた最初の研究は，2014 年にミシガン大学のグループより報告された．患者 iPS 細胞由来神経細胞の遺伝子発現解析により，対照群では背側化に関わる遺伝子群が多く発現しているのに対し，患者群では腹側化に関わる遺伝子が多く発現していたという．患者神経細胞はリチウムに対する反応が異なっており，リチウム処置後のカルシウム反応が減衰していたという[712]．

次の報告は Broad Institute(ハーバード大学と MIT の共同による研究所)から報告されたものである．彼らは，患者家系の健常同胞を含む 4 名からiPS 細胞を作製し，解析した[713]．双極性障害患者 iPS 細胞由来神経細胞は，WNT シグナリングの変化を示し，GSK-3β 阻害により WNT シグナルを活性化させると，この表現型は改善した．死後脳で *miR-34a* というマイクロRNA が増加していたとの報告に基づき，検討したところ，*miR-34a* は患者神経細胞でも増加していた．*miR-34a* は *ANK3* や *CACNB3* といった候補遺伝子の制御に関わることからも注目されるという[713]．

2015 年に，米国ソーク研究所の Fred Gage 教授の研究室から中国に移っ

た Jun Yao らの論文が Nature 誌に発表され，注目された．彼らは，6 名の双極性障害患者(3 名がリチウム反応者，3 名が非反応者)の iPS 細胞から海馬歯状回顆粒細胞を作製し，解析を行った．患者神経細胞は，ミトコンドリア膜電位の増加，ミトコンドリアのサイズが小さい，mtDNA 由来転写物の発現増加といった表現型を示した．患者神経細胞は，過興奮および活動電位や PKA シグナルに関わる遺伝子発現の増加を示し，リチウム反応者のみで，これらの表現型はリチウムにより改善した．これらの知見は，過剰興奮性が双極性障害患者神経細胞の表現型である可能性を示した[714]．この論文の所見は，その後独立サンプルで確認された[715]．

イーライリリー社のグループも，Amish 双極性障害家系の患者 4 名と非発症同胞 4 名で解析を行っている．RNA シーケンスでは，分化後 2 週の早期神経細胞では所見がなく，分化後 4 週の後期神経細胞で，RNA 代謝などの遺伝子発現が変化しており，GAD1 の増加もみられた[716]．

双極性障害患者 iPS 細胞由来神経細胞を用いたプロテオミクス解析により，リチウムが CRMP2(collapsin response mediator protein-2)のリン酸化を減少させることにより，スパインを増加させることが見出された．この作用を介して，リチウム反応性双極性障害患者由来神経細胞では，リチウムがカルシウム動態を改善させるという[446]．

われわれは，統合失調感情障害に関して不一致な一卵性双生児の iPS 細胞由来神経細胞および脳オーガノイドにおいて，初期に WNT シグナリングの低下がみられ，これがその後 GABA 神経細胞への分化の亢進を引き起こしている可能性を見出した[717]．

このように，双極性障害患者 iPS 細胞を用いた研究では，腹側化の亢進，WNT シグナリングの低下，GABA ニューロンマーカーの増加という，互いに矛盾しない，比較的一致した結果が得られている．なぜこのような変化が生じているのかについては，今後さらなる検証が必要である．

第11章
バイオマーカー研究

A. はじめに

　現在のところ，双極性障害を積極的に診断することのできる特異的検査法は存在しない.

　若年重症うつ病患者の半数近くは双極性障害の初発と予測される. 現在，こうした患者がうつ病として治療されているために，適切な治療の開始が遅れ，予後を悪化させている可能性が指摘されている.

　双極性障害では，発症から診断に平均 4〜10 年を要するとされており，診断が困難な疾患であることを認識しなければならない. 診断・治療の遅れによる予後悪化を防ぐことは，診断検査法さえあれば，新薬開発を待たずして，現存の治療法でも可能なことであり，検査法の開発は急務である.

　また，双極性障害の再発予防の第一選択薬はリチウムであるが，完全反応者は多くない. 治療開始時に薬物反応が予測できれば，早期に適切な予防療法を開始できると期待される.

　これまで検査法として検討されてきたものとしては，脳脊髄液・血液・尿などのモノアミン代謝産物，デキサメタゾン抑制試験，BDNF，酸化ストレスマーカー，免疫学的マーカー(IL-6，TNFαなど)，遺伝子発現マーカーなどがある.

B. モノアミン

　脳脊髄液の研究では，うつ状態におけるドーパミン代謝産物，ホモバニリン酸(HVA)の低下，躁状態における HVA の増加がよく一致した所見である[9]．このように，ドーパミンは，躁状態，うつ状態に伴って，状態依存性に増減する可能性が考えられる．

　一方，セロトニンについては，血小板におけるセロトニン濃度が，うつ状態，躁状態ともに低下していること，プロベネシドによりセロトニン代謝産物(5-HIAA)の輸送を阻害して測定した脳脊髄液の 5-HIAA 濃度が，躁，うつに関わりなく低下していたこと[718]などから，躁・うつの状態依存性にみられる変化ではなく，むしろ素因依存性の変化ではないかとの見方がなされている．そして，セロトニンの低下は，躁・うつよりも，むしろ，攻撃性，衝動性などと関連すると考えられている．しかしながら，トリプトファン欠乏食により，うつ病の病歴がある者では抑うつ気分が出現すること，トリプトファン欠乏食が躁状態に対して有効であること[412]などは，セロトニンがうつ状態，躁状態に関与している可能性を示すものである．

　ノルアドレナリン系については，入院中の双極性障害患者において，うつ状態から躁状態へのスイッチプロセスの間に，尿中ノルアドレナリンとその代謝産物 3-methoxy-4-hydroxyphenyl glycol(MHPG)が増加することを示した研究がある[719]．これは必ずしも中枢のノルアドレナリン系を反映するとはいえず，むしろ末梢における交感神経の活動によって変化するものであり，自律神経系の変化を反映したものと考えられる．

　このように，モノアミン系のマーカーについては，長い歴史の中で多くの研究が報告されてきたが，いまだに確立したものはない．その原因としては，まず，こうしたデータは対照群との重なりが大きく，確実な診断法として用いるほどの感度，特異度がないということが一因であろう．さらに，血液や尿の測定では，中枢を反映しないという問題がある．

　一方，脳脊髄液モノアミンの研究も，その侵襲性に見合った臨床的意義の

あるデータが得られたとはいえないためか，最近ではあまり行われなくなってしまっている．

このように，膨大な研究にもかかわらず，モノアミン代謝産物測定が双極性障害のバイオマーカーとして確立するには至っていない．

C. デキサメタゾン抑制試験

ストレスにさらされると，視床下部などから CRH が放出され，CRH は下垂体からの ACTH 分泌を促進し，ACTH は副腎皮質からコルチゾールを放出させる．コルチゾールはグルココルチコイド受容体を介してこの系を抑制する．

デキサメタゾン抑制試験(DST)は，元々，クッシング病とクッシング症候群の鑑別のために開発された，視床下部-下垂体-副腎皮質系のネガティブフィードバック機能を調べる検査である．副腎皮質ホルモン剤であるデキサメタゾンを投与後，コルチゾールや ACTH を測定すると，ネガティブフィードバックを受けないコルチゾール産生腫瘍では，コルチゾールの値が低下しない．

内因性うつ病(現在のメランコリー型に相当)の患者では，デキサメタゾンでこの系が抑制されないという，非抑制パターンを示すことが報告され[720]，このフィードバック機構が障害されていることが，うつ病の発症基盤であるストレス脆弱性と関係していると考えられた．

この所見は，双極性障害でもみられたが，そのほかにも，統合失調症や認知症でも同様の所見がみられることが判明し，診断特異性がないとして，臨床検査として応用しようという機運は次第に失われていった．

しかしながら，重症のメランコリーうつ病，躁病，混合状態，急性精神病を，健常対照群，慢性精神病，気分変調症などから区別するには有用であると結論されている[721]．

日本人では，内因性うつ病でも，非抑制率が低いとされてきたが，その原

因の一つとして，デキサメタゾンの投与量が，日本人では多すぎるという影響が考えられた．そこで，その感度を高めた方法として，最近ではデキサメタゾン(DEX)–CRH 負荷試験が用いられている．うつ病では DEX–CRH 試験で非抑制パターンが多いが，過抑制パターンを示す人もおり，こうした人では性格特徴が異なると報告されている[722]．

副腎皮質ホルモンの変化は，双極性障害に特異的な検査法ではなく，臨床的有用性も限られているため，臨床検査として利用されるには至っていないが，動物モデルの評価などには用いられている[723]．

D. カルシウム

前章で述べた通り，血小板のカルシウム反応は比較的一致した所見が得られているが，臨床検査として用いられるには至っていない．その原因の一つとしては，血小板におけるカルシウム上昇所見が，摂食障害でもみられるなど，必ずしも双極性障害に特異的な所見とはいえないことが挙げられる．また，血小板は壊れやすいため，採血後一定の時間に実験しなければならない一方，培養リンパ芽球も，その樹立に 1 か月以上を要するという難点がある．また，いずれも生理学的測定であるため，測定が煩雑であるという難点もある．

とはいえ，例えば染色体異常の検査法は，培養を要し，その判定にも熟練を要するなど，煩雑な検査であるが，臨床的に広く用いられている．つまるところ，苦労して測定しても，染色体検査のように，それに見合った有用な情報が得られるわけではない，というのが最大の障壁ということであろう．

E. BDNF

うつ病患者において，血清 BDNF(brain-derived neurotrophic factor，脳由来神経栄養因子)値が低下しており，抗うつ薬治療により回復することが報告されている．この所見は比較的一致しており，うつ病のバイオマーカーとして最も期待されているものである[724]．

BDNF は，双極性障害患者の躁状態でも低下しており[725]，治療後に上昇すると報告されている．

このように，BDNF は，気分障害のバイオマーカーとして大いに期待されているが，その意義は単純ではない．まずは，その由来，そして診断特異性である．

BDNF が脳血液関門を通過することから，血漿 BDNF は脳を反映するのではないか，という考えがある．しかし，血小板中に多くの BDNF が含まれているため，採血操作や保存などのアーチファクトを受けやすい．そのため，血清測定のほうが安定した値が得られる．ところが，血清の値は血漿よりはるかに高く，脳を反映するとは考えにくくなってしまう．最近では，血小板内 BDNF の測定も行われ，やはりうつ病で低下していると報告されている．

しかしながら，うつ病，双極性障害のほか，摂食障害などにおける低下も報告されており，診断特異性がないことや，研究によって結果が必ずしも一致しないこともあって，やはり気分障害に特異的なマーカーとして確立しているとはいえない．

F. 培養リンパ芽球の遺伝子発現

血液細胞における遺伝子発現レベルが，バイオマーカーとして利用できる

のではないかと期待され，研究が行われた[726]．血液から直接 RNA を抽出して測定した研究も行われているが，この場合，血球分画の変化が遺伝子発現パターンに大きく影響することになる．

　培養リンパ芽球は，Epstein-Barr ウイルスを感染させることによって，リンパ芽球を不死化に近い状態としたものであり，これを用いることによって，活性化 B リンパ球としての性質をもつ一定の細胞集団を得ることができる．また，血液細胞の研究では服薬の影響を除外することが多くの場合不可能であるが，培養リンパ芽球では，向精神薬を含まない培地で数週間培養することにより，服薬による直接的な影響を除外することが可能であると考えられる．

　そこで，培養リンパ芽球を用いた遺伝子発現定量の診断的意義についての検討が行われてきた．

　これまで，イノシトールモノホスファターゼ(IMPA2)，カルシウムチャネル関連分子(TRPC7，PDLIM5)，ミトコンドリア関連遺伝子(NDUFV2)，分子シャペロン(HSPF1)，モノアミン関連遺伝子(α1B-adrenoceptor)など，多数の遺伝子の発現変化が報告されている[726]．また，thapsigargin などにより引き起こされた小胞体ストレスに対する XBP1 および HSPA5(GRP78)という小胞体ストレス関連遺伝子の上昇反応が減弱しているとの報告もある[727,728]．

　われわれは，様々な研究で指摘されてきた 17 個のバイオマーカー候補遺伝子について，双極性障害患者と対照群で測定を行った．第 1 群のサンプル(双極 I 型障害患者 13 名，対照群 21 名)で，両群の判別に有効な遺伝子として，ANK3，RASGRP1，POLG1 の 3 つが選択され，このサンプルで求めた判別関数を用いて独立のサンプル(双極 I 型障害患者 18 名，対照群 37 名)で調べたところ，両群が有意に判別できた($p < 0.05$)[729]．しかし，感度 44％，特異度 81％と，偽陰性が多いという結果であり，診断に利用するには，不十分であると考えられた．なお，最もエフェクトサイズが大きな遺伝子は ANK3 であり，ANK3 は患者で高く，POLG1，RASGRP1 は患者で低い値を示した．

　mRNA の発現量は，細胞培養法，サンプルの取り扱い，RNA 抽出法など

の多くの実験条件により大きく影響されるため，実験条件のコントロールには細心の注意が必要と考えられる．

G. 酸化ストレスマーカー

　双極性障害では，末梢血液において，過酸化脂質の増加，抗酸化酵素の低下[730-732]などが報告され，酸化ストレスの増加が示唆されている[730-739]．

　双極性障害患者では，血清中で，脂質過酸化の指標であるTBARS(thiobarbituric acid reactive substances)が，躁状態，うつ状態，寛解期に関わりなく上昇していた[733]．死後脳で抗酸化に関わる遺伝子の発現が低下していることや[734]，患者の白血球でDNA損傷が増加していること[735]，テロメア長が短縮していること[736]も，酸化ストレスと双極性障害の関連を示唆している．こうした酸化ストレスの指標は，気分安定薬治療によって改善すると報告されている[737]．

　メタ解析でも，過酸化脂質，DNA/RNA損傷，一酸化窒素などが対照群に比して有意に増加しているという[738]．

H. 免疫学的マーカー

　免疫学的マーカーとしては，IL-6，TNFαなどが検討されている[422]．

　オランダのDrexhageらのグループは，気分障害では橋本病(自己免疫性甲状腺炎)などの自己免疫疾患を伴う場合が多いことに注目し，気分障害では免疫反応系が活性化しており，特に単球/マクロファージが前炎症状態にあることを示してきた．双極性障害患者の単球における遺伝子発現解析の結果，*PDE4B*をはじめとした，炎症反応に関わる遺伝子発現が上昇していると報告している[740]．こうした遺伝子発現の特徴は，ハイリスク児でもみられ

ることから，素因を反映するマーカーであると考えられた．

I. メタボローム解析

　質量分析技術の進歩により，前述のような候補物質の定量だけでなく，多数の代謝物質を網羅的に測定するメタボローム解析がこの10年ほどの間に盛んとなり，双極性障害研究にも応用されている．

　脳脊髄液を用いてメタボローム解析を行った研究では，双極性障害患者でイソクエン酸濃度が健常者と比較して有意に高いことが見いだされた．死後脳を用いた研究により，イソクエン酸の分解酵素であり，クエン酸回路（TCA回路）の酵素であるイソクエン酸脱水素酵素（IDH：isocitrate dehydrogenase）の亜型の一つである *IDH3A* が減少していたこと，動物実験では気分安定薬が脳脊髄液中イソクエン酸濃度や脳内 IDH 発現に影響を与えなかったことなどから，この知見は，双極性障害において，*IDH3A* の低下により，イソクエン酸濃度が高くなっていると考えられた[741]．

　筆者らのグループも，血漿を用いてメタボローム解析によりバイオマーカーを探索した．計51の少数例ながら，薬を服用していない双極性障害，統合失調症，うつ病患者と対照群において，CE（キャピラリー電気泳動）-TOF-MS（飛行時間型質量分析計）によりメタボローム解析（水溶性物質）を行い，得られた所見を独立の患者群（服薬中）で確認した．水溶性代謝物については，双極性障害においてシトルリン低値，"*N*-methyl-norsalsolinol" というドーパミンの代謝物の低値が示唆された．しかし，各々を別の測定法（アミノ酸分析，HPLC-ECD）により独立サンプルで測定したところ，両者とも確認されず，*N*-methyl-norsalsolinol については，血漿中にほとんど存在せず，当初のピーク帰属が正しくなかったと考えられた[742]．メタボローム解析においては，別の方法における確認が必要であることが痛感される．

　一方，薬を服用していないうつ病患者9名，双極性障害患者6名，統合失調症患者17名，および健常者19名の血液中疎水性代謝産物を液体クロマト

グラフィー−飛行時間型質量分析計(TOF−MS)により網羅的に測定し，うつ病と双極性障害を区別しうるバイオマーカーの候補を探した研究では，検出された 176 種類の疎水性代謝産物のうち，不飽和脂肪酸の 1 種であるネルボン酸が候補となった．半数以上の検体で測定限界未満であったため，ガスクロマトグラフィー−飛行時間型質量分析器を用いて高精度に測定しなおした結果，うつ病群では双極性障害群および健常者群よりも血漿ネルボン酸濃度が高値であった．服薬治療中のサンプル群としてうつ病患者 45 名，双極性障害患者 71 名，統合失調症患者 115 名，および健常者 90 名(第 2 群)を用いて血漿ネルボン酸濃度を測定したところ，うつ病群では双極性障害群および健常者群より血漿ネルボン酸濃度が高値である結果が再現された．第 2 群でのうつ病群をうつ状態期，寛解期に分け，双極性障害群をうつ状態期，寛解期，躁状態期に分けて比較したところ，うつ病うつ状態期ではうつ病寛解期および双極性障害うつ状態期より有意に血漿ネルボン酸濃度が高値であった．今回の結果から，血漿ネルボン酸濃度が，うつ病と双極性障害を区別する補助に用いられる可能性が示唆される[743]．

第12章
病態仮説

A. はじめに

　これまでに述べた通り，双極性障害の原因解明を目指して，現在も世界中で多くの研究が行われている．双極性障害の研究戦略としては，ゲノム解析，脳画像研究，脳波などの生理学的計測，血液や脳脊髄液などを用いた研究，死後脳による研究，動物モデル，iPS 細胞研究などがある．

　このうち，現在行われている研究で，最も盛んなのはゲノム解析研究，脳画像研究，iPS 細胞研究などである．

　双極性障害では，うつ病に比してその発症に遺伝要因が関与する比重が大きいため，ゲノム解析研究の比重は高い．ただし，ゲノム解析でわかることは，あくまでも遺伝的危険因子であり，発症と直接対応する病理学的所見は，脳に存在することを忘れてはならない．

　一方，脳画像研究では，MRI による形態学的研究，functional MRI (fMRI)による研究，PET による研究などが行われている．双極性障害の症状そのもののため，および予防療法の必要性から，薬物の影響を除いた状態で測定することが困難であるという問題点がある．MRI による形態学的な研究では，分解能の限界から，分子，細胞レベルに到達するのが困難である一方，PET による分子イメージングは，分子を特定することはできるが，分解能に限界があることや，リガンド(脳内の特定の分子と結合して，その

分布を画像化するための薬剤)の開発に膨大な時間と労力を要するという問題点がある.

これら2つの間をつなぐのが,動物モデル,死後脳研究,そしてiPS細胞を用いた研究である.

動物モデル研究は,うつ病研究や統合失調症研究では盛んに行われているのに比べ,双極性障害では非常に少ない.ストレスによるモデルや薬物によるモデルが使えないこと,原因遺伝子が特定されていないことが原因として挙げられる.

以前は,双極性障害における死後脳研究は少なかった.しかし,スタンレー財団がブレインバンクを作り,そのサンプルを世界中の研究者に配布したことにより,双極性障害の死後脳研究が急増した.

iPS細胞研究は最近急速に増加しており,さまざまな種類の神経細胞に分化させる方法や,脳オーガノイドの作成など,その技術は日進月歩である.

このように,研究の手法は進歩しており,研究推進が期待されるところであるが,そもそも,わが国では,双極性障害の研究者が少ないことが最大の問題である.双極性障害の国際学会でも,わが国からの出席者は数えるほどしかおらず,中国,韓国よりもはるかに少ないのが現状である.

遺伝学では,海外から数千〜数万名のデータが報告されているなか,日本の研究は遅れていたが,2011年に開始された脳科学研究戦略推進プログラム(脳プロ)課題Fの中で,初めてオールジャパンでのゲノム研究が行われるようになり,日本でも双極性障害の大規模なゲノムワイド関連研究が実現した[527].

死後脳研究は,スタンレーブレインバンクなど,海外のサンプルに依存してきた.死後脳研究は,ニューロサイエンスの最先端の研究技術を用いる必要があり,直接患者を対象とする研究ではないことから,医師以外の基礎研究者が行うことで,大いに成果が期待される領域であるが,基礎研究者が死後脳を集めることはできないため,精神科医の間で,病理解剖の重要性についての認識を高めていく必要がある.また,双極性障害患者は通常精神科以外で亡くなるため,脳の蓄積を推進するには,生前登録制に基づくブレインバンクが必要と考えられる.遺族の同意を得て,生前の診断を家族への面接

やカルテ調査で詳細に確認し，解剖を行って脳を摘出し，適切に切り分けて保存するのは，大変時間と人手と手間がかかる．現在，わが国の精神疾患のブレインバンクとして，福島県立医科大学のブレインバンクがある．同バンクの献身的な努力により，収集と広報活動が行われているが，集めた脳を研究者の希望に応じて適切に切り分け，送付するなどの作業には，ヒト脳に関する専門的な知識と技術に加え，多くの人手，場所，資金が必要であり，課題となっていた．2016 年から脳プロ融合脳リソースの一環として，日本ブレインバンクネットが設立され，精神疾患の生前登録によるブレインバンクのネットワーク化が進められている．

双極性障害研究はいまだ発展途上であり，これまでの研究により得られた知見は，いまだ断片的と言わざるを得ず，双極性障害の原因の全体像が解明されたと言える状況にはない．

しかしながら，双極性障害研究で得られた所見のいくつかは，複数の研究により確認されており，これらの所見をつなぎ合わせることによって，やっと双極性障害の原因の全体像を推測できるところまで，何とかたどり着いたとは言えるかもしれない[422]．

このように，原因解明がいまだ途上にあるため，確定的なことを言える状況ではないが，本章では，これまでの章で紹介した双極性障害の病態に関する知見を振り返りつつ，これらを総合して，現時点で推定される原因の仮説をいくつか提示するとともに，筆者らの研究グループの研究を紹介し，今後の研究の方向性について考えてみたい．

双極性障害に関する病態仮説は，今のところ収斂しているとはいえないし，今後の方向性についてもさまざまな考えがあり得る．したがって，本章に述べる仮説は，筆者の展望であり，決して確定したものではないことをご理解頂ければ幸いである．

B. 薬理学研究に基づく仮説

1 モノアミン仮説

　これまで述べてきたように，双極性障害の病態理解へのアプローチとしては，遺伝学，脳画像，死後脳，血液を用いた研究，そして治療薬の薬理作用に基づいた研究などがある．

　薬理学的研究では，抗うつ薬の作用機序としてセロトニントランスポーターおよびノルアドレナリントランスポーターの阻害作用が注目されたことから，セロトニン，ノルアドレナリンが状態依存性に変動するという，モノアミン仮説が提唱された．セロトニン受容体阻害作用をもつ非定型抗精神病薬が躁状態に有効なことも，躁・うつにおけるセロトニンの役割に矛盾しない．

　一方，躁状態を引き起こす精神刺激薬がドーパミンを増加させること，ドーパミン D_2 受容体阻害薬が躁状態に有効であること，ドーパミンを枯渇させるレセルピンがうつ状態を引き起こすことなどは，ドーパミンの役割を示唆する．三環系抗うつ薬が阻害するノルアドレナリントランスポーターは，前頭葉ではドーパミンを輸送するため，三環系抗うつ薬投与により，前頭葉ではドーパミンが増加する．三環系抗うつ薬が躁転を引き起こす一方，SSRI はこうした作用がそれほど明確でないことも，躁状態ではドーパミン系の機能亢進，うつ状態ではドーパミン系が機能低下という，ドーパミン不均衡仮説を示唆する[744,745]．

　これらのモノアミンが状態依存性に変化するという証拠は乏しいものの，これは方法論的な困難によるものも大きい．すなわち，血液や脳脊髄液は脳内の状況を反映せず，直接セロトニンやドーパミンのリリースを PET で測定することは不可能ではないものの困難で，特に躁状態において，未治療の状態で長時間のイメージングは困難である，といった問題がある．しかしながら，治療薬の作用からは，躁状態，うつ状態に伴ってモノアミンが変動し

ていると考えると納得がいく.

　最大の問題は，もしモノアミンが躁状態，うつ状態に伴って変化している
としても，なぜそのような変化が起きるのかが説明できていないという点で
ある.

2　イオン輸送障害仮説

　一方，治療薬の中でも最も確立しているリチウムについては，当初，これ
がアルカリ金属イオンであることから，イオン輸送障害仮説が提案された.
様々なイオン輸送系について研究された結果，双極性障害患者の血液細胞で，
Li^+/H^+対向輸送，Na^+/K^+ATPaseなど，さまざまなイオン輸送系の変化が
みられることが報告された．現在でも，ナトリウムポンプ阻害薬である
ouabain(ウアバイン)の投与が躁病モデルとして提案されているが，これは
こうしたイオン輸送障害仮説に基づいたものである.

　複数のイオン輸送系に異常が見いだされたことから，複数のイオン輸送蛋
白と関係する細胞膜裏打ち蛋白の異常も疑われ，双極性障害患者の赤血球で
アンキリンの亜型が顕著に低下していることが報告された[532]．双極性障害に
おけるアンキリンの役割は，ゲノムワイド関連研究で，イオンチャネルを膜
につなぎ留める蛋白であるアンキリンGをコードする*ANK3*と，Ca^{2+}チャ
ネルサブユニットをコードする*CACNA1C*が見いだされたことから，再び
脚光を浴びた[526]．最近，この*CACNA1C*のリスクアリルは，ヒト特異的な
30塩基の反復数と関連しており，この反復配列がエンハンサーとしての機
能に変化を与え，*CACNA1C*あるいは周辺の他の遺伝子の発現に影響して
いることが指摘された[746].

3　キンドリング仮説・行動感作仮説

　双極性障害では，病初期には病相の間隔が空いている一方，長期化すると
次第に病相間隔が短縮することが指摘されている．この現象が，てんかんに
おけるキンドリング現象と類似していることと，カルバマゼピンやバルプロ

酸など，複数の抗てんかん薬が双極性障害に有効であることから，Post ら
は，キンドリング仮説を提案した[481].

また，こうした双極性障害の特徴的経過は，行動感作現象，すなわち，コ
カインやアンフェタミンなどの精神刺激薬の反復使用により，次第に少量で
精神病症状が出現しやすくなる現象とも類似している．精神刺激薬使用によ
る精神症状が躁状態に類似していることと相まって，行動感作仮説が提示さ
れた[481].

これらの仮説は，今もって否定されたわけではないが，支持する所見が集
まっているともいえない．

一方，双極性障害患者が何らかの細胞脆弱性を有することを示す所見が集
まってきている現在，こうした病相反復に伴う病相間隔短縮は，気分を安定
させる神経系の進行性の機能低下でも説明可能であると考えられる[745].

4 イノシトール仮説

リチウムの作用機序の中では，イノシトールモノホスファターゼ(IM-
Pase)阻害作用が，特に注目されてきた．IMPase は，イノシトールリン脂
質の加水分解により精製されたイノシトール三リン酸をイノシトールへと分
解する経路の酵素であり，リチウムにより，細胞内ではイノシトールが欠乏
する．バルプロ酸がイノシトールの生合成を阻害することと合わせ，イノシ
トール仮説が提案されている[747].

培養神経細胞において，リチウム，バルプロ酸，カルバマゼピンの3剤が
すべて成長円錐の崩壊を阻止し，その面積を拡大するが，この作用は GSK–
3β 阻害剤やヒストン脱アセチル化酵素(HDAC)阻害剤ではみられず，イノ
シトールの添加で阻害されることから，3剤とも細胞内イノシトール欠乏を
介して成長円錐を拡大させるのではないかと考えられた[440]．リチウムとバル
プロ酸は，*in vivo* でもイノシトールを低下させると報告されている[442].

双極性障害患者の培養リンパ芽球で，イノシトール濃度減少[748]，イノシ
トールモノホスファターゼ2(IMPA2)の mRNA 減少[749,750]，IMPase 活性の低
下[751] などが報告されており，イノシトール仮説を支持すると考えられた．

この仮説は，今も双極性障害の有力な病態仮説の一つである．

5 GSK-3β 仮説

双極性障害の予防に有効な気分安定薬であるリチウムの催奇形作用の作用機序として，GSK-3β 阻害作用が注目されたが，その後双極性障害に対する作用機序として注目されるようになり[441]，現在リチウムの作用機序としては，IMPase 阻害と GSK-3β 阻害が最も有力である．

その後，バルプロ酸にも GSK-3β 阻害作用があると報告されている[784]．

GSK-3β (glycogen synthase kinase 3β) は，多くの基質をもつリン酸化酵素であり，GSK-3β がニューロトロフィンのシグナル伝達に関与することなどから，神経保護作用を介して双極性障害に奏効すると推定されている．

一方，次の項で述べるように，生物リズムとの関連の可能性も指摘されている．

C. 生物リズム仮説

1 症状の特徴

(1) 概日リズム

双極性障害では，睡眠の障害，日内リズムの乱れ，病相の周期性などの症状の特性から，生物リズムとの関係が指摘されている[752]．

一般にうつ状態では不眠がみられるが，双極性障害におけるうつ状態では，過眠がみられる場合が多い[753]．

双極性うつ病では，断眠が躁転を誘発することが多いが，躁状態では睡眠時間が短縮し，これが躁状態をさらに悪化させる，という悪循環が生じていると考えられる．

なお，メランコリー型のうつ病では，抑うつ気分が朝に悪いという症状の

日内変動がみられ，双極性障害でもみられる場合はあるが，必ずしも双極性に特徴的とはいえない．

また，時計型の行動量測定計を用いて 24 時間の行動量を計測した研究では，躁状態における日内リズムの振幅低下，日中の行動量比率の減少，頂点位相の前進などがみられた．寛解期の患者でも，位相前進などいくつかのパラメーターで健常者との差異がみられたという[754]．

104 名の双極性障害患者において，概日リズム睡眠覚醒障害の併発の有無による経過の差異を調べた 48 週の前向き研究では，概日リズム睡眠障害を併発していた患者 34 名は，再発までの期間が有意に短かった[755]．

⑵　概年リズム

一般に躁状態は春から初夏に多いと信じられているが[9]，特に，冬にうつ状態，春に軽躁状態を示す，双極Ⅱ型障害，季節型のケースもある．こうした季節性感情障害は，高緯度地方に多くみられ，過眠，過食あるいは炭水化物飢餓(甘いものが欲しくなる)という，非定型症状を示すことが多く，光療法が奏効する．

2　生物学的マーカー

一般にうつ病では REM 睡眠潜時が短縮しているといわれており，双極性障害でも同様の所見が報告されている[756]．

双極性障害患者では，光によるメラトニン分泌抑制の亢進が報告されている[757]．一方，光照射の有無にかかわらず，メラトニンが低下しているとの報告もある[758]．培養リンパ芽球において，メラトニン合成酵素活性が低下しているとの報告もある[701]．

12 名の双極性障害患者由来線維芽細胞を 12 名の対照群由来細胞と比較した研究では，概日リズム周期には差がなかったものの，REV-ERBαや DBP など，いくつかの遺伝子の概日リズム振幅の低下がみられたという[759]．

❸ 危険因子

　躁状態とうつ状態の再発の誘因を比較すると，躁状態のみが生活リズムの乱れが誘因となって再発する．特に，断眠は躁状態を誘発することが多い[760].

　また，高照度光を毎日長時間浴びたあとに急速交代型気分障害を発症した症例が報告されている[761].

❹ 治療法

⑴　リズムを治療対象とした治療法

　直接リズムを治療対象とした治療法として，すでに述べた対人関係-社会リズム療法(IPSRT)があり，その有効性は，大規模な臨床試験で実証され，注目されている[361].

　その他，逸話的ではあるが，急速交代型双極性障害に対する臥床暗期延長療法(extended bed rest and darkness therapy)の有効性や[762]，躁状態に対する暗室療法(dark therapy)の有効性が報告されている[763].

⑵　既存の治療薬のリズムへの効果

　リチウムが概日リズム周期を延長させる作用は古くから知られていたが，そのメカニズムは不明であった．ショウジョウバエで，時計細胞のみにGSK-3β を過剰発現させた変異体(PdfGAL4：UASsgg)ではサーカディアン周期が短縮し，この周期をリチウムが延長させた[764]ことから，リチウムの概日リズム周期に与える作用が，GSK-3β を介していると考えられるようになった．この際の GSK-3β の基質は，オーファン核内受容体 REV-ERBα であると報告されている[765]．GSK-3β は REV-ERBα をリン酸化することで安定化させるため，リチウムによる GSK-3β 阻害は，REV-ERBα を急速に消失させる．REV-ERBα は，Bmal1 の発現量に関与することによって，概日リズムの周期と位相に影響しているため，リチウムによる GSK-3β 阻害により，周期が変化すると考えられる．

5 理論

(1) ビート仮説

双極性障害では，内因性のリズムがフリーランしており，24 時間の外因性リズムとの間でうねり(ビート)が出現し，これが躁状態，うつ状態の波である，という仮説である[766].

リチウムが概日リズム周期を延長させる作用をもつことは，この説を支持しているが，この所見を支持するデータは乏しく，この仮説がすべての双極性障害に当てはまるとは考えにくい．とはいえ，患者の一部はこうしたメカニズムで発症している可能性もある[9].

(2) 位相前進仮説

外因性のリズムに対して内因性のリズムが前進しているために，両者が脱同期しているとの説である．前述の通り，これを支持する所見も報告されている．季節性感情障害における光療法の効果はこの説を支持するともいえるが，光療法は施行時間にかかわらず有効であるとのデータもあり，この所見はこの仮説とは矛盾している．

(3) 位相不安定仮説・振幅低下仮説

双極性障害では，内因性リズムの振幅が低下し，位相が不安定になるなど，リズムがはっきりしなくなっている，という説である．

(4) 光感受性異常説

双極性障害では，概日リズム自体は正常に機能し得るが，これを外界の同調因子(Zeitgeber)である光により制御する，網膜から視床下部に至る網膜視床下部路の機能が障害されているとの説である[767]．光に対するメラトニン反応の亢進や，光による悪化，暗室療法の効果などはこれを支持している．

(5) 光周性異常説

近年，1 年間の日照時間の変化に伴う生物の反応，すなわち光周性の研究

が進んでいる.

　ウズラでは，日照時間が長くなると，下垂体の隆起葉で甲状腺刺激ホルモン(TSH)が合成され，これが上衣細胞に作用し，甲状腺ホルモンを活性化する酵素である DIO2(2 型脱ヨウ素酵素)を増加させる[768]．その結果，T4(低活性型の甲状腺ホルモン)が T3 に変換される．これによって，性腺刺激ホルモン放出ホルモンが分泌され，繁殖活動が盛んとなる[769]．光周性の起点となるのは，夜に分泌されるホルモン，メラトニンであり，日照時間が長くなると，メラトニン分泌が減少することが光周性に関係していると考えられる．マウスで，メラトニンの変化が光周性に与える影響も，TSH を介している[770]．ただし，ほとんどの実験用マウスは元々メラトニンを欠損していることは注意を要する．

　甲状腺機能低下症に伴ううつ病，難治性うつ病に対する甲状腺ホルモン剤の増強療法の有効性，リチウムによる TSH 上昇とそれに伴う急速交代化など，これまでさまざまな形で，気分障害と甲状腺機能の関係が指摘されてきた．甲状腺刺激ホルモンとして知られていた TSH が，年周期のリズム制御にも関与していることが明らかとなったことにより，これらの所見についても，ヒトにおける年単位のリズムと TSH の関連という観点から，再検討が必要かもしれない．

6　動物モデル

　Saturation mutagenesis(人為的に作り出した多数の遺伝子変異体の中から目的の表現型をもつ動物をスクリーニングし，その遺伝子を解明する方法)によって作り出された Clock 点変異マウスは，フリーラン周期の延長[771]，睡眠減少[772]など，種々の概日リズム異常を示す．McClung らのグループは，このマウスが躁病の動物モデルになると提案している[773]．

　このマウスは，持続的に多動を示し，強制水泳で無動時間が短縮，学習性無力試験で回避の失敗が少ない，といった，いわゆる「うつ様行動」を示し，高架式十字迷路でオープンアームによく入る，オープンフィールド試験で中心にいることが多いなど，不安の低下を示す所見がみられた．また，コカイ

ンやショ糖の報酬としての価値が高まり，脳内自己刺激実験でも，弱い報酬で自己刺激してしまうという．

このように，このマウスの行動は，躁状態における気分高揚や多幸感と類似していると考えられた．また，これらの行動変化はリチウムで改善した．このマウスでは，中脳腹側被蓋野(VTA)のドーパミンニューロンの発火が増加しており[774]，このマウスのVTAに，*Clock*を発現させたところ，多動は改善したという．

また，McClnngらのグループは，VTA特異的に*Clock*をノックダウンしたモデルマウスを作成した[775]．このマウスは，多動になり，不安様行動が低下すると同時に，うつ様行動が増加(強制水泳試験における無動時間の増加，学習性無力試験における回避失敗の増加)したことから，混合状態を呈したと考察されている．

双極性障害でさまざまなリズム異常がみられることや，*Clock*遺伝子多型と双極性障害の関連を示す遺伝子関連研究などから，このマウスは双極性障害モデルマウスとして提案されている．

しかしながら*Clock*を始めとして，*BMAL1*，*DBP*，*TIMELESS*，*CSNK1E*などの時計遺伝子多型と双極性障害の関連が報告されているが[776, 777]，こうした候補遺伝子の関連解析の結果は第8章で述べた通り(→ 255頁)，その意義は疑問視されている．

また，双極性障害では位相前進や振幅の低下が示唆されてはいるものの，フリーラン周期の変化を示唆する所見は乏しいなど，このマウスが双極性障害のモデルマウスとして構成的妥当性を満たすとは言い難い．

多動を示す遺伝子改変マウスは多数存在し，周期的な行動変化でなく，持続的な多動を示した場合に，これを双極性障害のモデルということは難しいであろう．

双極性障害が，概日リズムをつかさどる時計機構の遺伝的異常によりリズムが失われている疾患と考える根拠は乏しい．双極性障害に生物リズムの異常が関与するとしても，細胞内の時計機構の遺伝子ネットワークでなく，生物リズムの調節を行う神経系の問題と考えたほうがよいのではないだろうか．

D. 小胞体ストレス反応障害仮説

1 遺伝子発現解析

われわれは，双極性障害の病態生理に関連する分子を特定するため，2 ペアの双極性障害に関して不一致な一卵性双生児より採血し，培養リンパ芽球様細胞を作成し，DNA マイクロアレイを用いて網羅的遺伝子発現解析を行った．共通に低下している遺伝子を探索した結果，2 つの小胞体ストレス関連遺伝子，*XBP1* および *HSPA5*（GRP78）が含まれていた[517]．小胞体カルシウムポンプを阻害することにより小胞体ストレスを引き起こす試薬，thapsigargin による *XBP1* 増加反応は，双極性障害患者で低下していた[517]．この所見は，独立サンプルでも確認され[728]，カナダのグループからも報告された[727]．

当初，われわれはこの所見は *XBP1* 遺伝子のプロモーター上にあり，XBP1 自身の結合配列を失う一塩基多型と双極性障害の関連があると報告した[517] が，この関連はその後の大サンプルにおける研究では再現されず[518]，その後のゲノムワイド関連研究でも関連は見いだされていないことから，最初にみられた関連は，偽陽性所見であったと考えられる．

双極性障害患者で，小胞体ストレスに対する *XBP1* 反応が低下しているとしても，この多型に帰することはできないと考えられる[727, 728]．

2 神経系における XBP1 の機能

ヒト神経系細胞における，XBP1 の標的遺伝子を調べるため，神経芽細胞腫細胞に *XBP1* を過剰発現させて DNA マイクロアレイ解析を行い，発現が増加した遺伝子のうち，転写因子結合部位をもつものを検索することにより，XBP1 の標的遺伝子を探索した．その結果，この細胞株で XBP1 により制御されている遺伝子として，*WFS1* が見いだされた[560]．

第8章で述べた通り，*WFS1* は，しばしば気分障害を伴う遺伝病である Wolfram 病の原因遺伝子である．

　双極性障害の病態生理学における *WFS1* の意義を検討するため，われわれは *Wfs1* ノックアウトマウスの行動表現型を調べた．*Wfs1* ノックアウトマウスの行動表現型は，後述の変異 *Polg* トランスジェニックマウスとは異なり，輪回し行動の日内リズムには変化がなく，周期的行動量変化もみられなかった．しかし，Morris 水迷路で学習には異常がないにもかかわらず，到着までに時間がかかるなど，行動に遅滞がみられた[562]．なお，Wolfram 病患者では mtDNA の欠失がみられたとの報告があり[563]，後述のミトコンドリア機能障害仮説とも関係している．

　双極性障害患者でみられる小胞体ストレスに対する *XBP1* 反応低下が，神経細胞にどのような変化を引き起こすのかを検討するため，XBP1 の神経細胞内動態を詳細に検討した．*XBP1* は，核外でスプライソソーム非依存的なスプライシングを受ける，動物では唯一の遺伝子であることが報告されている[778]．*XBP1* の mRNA は，小胞体に適切にフォールディングされていない蛋白質が蓄積すると，小胞体膜上の Ire1 蛋白質によりスプライスされる．われわれは，*XBP1* のこの特徴から，神経突起における *XBP1* のスプライシングが機能的意義をもつとの仮説を立て，検証した．

　その結果，*XBP1* の mRNA が確かに神経突起に存在し，BDNF 刺激による蛋白合成促進に伴ってスプライシングを受けることがわかった．*XBP1* に蛍光蛋白 Venus の cDNA を連結したコンストラクトを作成し，初代培養神経細胞にトランスフェクションして観察した結果，スプライスを受けた *XBP1* の mRNA は局所で翻訳され，作られた XBP1 蛋白質が核移行することが判明した．*XBP1* ノックアウトマウス由来神経細胞では，BDNF による神経突起伸展が障害されていた．

　これらのことから，*XBP1* mRNA は，BDNF 刺激による，神経突起での蛋白合成に伴ってスプライスされ，局所で翻訳されたあと，核移行し，神経突起伸展に必要な遺伝子の発現を促すと考えられた[779]．

　初代培養神経細胞における XBP1 の標的遺伝子を探索するため，*Xbp1* ノックアウトマウスおよび野生型マウス由来の初代培養神経細胞に，BDNF

刺激を加え，その前後で遺伝子発現解析を行った[780]．野生型の神経細胞では BDNF により増加し，*Xbp1* ノックアウト神経細胞では BDNF を加えても増加しない遺伝子を探索した結果，23 の遺伝子が見いだされた．これらの遺伝子のプロモーターには，XBP1 が結合する配列が有意に多く含まれていたことから，これらの多くは XBP1 の標的遺伝子と考えられた．これらの中に，ソマトスタチン(*Sst*)，ニューロペプチド Y(*Npy*)，およびカルビンディン(*Calb1*)という，いずれも GABA ニューロンのマーカーとして知られている分子が含まれていたことから，XBP1 は，BDNF による GABA ニューロンの分化に関与している可能性が示唆された．

前述の通り，双極性障害患者の死後脳では，GABA ニューロンマーカーの遺伝子発現低下が報告されている．

E. ミトコンドリア機能障害仮説

1 はじめに

本仮説は，われわれが行った磁気共鳴スペクトロスコピー法による研究の所見[631]をもとに，2000 年に提唱したものである[781]．

その後，2004 年に，ハーバード大学のグループが双極性障害患者の死後脳でミトコンドリア関連遺伝子が大きく変化しており，これがミトコンドリア機能障害仮説に合致すると報告したことにより[661]，双極性障害の病態仮説の一つとして認知されるようになった[632, 688, 782-790]．

この仮説に基づいて，ミトコンドリアを標的とした双極性障害の治療薬の開発が進められている[791]．

これまで述べた通り，双極性障害の病態についてはさまざまな仮説が併存している状態であり，この説が突出して受け入れられているわけではないが，われわれがこれまで研究してきた内容であるため，詳しく紹介する．

2 初期の研究

　磁気共鳴スペクトロスコピー法は，臨床用高磁場 MRI 装置を用いて，*in vivo* で化学分析を行う方法である．われわれは，これを双極性障害患者に初めて応用し，うつ状態におけるクレアチンリン酸の低下[792]，寛解期における細胞内 pH 低下[793] および光刺激によるクレアチンリン酸低下反応の亢進[794] などを報告した．ミトコンドリア病でもクリアチンリン酸の低下および光刺激によるクレアチンリン酸低下反応の亢進，および乳酸の蓄積などが報告されている．特に，筋疾患と考えられている慢性進行性外眼筋麻痺（CPEO）で，こうした脳エネルギー代謝異常所見がみられることや[795]，CPEO でうつ病を伴う症例では，筋肉だけでなく脳にもミトコンドリア DNA（mtDNA）欠失蓄積がみられたことから[564]，双極性障害と CPEO には，病態メカニズムに重なる点があると考えた．

　双極性障害患者の死後脳の大脳皮質で，mtDNA 欠失を定量したところ，一部に，1%以下の微量ではあるが，増加している患者が見いだされた[687]．これらのことから，双極性障害患者の少なくとも一部には，mtDNA 変異に伴うミトコンドリア機能障害が関与していると考えた．そこで，脳内への mtDNA 変異の蓄積，あるいは mtDNA の個人差がミトコンドリアカルシウムシグナリングの異常を引き起こし，これが神経可塑性の変化や細胞死への脆弱性などを介して，双極性障害に至る，との「ミトコンドリア機能障害仮説」[781] を提示した（図 27）[739]．

3 ミトコンドリア DNA とカルシウムの関連

　mtDNA の個人差によるカルシウムシグナルの変化が双極性障害の発症に関与し得るかどうかを明らかにするため，mtDNA の個人差が細胞内カルシウムシグナルに影響するかどうかを調べた．mtDNA を欠損した細胞（ローゼロ細胞）と血小板の融合細胞（サイブリッド）を 35 名分作成した．その際，ローゼロ細胞にカルシウム感受性蛍光蛋白質（Pericam）の cDNA を導入しておくことにより，ミトコンドリア内および細胞質のカルシウム濃度を測定で

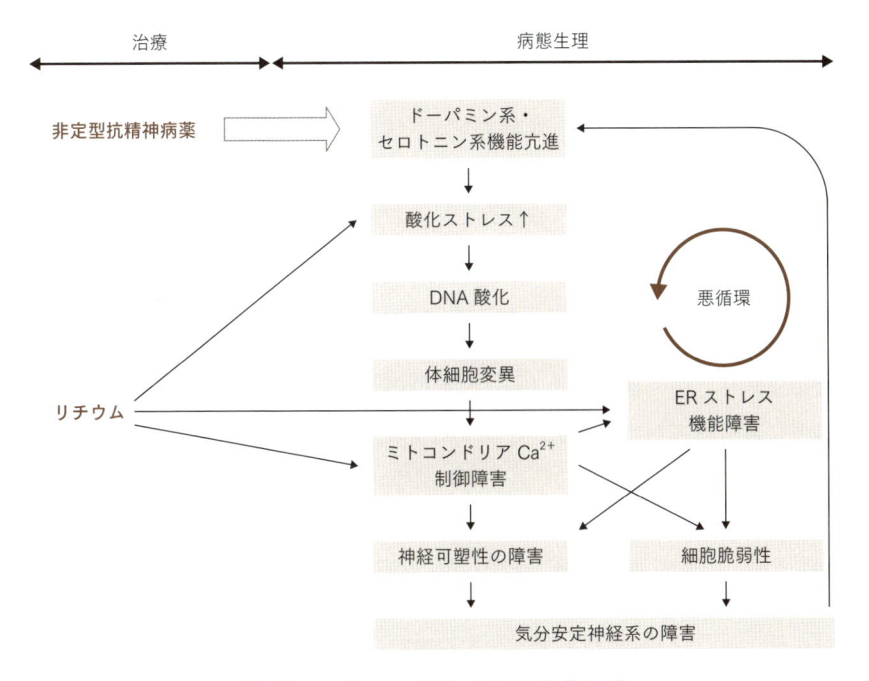

図 27 ミトコンドリア機能障害仮説

きるようにした．これらの細胞を用いて，ミトコンドリア内カルシウム濃度を測定するとともに，これら35名の被験者の mtDNA 配列をすべて解読し，ミトコンドリア内カルシウム濃度に影響する mtDNA 多型を網羅的に探索した．

　その結果，2つの連鎖した多型(10398G＞A および 8701G＞A)が，ミトコンドリア内カルシウムレベルと関連していることがわかった[796]．ミトコンドリアカルシウム濃度との関連が見いだされた多型のうち，10398G は長寿との関連が，10398A はさまざまな精神神経疾患，すなわちパーキンソン病，アルツハイマー病，双極性障害との関連が報告されていた．こうした遺伝子関連研究の結果の再現性は乏しい場合が多く，その意義の解釈は難しいが，これらの mtDNA 多型は，ミトコンドリアカルシウムシグナルに影響を与え，さまざまな疾患の感受性に影響を与える可能性が考えられた．

4 死後脳研究

　われわれは，スタンレーブレインバンクより死後脳サンプルの供与を受け，研究を行った.

　双極性障害患者の中に，微量(1%以下)の mtDNA 4977bp 欠失をもつ者がいるという，以前の所見を確認するため，定量的 PCR 法により，検討を行ったが，双極性障害患者群における欠失増加はみられなかった[797, 798]. 他の研究者も，同じサンプルを用いて，やはり差はなかったと報告している[799]. このように，前頭葉における mtDNA 欠失は，双極性障害患者でそれほど高頻度にみられるものではないことが判明した.

　一方，ハーバード大学のグループにより，双極性障害患者の死後脳において，ミトコンドリア関連核遺伝子が全体に低下しているとの報告がなされたことから[661]，この所見を確認するため，われわれも検討を行った. その結果，ミトコンドリア関連核遺伝子の低下が確認された[662]. しかしながら，この所見には，サンプルの pH および服薬が影響していた. 服薬していない患者では，ミトコンドリア関連核遺伝子はむしろ高い発現量を示した.

　発現が変化しているミトコンドリア関連遺伝子のうち，*LARS2*(mitochondrial leucyl tRNA synthetase gene)の発現量増加に着目した[520]. *LARS2* は，ミトコンドリア tRNA^{Leu} をアミノアシル化する酵素をコードしている. tRNA$^{Leu(UUR)}$ には，代表的なミトコンドリア病，MELAS(mitochondrial myopathy, encephalopathy, lactic acidosis, stroke-like episodes)の主要な原因である，mtDNA の 3243A＞G 変異の存在が知られている. この 3243G 変異は，tRNA^{Leu} のアミノアシル化を阻害することが報告されている.

　そこでわれわれは，*LARS2* の発現増加が，3243A＞G 変異蓄積を反映したものであるとの仮説を立て，検証を行った. まず，3243G 変異を有するサイブリッドを作成し，*LARS2* の mRNA を定量したところ，増加していることがわかった. さらにわれわれは，患者死後脳で 3243G 変異が検出されるかどうかを検討した. 通常の RFLP 法では 3243G 変異は検出されなかったが，PNA(ペプチド核酸)クランプ法により，野生型 mtDNA の増幅を抑制する方法を用いて確認したところ，1%以下の 3243G 変異を 2 名の双極性

障害患者および1名の統合失調症患者で見いだした[520]. これらの患者では肝臓でも3243G変異が検出された.

これらの結果から, 双極性障害患者の中には, mtDNA点変異の脳内への蓄積が病態に関与しているケースもあると考えられた.

5 遺伝学

われわれは, mtDNA変異が双極性障害の原因の一つとなっているかどうかを検証するため, 双極性障害と診断されたあと, ミトコンドリア病類似の身体症状を呈した6症例(いずれもミトコンドリア病は否定されている)において, mtDNA全周シーケンスを行った. その結果, 複合体I(NADH–ubiquinone oxidoreductase)のサブユニットのよく保存されたアミノ酸の置換を引き起こす, 3644T>C変異を, 1名で見いだした[566]. この変異をもつサイブリッドを作成して機能解析を行ったところ, ミトコンドリア膜電位の低下がみられた. この変異を双極性障害患者および対照群で調べたところ, 患者の1.4%(9/630名)に変異がみられ, 対照群の0.1%(1/734名, $p<0.01$)に比して, 有意に多かった. しかしながら, この変異については, その後, アジア人にまれに見られるハプログループM13およびD4hを特徴づけるもので, 病的意義はないのではないかと報告されている[800].

また, CPEOの原因遺伝子の一つであるmtDNAポリメラーゼ(*POLG*)の変異が双極性障害の原因の一つとなっているかどうかを検証するため, 双極性障害患者および対照群において, *POLG*遺伝子の全エクソンのシーケンス解析を行った. その結果, CPEOを引き起こすとされている変異が, 患者のみでみられた[801]. また, CPEOの他の原因遺伝子である*ANT1*の機能喪失変異が, 患者324名中2名に見られ, データベースに比して多かった[802].

このように, まれなmtDNA変異, あるいはmtDNA変異を引き起こす核遺伝子変異が, 双極性障害の遺伝的危険因子となる可能性が示唆された.

6 動物モデル

　脳における mtDNA 変異の蓄積が双極性障害様の行動異常を引き起こすかどうかを検証するため，われわれは神経細胞特異的なプロモーター（*CAMKIIα*）下に，変異 *Polg* を発現するトランスジェニックマウス(mPolg Tg マウス)を作成した[803]．このトランスジーンに導入した D181A 変異は，この酵素のエクソヌクレアーゼ活性を阻害し，心臓特異的プロモーター下にこの変異体を発現させたトランスジェニックマウスが心筋症を呈することが報告されていた[804]．

　われわれがこのトランスジェニックマウスを作成したあと，*POLG* が CPEO の原因遺伝子の一つであることが報告された[805]．また，CPEO と双極性障害が連鎖する家系が報告され[806]，ミトコンドリア病患者における構造化面接で，約 20 ％の患者が双極性障害をもっていることが報告されるな ど[567-569]，ミトコンドリア病と双極性障害の関連が支持された．

　mPolg Tg マウスでは，脳内に mtDNA の点変異および欠失が蓄積していた．行動学的な解析では，知覚系，運動系には明らかな異常は認められず，記憶，学習にも異常はみられなかった．

　双極性障害関連の行動学的表現型を検討するため，概日リズム研究においてリズム測定のために用いられてきた実績のある，輪回し行動量の測定を行った[803]．その結果，このマウスでは，恒暗条件における行動周期には異常はみられなかったが，明暗条件(明期：暗期，12 時間：12 時間)では，明期の開始時および暗期の直前において行動量が多いという特徴がみられた．また，メス Tg マウスは，4〜5 日周期での顕著な輪回し行動量の変化を示した(図 28)．この行動量変化は性周期と一致しており，卵巣摘出によりこの行動量の波は消失した[803]．このような性周期に伴う有意な行動量変化は，野生マウスではみられなかった．これらの行動変化は，三環系抗うつ薬(アミトリプチリン)で悪化し，リチウムにより改善した[803]．さらに，アミトリプチリンは躁転に類似した行動変化を引き起こした[803]．また，電気けいれん刺激により，日内リズムの異常が顕著に改善した[807]．これらの所見は，脳内への mtDNA 蓄積が，双極性障害における病態生理学的意義をもつことを示して

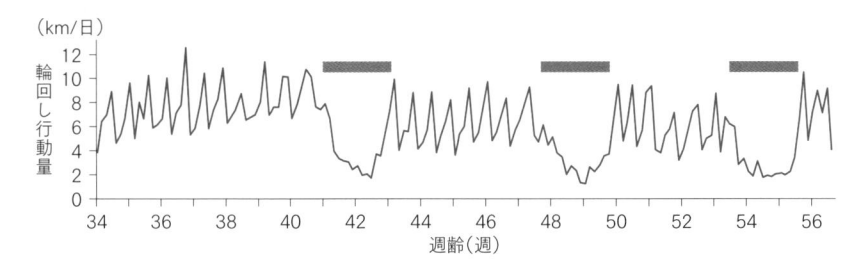

図 28　変異 Polg トランスジェニックマウスのうつ様エピソード

横軸はマウスの週齢．縦軸は輪回し行動量(回し車の回転数を走った距離に換算)．横線はうつ様エピソードの期間を示す．

〔Kasahara, T. *et al.* Depression-like episodes in mice harboring mtDNA deletions in paraventricular thalamus. *Mol Psychiatry* 21, 39–48 (2016)〕

いると考えられた．

　次に，この Tg マウスにおけるカルシウムシグナリング異常について，検討した[808]．ミトコンドリア内膜内外のプロトン濃度勾配が，ATP 産生とカルシウム取り込みの駆動力となっていることから，ミトコンドリア機能障害に伴ってカルシウム取り込みが低下している可能性を考え，Tg マウスの脳よりミトコンドリアを単離し，カルシウム取り込み能を測定した．その結果，Tg マウス由来のミトコンドリアでは，予想に反し，カルシウム取り込み能が亢進していた[808]．

　変異 Polg トランスジェニックマウスの海馬スライスで，パッチクランプ法により錐体細胞の細胞内にカルシウム感受性色素 Fura-2 を加え，細胞外に代謝型グルタミン酸受容体アゴニストである DHPG〔(S)-3,5-dihydroxy-phenylglycine〕を加えたところ，DHPG 刺激による細胞内カルシウム反応は，Tg マウスでは有意に低下していた．この所見は，単離ミトコンドリアにおけるカルシウム取り込み増加と矛盾しないものと考えられた[808]．

　さらに，このマウスの輪回し行動を長期に観察した結果，このモデルマウスが，2 週間ほど，輪回し行動をあまりしなくなるエピソードを示すことがわかった(図28)[723]．この自発的な活動低下のエピソードは，平均すると半年に 1 回の頻度で出現し，複数回繰り返す個体もあった．マウスが活動低下を示している時の行動について，DSM-5 の抑うつエピソードの診断基準に基

づき，詳しく解析したところ，興味喪失，睡眠障害，食欲亢進，制止，易疲労性，および社会行動の障害(仔を集める行動の低下)を示したことから，ヒトのうつ状態に相当すると考えた．この状態は，リチウム投与中に比して中止後に増加し，エスシタロプラムにより減少した．さらに，この状態の間には，副腎皮質ホルモンであるコルチコステロンの増加や，体温の日内変動の減少と平均体温の上昇など，うつ状態の患者と同様の生理学的変化が見られた[723]．

このように，本マウスは，患者にもみられる遺伝子変異を導入したものであり，患者の症状と類似した行動変化を示し，患者に有効な薬物が奏効するという点で，構成的妥当性，表面妥当性，予測妥当性の3つの基準を満たす，初めての双極性障害モデルマウスになり得ると考えられた．

7 動物モデルから創薬研究へ

これまで，確立した双極性障害のモデル動物，特に予防効果を検定するモデルがないことが，気分安定薬開発の障壁となってきた．このTgマウスは，周期的な行動変化などを示すことから，気分安定薬の効果の検定を行うことができると考えられた．

新たな創薬の標的分子を探索するため，このTgマウスにおいて，DNAマイクロアレイにより遺伝子発現解析を行い，同腹の野生型マウスと比較した．

Tgマウスの前頭葉および海馬と，双極性障害患者死後脳において，共通な変化がみられた遺伝子は2つで，このうち*Ppif*は，ミトコンドリア permeability transition pore(PTP)の構成成分であるシクロフィリンDをコードする遺伝子であった[809]．

PTPの開口はミトコンドリア膜内外の電位差を消失させ，細胞死を引き起こすが，一過性の短いmPTPの開口はイオンの輸送にも関与しているとされている．シクロフィリンD阻害作用をもつ薬剤であるシクロスポリンAを野生型マウス脳由来単離ミトコンドリアに加えたところ，Tgマウスと同様の変化を示した[809]．これらのことから，Tgマウスにおいてみられたカ

ルシウム取り込みの増加は，シクロフィリン D の低下による，PTP の開口抑制を介していると考えられた．

　脳血液関門を通過するシクロフィリン D 阻害薬である NIM811 は，神経保護作用をもつことが報告されている．この薬剤が双極性障害の候補薬剤となり得るかどうかを検討するため，このマウスに NIM811 を投与し，行動に与える影響を調べたところ，日内リズムの異常が改善した[809]．今後，このモデルマウスを用いて，新規候補薬剤の効果検定が可能になると期待される．

8 気分安定神経系仮説へ

　ミトコンドリア機能障害も小胞体ストレス反応も，双極性障害に特異的な異常ではなく，糖尿病，パーキンソン病など，さまざまな疾患との関連が指摘されているものである．これらの共通点は，細胞脆弱性を基盤として，特定の細胞(糖尿病では膵臓 β 細胞，パーキンソン病では黒質ドーパミン神経細胞)の障害を引き起こす疾患であるという点である．

　「経過」の項(→ 72 頁)で述べた通り，双極性障害は，病相を反復するに従って，再発頻度が高まるという，特徴的な経過を示す．この特徴は，これまで，依存性薬物による行動感作やてんかんにおけるキンドリングとの類似性が指摘されてきたが[481]，われわれの研究を含む，最近の双極性障害研究の成果から考えると，むしろ気分を安定させるような機能をもつ神経系が存在し，これが経過とともに次第に機能障害をきたしていく，と考えると納得できる[745]．したがって，双極性障害が，どのような細胞の障害であるかを明らかにすることによって，双極性障害の根本的な原因を明らかにすることができると期待される．

　われわれは，Polg トランスジェニックマウスにおいて，mtDNA 欠失が蓄積している脳部位の探索を行い，視床室傍核に最も多くの mtDNA 欠失が蓄積していることを見いだした[723]．この部位の機能を選択的に障害させると，Polg トランスジェニックマウスと類似したうつ様エピソードが見られた．

　視床室傍核は，縫線核のセロトニン神経や視床下部室傍核の CRH 神経からの投射を受け，ネガティヴな情動に関わる縫線核と，ポジティブな情動に

関わる側坐核，そして感情制御に関わる前部帯状回に投射し，さまざまなストレスおよび抗うつ治療により賦活される[810]．最近，視床室傍核が外的刺激の重要性（サリアンス）を表わしている[811]，葛藤状況において，ネガティヴな情動とポジティブな情動の葛藤の解決に役割を果たす[812] など，感情のコントロールに重要な働きを持っていることが次々と明らかにされている．これらの事実は，視床室傍核が気分制御のセンターとしての役割を果たしている可能性を示すと共に，双極性障害の原因に関与している可能性を示唆していると言えよう．

　一方，われわれは，もう一つの CPEO の原因遺伝子であり，双極性障害を伴う CPEO と連鎖する家系が報告されている *ANT1* に着目し，*Ant1* の脳特異的変異マウスを作成した[802]．このマウスの脳由来ミトコンドリアは Ca^{2+} を保持しにくくなっていた．*Ant1* 変異マウスの行動を解析したところ，8 秒待たないと報酬（甘い水）がもらえない状況にすると，普通のマウスは待たずに普通の水を飲んでしまうところ，変異マウスは 8 秒後の報酬を待ち続けるという行動変化が見られた[802]．これは，遅延報酬割引（将来得られる報酬は，今すぐ得られる報酬よりも低く見積もられる現象）が減弱しているためと考えられた．同様の変化が，セロトニン神経の活動を活性化させたマウスでも報告されていることから[813]，脳内のセロトニン代謝を調べたところ，側坐核におけるセロトニンの代謝が亢進していることがわかった．このマウスの脳内で，ミトコンドリア DNA 由来蛋白質であるチトクローム酸化酵素が減少している細胞が集積している領域を探索したところ，セロトニン神経核である縫線核に集積していた．同様の変化は，高齢の野生型マウスでも見られた．さらに，*Ant1* 変異マウスの縫線核におけるセロトニン神経細胞の性質を電気生理学的に調べたところ，神経細胞の興奮性が高まっていることがわかった[802]．

　これらの結果は，ミトコンドリア[781]，カルシウム[529]，セロトニン[9]，神経細胞の過剰性[714] という，これまで双極性障害で示唆されてきたさまざまな仮説を統一的に理解出来る可能性を示している[422]．

　さらに，縫線核から視床室傍核には強い投射があることから[810]，これら 2 つのモデルマウスの研究は，双極性障害における縫線核–視床室傍核系の関

与を示唆するものであるといえよう[422].

　現在，われわれは，*Polg*トランスジェニックマウスにおける視床室傍核の組織学的変化と同じ変化が双極性障害患者の死後脳でみられるかどうかについて，免疫組織化学的手法により検討を進めている．双極性障害に特異的な脳の形態学的変化を明らかにすることができれば，これまで精神症状のみで定義されてきた双極性障害を，脳のレベルで定義することが可能になると期待される．

　DSM という操作的診断基準の登場は，生物学的精神医学を推進させたが，精神疾患の病理学的な再定義は，新しい時代の精神医学のスタートとなることであろう．

　その発見から 2,000 年以上経過しているにもかかわらず，いまだ原因不明なままであった双極性障害の原因解明は，いよいよ射程内に入りつつあるに違いない[422].

文献

1 野村総一郎．うつ病の真実(日本評論社，2008)．

2 杵渕彰．精神科の漢方治療概論．現代東洋医学 **14**, 525-529(1993)．

3 大塚恭男．東洋医学入門．(日本評論社，1983)．

4 Zhang, Z. J., Kang, W. H., Li, Q. & Tan, Q. R. The beneficial effects of the herbal medicine Free and Easy Wanderer Plus (FEWP) for mood disorders: double-blind, placebo-controlled studies. *J Psychiatr Res* 41, 828–836 (2007).

5 大江匡房．江記．(1809)．

6 青木歳幸．江戸時代の医学．(吉川弘文館，2012)．

7 石井厚．精神医学疾病史．(金剛出版，1981)．

8 加藤忠史&高橋三郎．緊張病症状を伴う双極性障害(DSM- IV)について．精神医学 **39**, 593-600(1997)．

9 Goodwin, F. K. & Jamison, K. K. R. *Manic-Depressive Illness: Bipolar Disorders and Recurrent Depression. Second Edition,* (Oxford University Press, 2007).

10 大熊輝男．精神医学関連学会の最近の活動―国内学会関連(14)．精神医学 **41**, 767-788(1999)．

11 武田雅俊．精神医学のグローバル化と英文学術雑誌．精神神経学雑誌 **109**, 723(2007)．

12 Whitley, R. The antipsychiatry movement: dead, diminishing, or developing? *Psychiatr Serv* 63, 1039-1041 (2012).

13 内海健&神庭重信．「うつ」の舞台．(弘文堂，2018)．

14 Klerman, G. L. The psychiatric patient's right to effective treatment: implications of Osheroff v. Chestnut Lodge. *American Journal of Psychiatry* 147, 409-418 (1990).

15 ナシア・ガミー著(村井俊哉訳)．現代精神医学原論．(みすず書房，2009)．

16 大東祥孝. in 精神分裂病(eds 木村敏，松下正明&岸本英爾)494–502(朝倉書店，1996).

17 高橋三郎，飯田英晴&藤縄昭. いわゆる非定型精神病の一群の診断と分類に関する調査. 精神医学 **30**, 1107–1113(1988).

18 鈴木則宏. 抗 NMDA 受容体脳炎—新たな傍腫瘍性神経疾患の登場—. 最新医学 **64**, 1501–1505(2009).

19 Angst, J. *et al.* The course of monopolar depression and bipolar psychoses. *Psychiatr Neurol Neurochir* 76, 489–500 (1973).

20 Kendell, R. E. *et al.* Diagnostic criteria of American and British psychiatrists. *Arch Gen Psychiatry* 25, 123–130 (1971).

21 加藤忠史. うつ病治療の基礎知識. (筑摩書房，2014).

22 Dunner, D. L., Russek, F. D., Russek, B. & Fieve, R. R. Classification of bipolar affective disorder subtypes. *Compr Psychiatry* 23, 186–189 (1982).

23 Dunner, D. L., Gershon, E. S. & Goodwin, F. K. Heritable factors in the severity of affective illness. *Biological Psychiatry* 11, 31–42 (1976).

24 Coryell, W., Endicott, J., Reich, T., Andreasen, N. & Keller, M. A family study of bipolar II disorder. *Br J Psychiatry* 145, 49–54 (1984).

25 Coryell, W. in *Bipolar Disorders. Clinical Course and Outcome* (ed Harrow M. Goldberg JF) 219–236 (American Psychiatric Press, 1999).

26 Maj, M., Akiskal, H. S., López-Ibor, J. J., Sartorius, N. (Eds) *Bipolar Disorders* (Wiley, 2002).

27 Akiskal, H. S. Soft Bipolarity–A footnote to Kraepelin 100 years later. 臨床精神病理 **21**, 3–11 (2000).

28 Akiskal, H. S. & Mallya, G. Criteria for the "soft" bipolar spectrum: treatment implications. *Psychopharmacol Bull* 23, 68–73 (1987).

29 Benazzi, F. Diagnosis of bipolar II disorder: a comparison of structured versus semistructured interviews. *Progress in Neuro-Psychopharmacology & Biological Psychiatry* 27, 985–991 (2003).

30 加藤忠史&酒井直美. 双極 II 型障害の過剰診断を防ぐために. 精神科 **33**(3), 270–273 (2018).

31 Ghaemi, S. N. *et al.* Bipolar spectrum disorder: a pilot study. *Psychopathology* 37, 222–226 (2004).

32 Benazzi, F. Bipolar II disorder and major depressive disorder: continuity or discontinuity? *World J Biol Psychiatry* 4, 166–171 (2003).

33 Akiskal, H. S. & Benazzi, F. The DSM-IV and ICD-10 categories of recurrent [major] depressive and bipolar II disorders: evidence that they lie on a dimensional spectrum. *Journal of Affective Disorders* **92**, 45-54 (2006).

34 Bipolar disorder 研究会：Bipolar disorder 4.（アルタ出版，2006）．

35 Merikangas, K. R. *et al.* Lifetime and 12-month prevalence of bipolar spectrum disorder in the National Comorbidity Survey replication. *Arch Gen Psychiatry* **64**, 543-552 (2007).

36 American Psychiatric Association. *Diagnostic and Statistical Manual of Mental Disorders: DSM-5.* (Amer Psychiatric Pub Inc, 2013).

37 Boylan, K. R. *et al.* Impact of comorbid anxiety disorders on outcome in a cohort of patients with bipolar disorder. *Journal of Clinical Psychiatry* **65**, 1106-1113 (2004).

38 Insel, T. R. The NIMH Research Domain Criteria (RDoC) Project: precision medicine for psychiatry. *American Journal of Psychiatry* **171**, 395-397 (2014).

39 World Health Organization. https://icd.who.int/ (2018).

40 WHO. World Health Organization: International Classification of Diagnosis ICD-10（WHO, Division of Mental Health, Geneva, 1988, draft）（国際疾病分類 第10版第5章　精神，行動及び発達障害　臨床的記述と診断ガイドライン：厚生省精神保健医療研究「精神疾患の診断基準の作成に関する研究」研究班訳）

41 栗田季佳＆楠見孝．「障がい者」表記が身体障害者に対する態度に及ぼす効果 ―接触経験との関連から―．教育心理学研究　**58**，129-139（2010）．

42 Kato, T. & Kanba, S. Survey on attitudes towards renaming bipolar disorder in Japanese. *Psychiatry and Clinical Neurosciences* **72**, 45 (2018).

43 Ishikawa, H., Kawakami, N., Kessler, R. C. & World Mental Health Japan Survey, C. Lifetime and 12-month prevalence, severity and unmet need for treatment of common mental disorders in Japan: results from the final dataset of World Mental Health Japan Survey. *Epidemiol Psychiatr Sci* **25**, 217-229 (2016).

44 Ishikawa, H. *et al.* Prevalence, treatment, and the correlates of common mental disorders in the mid 2010's in Japan: The results of the world mental health Japan 2nd survey. *Journal of Affective Disorders* **241**, 554-562 (2018).

45 川上憲人．こころの健康に関する地域疫学調査の国際比較に関する研究．平成18年度厚生労働科学研究費補助金（こころの健康総合研究事業）こころの健

康についての疫学調査に関する研究　分担研究報告書(2007).

46　川上憲人. 精神疾患の有病率等に関する大規模疫学調査研究：世界精神保健日本調査セカンド.（厚生労働省厚生労働科学研究費補助金(障害者対策総合研究次長)総合研究報告書, 2016).

47　Kessler, R. C. *et al.* The epidemiology of major depressive disorder: results from the National Comorbidity Survey Replication (NCS-R). *JAMA* **289**, 3095–3105 (2003).

48　Oakley Browne, M. A., Wells, J. E., Scott, K. M., McGee, M. A. & New Zealand Mental Health Survey Research, T. Lifetime prevalence and projected lifetime risk of DSM–IV disorders in Te Rau Hinengaro: the New Zealand Mental Health Survey. *Aust N Z J Psychiatry* **40**, 865–874 (2006).

49　Kataoka, M., Matoba, M. *et al.* Exome sequencing for bipolar disorder points to roles of de novo loss-of-function and protein-altering mutations. *Mol Psychiatry* **21**, 885–893 (2016).

50　Hantouche, E. G. *et al.* Systematic clinical methodology for validating bipolar-II disorder: data in mid-stream from a French national multi-site study (EPIDEP). *Journal of Affective Disorders* **50**, 163–173 (1998).

51　Kessler, R. C., Chiu, W. T., Demler, O., Merikangas, K. R. & Walters, E. E. Prevalence, severity, and comorbidity of 12-month DSM–IV disorders in the National Comorbidity Survey Replication. *Arch Gen Psychiatry* **62**, 617–627 (2005).

52　Judd, L. L. *et al.* The long-term natural history of the weekly symptomatic status of bipolar I disorder. *Arch Gen Psychiatry* **59**, 530–537 (2002).

53　Judd, L. L. *et al.* A prospective investigation of the natural history of the long-term weekly symptomatic status of bipolar II disorder. *Arch Gen Psychiatry* **60**, 261–269 (2003).

54　Ghaemi, S. N., Sachs, G. S., Chiou, A. M., Pandurangi, A. K. & Goodwin, K. Is bipolar disorder still underdiagnosed? Are antidepressants overutilized? *Journal of Affective Disorders* **52**, 135–144 (1999).

55　Drancourt, N. *et al.* Duration of untreated bipolar disorder: missed opportunities on the long road to optimal treatment. *Acta Psychiatr Scand* **127**, 136–144 (2013).

56　Altamura, A. C. *et al.* Duration of untreated illness and suicide in bipolar disorder: a naturalistic study. *Eur Arch Psychiatry Clin Neurosci* **260**, 385–391 (2010).

57   Li, J., McCombs, J. S. & Stimmel, G. L. Cost of treating bipolar disorder in the California Medicaid (Medi-Cal) program. *Journal of Affective Disorders* **71**, 131-139 (2002).

58   Watanabe, K., Harada, E., Inoue, T., Tanji, Y. & Kikuchi, T. Perceptions and impact of bipolar disorder in Japan: results of an Internet survey. *Neuropsychiatr Dis Treat* **12**, 2981-2987 (2016).

59   Cooke, R. G., Robb, J. C., Young, L. T. & Joffe, R. T. Well-being and functioning in patients with bipolar disorder assessed using the MOS 20-ITEM short form (SF-20). *Journal of Affective Disorders* **39**, 93-97 (1996).

60   Stewart, A. L. *et al.* Functional status and well-being of patients with chronic conditions. Results from the Medical Outcomes Study. *JAMA* **262**, 907-913 (1989).

61   Dion, G. L., Tohen, M., Anthony, W. A. & Waternaux, C. S. Symptoms and functioning of patients with bipolar disorder six months after hospitalization. *Hosp Community Psychiatry* **39**, 652-657 (1988).

62   Hirschfeld, R. M. & Vornik, L. A. Bipolar disorder — costs and comorbidity. *Am J Manag Care* **11**, S85-90 (2005).

63   Perlick, D. *et al.* Burden experienced by care-givers of persons with bipolar affective disorder. *Br J Psychiatry* **175**, 56-62 (1999).

64   Derby, I. M. Manic-depressive "Exhaustion" deaths. *Psychiatric Quarterly* **7**, 436-449 (1933).

65   Osby, U., Brandt, L., Correia, N., Ekbom, A. & Sparen, P. Excess mortality in bipolar and unipolar disorder in Sweden. *Arch Gen Psychiatry* **58**, 844-850 (2001).

66   Hayes, J. F., Miles, J., Walters, K., King, M. & Osborn, D. P. A systematic review and meta-analysis of premature mortality in bipolar affective disorder. *Acta Psychiatr Scand* **131**, 417-425 (2015).

67   Schou, M. The effect of prophylactic lithium treatment on mortality and suicidal behavior: A review for clinicians. *Journal of Affective Disorders* **50**, 253-259 (1998).

68   Verdolini, N. *et al.* Violent criminal behavior in the context of bipolar disorder: Systematic review and meta-analysis. *Journal of Affective Disorders* **239**, 161-170 (2018).

69   スティーブン・ソダーバーグ(監督). インフォーマント！［*DVD*］.（ワー

ナー・ホーム・ビデオ，2010）.

70 早川直実，影山任佐＆榎本稔．躁うつ病者の犯罪特徴　地検起訴前鑑定9年間の分析．精神医学　**34**，153-161(1992).

71 Kim, J. H., Choi, S. S. & Ha, K. A closer look at depression in mothers who kill their children: is it unipolar or bipolar depression? *Journal of Clinical Psychiatry* **69**, 1625-1631 (2008).

72 Andreasen, N. C. Creativity and mental illness: prevalence rates in writers and their first-degree relatives. *American Journal of Psychiatry* **144**, 1288-1292 (1987).

73 Jamison, K. R. Manic-depressive illness and creativity. *Sci Am* **272**, 62-67 (1995).

74 ケイ・レッドフィールド　ジャミソン(田中啓子訳)，躁うつ病を生きる―わたしはこの残酷で魅惑的な病気を愛せるか？(新曜社，1998).

75 Power, R. A. *et al.* Polygenic risk scores for schizophrenia and bipolar disorder predict creativity. *Nature Neuroscience* **18**, 953-955 (2015).

76 北杜夫＆斎藤由香．パパは楽しい躁うつ病．(朝日新聞出版，2009).

77 中島らも．心が雨漏りする日には．(青春出版社，2005).

78 絲山秋子．イッツ・オンリー・トーク．(文藝春秋，2004).

79 絲山秋子．絲的ココロエ―「気の持ちよう」では治せない(日本評論社，2019).

80 與那覇潤．知性は死なない　平成の鬱をこえて．(文藝春秋社，2018).

81 與那覇潤＆宇野常寛．「鬱の時代」の終わりに―個を超えた知性を考える．*Daily PLANETS*(2018).

82 熊谷晋一郎．当事者研究への招待―知識と技術のバリアフリーをめざして．生産研究　**67**，467-474(2015).

83 Mitchell, P. B., Goodwin, G. M., Johnson, G. F. & Hirschfeld, R. M. Diagnostic guidelines for bipolar depression: a probabilistic approach. *Bipolar Disorders* **10**, 144-152 (2008).

84 Perlis, R. H. *et al.* Association between bipolar spectrum features and treatment outcomes in outpatients with major depressive disorder. *Arch Gen Psychiatry* **68**, 351-360 (2011).

85 Cardoso de Almeida, J. R. & Phillips, M. L. Distinguishing between unipolar depression and bipolar depression: current and future clinical and neuroimaging perspectives. *Biological Psychiatry* **73**, 111-118 (2013).

86 Harada, T., Sakamoto, K. & Ishigooka, J. Incidence and predictors of activation syndrome induced by antidepressants. *Depress Anxiety* 25, 1014–1019 (2008).

87 Brugue, E., Colom, F., Sanchez-Moreno, J., Cruz, N. & Vieta, E. Depression subtypes in bipolar I and II disorders. *Psychopathology* 41, 111–114 (2008).

88 内海健. うつ病新時代—双極II型障害という病. (勉誠出版, 2006).

89 高橋三郎＆加藤忠史. 混合状態の診断と分類. 臨床精神医学 21, 1417–1422 (1992).

90 Suppes, T. *et al.* Mixed hypomania in 908 patients with bipolar disorder evaluated prospectively in the Stanley Foundation Bipolar Treatment Network: a sex-specific phenomenon. *Arch Gen Psychiatry* 62, 1089–1096 (2005).

91 Benazzi, F. Delineation of the clinical picture of Dysphoric/Mixed Hypomania. *Progress in Neuro-Psychopharmacology & Biological Psychiatry* 31, 944–951 (2007).

92 日本うつ病学会気分障害の治療ガイドライン作成委員会. 日本うつ病学会治療ガイドラインII. うつ病(DSM-5)/大うつ病性障害 2016. (日本うつ病学会, 2016).

93 Bowden, C. L. *et al.* Relationship of mania symptomatology to maintenance treatment response with divalproex, lithium, or placebo. *Neuropsychopharmacology* 30, 1932–1939 (2005).

94 Kukopulos, A. *et al.* Course of the manic-depressive cycle and changes caused by treatment. *Pharmakopsychiatr Neuropsychopharmakol* 13, 156–167 (1980).

95 Tohen, M. *et al.* The International Society for Bipolar Disorders (ISBD) Task Force report on the nomenclature of course and outcome in bipolar disorders. *Bipolar Disorders* 11, 453–473 (2009).

96 カール・ヤスパース(西丸四方訳). 精神病理学原論. (みすず書房, 1971).

97 クルト・シュナイダー(西丸四方訳). 臨床精神病理学序説. (みすず書房, 1977).

98 Sugahara, Y., Tsukamoto, H. & Sasaki, T. Lithium carbonate in prophylaxis of reappearing catatonic stupor: case report. *Psychiatry and Clinical Neurosciences* 54, 607–609 (2000).

99 加藤忠史. 急速交代型双極性障害における心理社会的側面と家族療法. 精神医学 36, 403–406(1994).

100 Bauer, M. S., Whybrow, P. C. & Winokur, A. Rapid cycling bipolar affective disorder. I. Association with grade I hypothyroidism. *Arch Gen Psychiatry* 47,

427–432 (1990).

101 Papadimitriou, G. N., Calabrese, J. R., Dikeos, D. G. & Christodoulou, G. N. Rapid cycling bipolar disorder: biology and pathogenesis. *International Journal of Neuropsychopharmacology* 8, 281–292 (2005).

102 Wehr, T. A. & Goodwin, F. K. Rapid cycling in manic-depressives induced by tricyclic antidepressants. *Arch Gen Psychiatry* 36, 555–559 (1979).

103 加藤敏. 基質力動論の現在―しなやかな病態把握と治療に向けて―. 日本精神神経学雑誌 109, 693–702(2007).

104 Bora, E. *et al*. Executive dysfunction and cognitive subgroups in a large sample of euthymic patients with bipolar disorder. *Eur Neuropsychopharmacol* 26, 1338–1347 (2016).

105 Bora, E., Yucel, M. & Pantelis, C. Cognitive endophenotypes of bipolar disorder: a meta-analysis of neuropsychological deficits in euthymic patients and their first-degree relatives. *Journal of Affective Disorders* 113, 1–20 (2009).

106 Jabben, N., Arts, B., van Os, J. & Krabbendam, L. Neurocognitive functioning as intermediary phenotype and predictor of psychosocial functioning across the psychosis continuum: studies in schizophrenia and bipolar disorder. *Journal of Clinical Psychiatry*. 71, 764–774 (2010).

107 加藤忠史. 臨床脳科学 心から見た脳. (岩崎学術出版社, 2018).

108 Kanady, J. C., Soehner, A. M., Klein, A. B. & Harvey, A. G. The association between insomnia-related sleep disruptions and cognitive dysfunction during the inter-episode phase of bipolar disorder. *J Psychiatr Res* 88, 80–88 (2017).

109 Robinson, L. J. & Ferrier, I. N. Evolution of cognitive impairment in bipolar disorder: a systematic review of cross-sectional evidence. *Bipolar Disorders* 8, 103–116 (2006).

110 Rosa, A. R. *et al*. Validity and reliability of the Functioning Assessment Short Test (FAST) in bipolar disorder. *Clin Pract Epidemiol Ment Health* 3, 5 (2007).

111 Torrent, C. *et al*. Efficacy of functional remediation in bipolar disorder: a multicenter randomized controlled study. *American Journal of Psychiatry* 170, 852–859 (2013).

112 Swann, A. C., Lijffijt, M., Lane, S. D., Steinberg, J. L. & Moeller, F. G. Increased trait-like impulsivity and course of illness in bipolar disorder. *Bipolar Disorders* 11, 280–288 (2009).

113 Ekinci, O., Albayrak, Y., Ekinci, A. E. & Caykoylu, A. Relationship of trait impul-

sivity with clinical presentation in euthymic bipolar disorder patients. *Psychiatry Research* **190**, 259-264 (2011).

114 Swann, A. C. *et al.* Criminal conviction, impulsivity, and course of illness in bipolar disorder. *Bipolar Disorders* **13**, 173-181 (2011).

115 Lewis, M., Scott, J. & Frangou, S. Impulsivity, personality and bipolar disorder. *Eur Psychiatry* **24**, 464-469 (2009).

116 McKowen, J. W., Frye, M. A., Altshuler, L. L. & Gitlin, M. J. Patterns of alcohol consumption in bipolar patients comorbid for alcohol abuse or dependence. *Bipolar Disorders* **7**, 377-381 (2005).

117 Shapira, N. A., Goldsmith, T. D., Keck, P. E., Jr., Khosla, U. M. & McElroy, S. L. Psychiatric features of individuals with problematic internet use. *Journal of Affective Disorders* **57**, 267-272 (2000).

118 Di Nicola, M. *et al.* Behavioural addictions in bipolar disorder patients: Role of impulsivity and personality dimensions. *Journal of Affective Disorders* **125**, 82-88 (2010).

119 森山公夫．両極的見地による躁うつ病の人間学的類型学．日本精神神経学雑誌　**70**，922-943(1968)．

120 佐藤哲也．in 感情障害―基礎と臨床．（ed 笠原嘉）142-157(朝倉書店，1997)．

121 Angst, J. & Clayton, P. Premorbid personality of depressive, bipolar, and schizophrenic patients with special reference to suicidal issues *Compr Psychiatry* **27**, 511-532 (1986).

122 Cassano, G. B., Akiskal, H. S., Savino, M., Musetti, L. & Perugi, G. Proposed subtypes of bipolar II and related disorders: with hypomanic episodes (or cyclothymia) and with hyperthymic temperament. *Journal of Affective Disorders* **26**, 127-140 (1992).

123 Akiskal, H. S., Akiskal, K. K., Haykal, R. F., Manning, J. S. & Connor, P. D. TEMPS-A: progress towards validation of a self-rated clinical version of the Temperament Evaluation of the Memphis, Pisa, Paris, and San Diego Autoquestionnaire. *Journal of Affective Disorders* **85**, 3-16 (2005).

124 Kesebir, S. *et al.* Affective temperaments as measured by TEMPS-A in patients with bipolar I disorder and their first-degree relatives: a controlled study. *Journal of Affective Disorders* **85**, 127-133 (2005).

125 Bauer, M. S. *et al.* Prevalence and distinct correlates of anxiety, substance, and combined comorbidity in a multi-site public sector sample with bipolar disorder.

Journal of Affective Disorders **85**, 301–315 (2005).

126 Simon, N. M. *et al.* Pharmacotherapy for bipolar disorder and comorbid conditions: baseline data from STEP-BD. *J Clin Psychopharmacol* **24**, 512–520 (2004).

127 Henry, C. *et al.* Anxiety disorders in 318 bipolar patients: prevalence and impact on illness severity and response to mood stabilizer. *Journal of Clinical Psychiatry* **64**, 331–335 (2003).

128 Kawakami, N., Shimizu, H., Haratani, T., Iwata, N. & Kitamura, T. Lifetime and 6-month prevalence of DSM-III-R psychiatric disorders in an urban community in Japan. *Psychiatry Research* **121**, 293–301 (2004).

129 Biederman, J., Faraone, S. V., Keenan, K. & Tsuang, M. T. Evidence of familial association between attention deficit disorder and major affective disorders. *Arch Gen Psychiatry* **48**, 633–642 (1991).

130 Sullivan, P. F. *et al.* Family history of schizophrenia and bipolar disorder as risk factors for autism. *Arch Gen Psychiatry* **69**, 1099–1103 (2012).

131 Christensen, J. *et al.* Prenatal valproate exposure and risk of autism spectrum disorders and childhood autism. *JAMA* **309**, 1696–1703 (2013).

132 Cross-Disorder Group of the Psychiatric Genomics, C. Identification of risk loci with shared effects on five major psychiatric disorders: a genome-wide analysis. *Lancet* **381**, 1371–1379 (2013).

133 Goes, F. S. *et al.* Exome Sequencing of Familial Bipolar Disorder. *JAMA Psychiatry* **73**, 590–597 (2016).

134 加藤忠史＆金生由紀子．小児・思春期の双極性障害　近年の増加の要因について．臨床精神医学　**35**，1399–1405(2006)．

135 Wada, K. *et al.* Manic/hypomanic switch during acute antidepressant treatment for unipolar depression. *J Clin Psychopharmacol* **26**, 512–515 (2006).

136 Othmer, E. *et al.* Indicators of mania in depressed outpatients: a retrospective analysis of data from the Kansas 1500 study. *Journal of Clinical Psychiatry* **68**, 47–51 (2007).

137 Koukopoulos, A., Reginaldi, D., Tondo, L., Visioli, C. & Baldessarini, R. J. Course sequences in bipolar disorder: depressions preceding or following manias or hypomanias. *Journal of Affective Disorders* **151**, 105–110 (2013).

138 Faedda, G. L., Baldessarini, R. J., Tohen, M., Strakowski, S. M. & Waternaux, C. Episode sequence in bipolar disorder and response to lithium treatment. *Ameri-*

can Journal of Psychiatry **148**, 1237-1239 (1991).

139 Freedman, R. *et al.* The initial field trials of DSM-5: new blooms and old thorns. *American Journal of Psychiatry* **170**, 1-5 (2013).

140 福島雅典総監修. MSDマニュアル　プロフェッショナル版. (https://www.msdmanuals.com/ja-jp/, 2017).

141 Qato, D. M., Ozenberger, K. & Olfson, M. Prevalence of prescription medications with depression as a potential adverse effect among adults in the United States. *JAMA* **319**, 2289-2298 (2018).

142 Warrer, P., Hansen, E. H., Juhl-Jensen, L. & Aagaard, L. Using text-mining techniques in electronic patient records to identify ADRs from medicine use. *Br J Clin Pharmacol* **73**, 674-684 (2012).

143 Gonzalez-Pinto, A. *et al.* First episode in bipolar disorder: misdiagnosis and psychotic symptoms. *Journal of Affective Disorders* **50**, 41-44 (1998).

144 Correll, C. U. *et al.* Prospective study of adolescents with subsyndromal psychosis: characteristics and outcome. *J Child Adolesc Psychopharmacol* **15**, 418-433 (2005).

145 Goodwin, F. K. & Jamison, K. R. *Manic-Depressive Illness.* (Oxford University Press, 1990).

146 Moreno, C. *et al.* National trends in the outpatient diagnosis and treatment of bipolar disorder in youth. *Arch Gen Psychiatry* **64**, 1032-1039 (2007).

147 Biederman, J. *et al.* Clinical correlates of bipolar disorder in a large, referred sample of children and adolescents. *J Psychiatr Res* **39**, 611-622 (2005).

148 傳田健三. 子どものうつ病　見逃されてきた重大な疾患. (金剛出版, 2002).

149 ディミトリ・パポロス＆ジャニス・パポロス(十一元三監訳, 岡田俊訳), 児童青年期の双極性障害　臨床ハンドブック. (東京書籍, 2008).

150 Geller, B. *et al.* Prepubertal and early adolescent bipolarity differentiate from ADHD by manic symptoms, grandiose delusions, ultra-rapid or ultradian cycling. *Journal of Affective Disorders* **51**, 81-91 (1998).

151 Hazell, P. L., Carr, V., Lewin, T. J. & Sly, K. Manic symptoms in young males with ADHD predict functioning but not diagnosis after 6 years. *J Am Acad Child Adolesc Psychiatry* **42**, 552-560 (2003).

152 Geller, B., Tillman, R., Bolhofner, K. & Zimerman, B. Child bipolar I disorder: prospective continuity with adult bipolar I disorder; characteristics of second and third episodes; predictors of 8-year outcome. *Arch Gen Psychiatry* **65**,

1125–1133 (2008).

153 Boris Birmaher, M. *et al.* A risk calculator to predict the individual risk of conversion from subthreshold bipolar symptoms to bipolar disorder I or II in youth. *Journal of the American Academy of Child & Adolescent Psychiatry* **57**, 755–763 (2018).

154 DelBello, M. P. *et al.* Prior stimulant treatment in adolescents with bipolar disorder: association with age at onset. *Bipolar Disorders* **3**, 53–57 (2001).

155 Kalman, J. L. *et al.* Investigating polygenic burden in age at disease onset in bipolar disorder: Findings from an international multicentric study. *Bipolar Disorders* **21**, 68–75 (2018).

156 加藤忠史，福田倫明，工藤耕太郎＆他．Paroxetine 離脱症候群を呈した 5 例．精神医学　**45**，743–747(2003)．

157 稲田俊也＆他．HAMD を使いこなす―ハミルトンうつ病評価尺度(HAMD)の解説と利用の手引き．(星和書店，2014)．

158 稲田俊也，高橋長秀，山本暢朋＆岩本邦弘．MADRS を使いこなす― SIGMA を用いた MADRS 日本語版によるうつ病の臨床評価　改訂第 3 版．(じほう，2013)．

159 稲田俊也．YMRS を使いこなす―ヤング躁病評価尺度日本語版(YMRS-J)による躁病の臨床評価．(じほう，2012)．

160 Endicott, J. & Spitzer, R. L. A diagnostic interview: the schedule for Affective Disorders and schizophrenia. *Arch Gen Psychiatry* **35**, 837–844 (1978).

161 Hirschfeld, R. M. *et al.* Development and validation of a screening instrument for bipolar spectrum disorder: the Mood Disorder Questionnaire. *American Journal of Psychiatry* **157**, 1873–1875 (2000).

162 田中輝明＆小山司．双極性障害の評価尺度―過小診断と過剰診断の問題をふまえて．臨床精神医学　**40**，251–259(2011)．

163 田中輝明，井上猛，鈴木克治＆他．単極性うつ病か？双極性うつ病か？―自己記入式評価スケールの有用性に関する検討．*Bipolar Disorder*, **5**. p21–27(アルタ出版，2007)．

164 Ng, F. *et al.* The International Society for Bipolar Disorders (ISBD) consensus guidelines for the safety monitoring of bipolar disorder treatments. *Bipolar Disorders* **11**, 559–595 (2009).

165 Takizawa, R. *et al.* Neuroimaging-aided differential diagnosis of the depressive state. *NeuroImage* **85 Pt 1**, 498–507 (2014).

166 Cyranoski, D. Neuroscience: Thought experiment. *Nature* **469**, 148-149 (2011).

167 宮内哲＆星詳子．光トポグラフィーによる精神疾患鑑別診断―有効性の検討―．臨床精神医学 **45**，111-118(2016)．

168 Kato, T., Sakai, N., Watanabe, Y. & Nomura, S. Possibility of over-diagnosis of bipolar disorder due to near-infrared spectroscopy. *Psychiatry and Clinical Neurosciences* **71**, 843 (2017).

169 日本うつ病学会．双極性障害およびうつ病の診断における光トポグラフィー検査の意義についての声明．(2016)．

170 Wilson, R. S. *et al.* Late-life depression is not associated with dementia-related pathology. *Neuropsychology* **30**, 135-142 (2016).

171 Shioya, A. *et al.* Neurodegenerative changes in patients with clinical history of bipolar disorders. *Neuropathology* **35**, 245-253 (2015).

172 Forsberg, A. *et al.* PET imaging of amyloid deposition in patients with mild cognitive impairment. *Neurobiol Aging* **29**, 1456-1465 (2008).

173 Maruyama, M. *et al.* Imaging of tau pathology in a tauopathy mouse model and in Alzheimer patients compared to normal controls. *Neuron* **79**, 1094-1108 (2013).

174 Harada, R. *et al.* ^{18}F-THK$_{5351}$: A Novel PET Radiotracer for Imaging Neurofibrillary Pathology in Alzheimer Disease. *J Nucl Med* **57**, 208-214 (2016).

175 Tateno, A. *et al.* Amyloid imaging with [^{18}F]florbetapir in geriatric depression: early-onset versus late-onset. *Int J Geriatr Psychiatry* **30**, 720-728 (2015).

176 加藤忠史．躁うつ病(双極性障害)における脳画像．精神医学 **39**，912-922(1997)．

177 Krishnan, K. R., Hays, J. C. & Blazer, D. G. MRI-defined vascular depression. *American Journal of Psychiatry* **154**, 497-501 (1997).

178 Yassa, R., Nair, N. P. & Iskandar, H. Late-onset bipolar disorder. *Psychiatr Clin North Am* **11**, 117-131 (1988).

179 Dusi, N. *et al.* MRI features of clinical outcome in bipolar disorder: A selected review. *Journal of Affective Disorders* **243**, 559-563 (2019).

180 Bellani, M. *et al.* DTI and Myelin Plasticity in Bipolar Disorder: Integrating Neuroimaging and Neuropathological Findings. *Front Psychiatry* **7**, 21 (2016).

181 Marlinge, E., Bellivier, F. & Houenou, J. White matter alterations in bipolar disorder: potential for drug discovery and development. *Bipolar Disorders* **16**, 97-112 (2014).

182 Regenold, W. T. *et al.* Myelin staining of deep white matter in the dorsolateral prefrontal cortex in schizophrenia, bipolar disorder, and unipolar major depression. *Psychiatry Research* **151**, 179–188 (2007).

183 Reus, L. M. *et al.* Association of polygenic risk for major psychiatric illness with subcortical volumes and white matter integrity in UK Biobank. *Scientific Reports* **7**, 42140 (2017).

184 Rutten-Jacobs, L. C. A. *et al.* Genetic study of white matter integrity in UK Biobank (N=8448) and the overlap with stroke, depression, and dementia. *Stroke* **49**, 1340–1347 (2018).

185 Fujishiro, H. *et al.* Early diagnosis of Lewy body disease in patients with late-onset psychiatric disorders using clinical history of rapid eye movement sleep behavior disorder and [^{123}I]-metaiodobenzylguanidine cardiac scintigraphy. *Psychiatry and Clinical Neurosciences* **72**, 423–434 (2018).

186 Rockwell, E., Choure, J., Galasko, D., Olichney, J. & Jeste, D. V. Psychopathology at initial diagnosis in dementia with Lewy bodies versus Alzheimer disease: comparison of matched groups with autopsy-confirmed diagnoses. *Int J Geriatr Psychiatry* **15**, 819–823 (2000).

187 Tsopelas, C. *et al.* Neuropathological correlates of late-life depression in older people. *Br J Psychiatry* **198**, 109–114 (2011).

188 Kessing, L. V. & Andersen, P. K. Does the risk of developing dementia increase with the number of episodes in patients with depressive disorder and in patients with bipolar disorder? *J Neurol Neurosurg Psychiatry* **75**, 1662–1666 (2004).

189 古川壽亮．エビデンス精神医療―EBP の基礎から臨床まで．（医学書院，2000）．

190 日本うつ病学会気分障害の治療ガイドライン作成委員会．日本うつ病学会治療ガイドラインⅠ．双極性障害 2017．（日本うつ病学会，2017）．

191 Yatham, L. N. *et al.* Canadian Network for Mood and Anxiety Treatments (CANMAT) and International Society for Bipolar Disorders (ISBD) 2018 guidelines for the management of patients with bipolar disorder. *Bipolar Disorders* (2018).

192 Grunze, H., Vieta, E., Goodwin, G. M. & Bowden, C. The World Federation of Societies of Biological Psychiatry (WFSBP) Guidelines for the Biological Treatment of Bipolar Disorders: Update 2010 on the treatment of acute bipolar de-

pression. *World Journal of Biological Psychiatry* **11**, 81-109 (2010).

193 National Collaborating Centre for Mental Health (UK). *Bipolar Disorder: The NICE Guideline on the Assessment and Management of Bipolar Disorder in Adults, Children and Young People in Primary and Secondary Care. British Psychological Society* (2018).

194 Fountoulakis, K. N. *et al.* The International College of Neuro-Psychopharmacology (CINP) Treatment Guidelines for Bipolar Disorder in Adults (CINP-BD-2017), Part 2: Review, Grading of the Evidence, and a Precise Algorithm. *International Journal of Neuropsychopharmacology* **20**, 121-179 (2017).

195 日本精神科救急学会監修・平田豊明・杉山直也編集. 精神科救急医療ガイドライン.（日本精神科救急学会, 2015）.

196 八田耕太郎. 精神科救急の ABC, 2000 年版. 総合病院精神医学 **12**, 72-83（2000）.

197 八田耕太郎. 救急精神医学 急患対応の手引き.（中外医学社, 2005）.

198 Currier, G. W. & Simpson, G. M. Risperidone liquid concentrate and oral lorazepam versus intramuscular haloperidol and intramuscular lorazepam for treatment of psychotic agitation. *Journal of Clinical Psychiatry* **62**, 153-157 (2001).

199 Yildiz, A., Nikodem, M., Vieta, E., Correll, C. U. & Baldessarini, R. J. A network meta-analysis on comparative efficacy and all-cause discontinuation of antimanic treatments in acute bipolar mania. *Psychol Med* **45**, 299-317 (2015).

200 Scherk, H., Pajonk, F. G. & Leucht, S. Second-generation antipsychotic agents in the treatment of acute mania: a systematic review and meta-analysis of randomized controlled trials. *Arch Gen Psychiatry* **64**, 442-455 (2007).

201 Swann, A. C., Bowden, C. L., Calabrese, J. R., Dilsaver, S. C. & Morris, D. D. Pattern of response to divalproex, lithium, or placebo in four naturalistic subtypes of mania. *Neuropsychopharmacology* **26**, 530-536 (2002).

202 Houston, J. P. *et al.* Olanzapine-divalproex combination versus divalproex monotherapy in the treatment of bipolar mixed episodes: a double-blind, placebo-controlled study. *Journal of Clinical Psychiatry* **70**, 1540-1547 (2009).

203 Okuma, T., Kishimoto, A., Inoue, K., Matsumoto, H. & Ogura A. Anti-manic and prophylactic effects of carbamazepine (Tegretol) on manic depressive psychosis. A preliminary report. *Folia Psychiatrica et Neurologica Japonica* **27**, 283-297 (1973).

204 原田俊樹, 大月三郎, 山下格＆他. 二重盲検法による Zotepine と炭酸リチウ

ムの躁病に対する比較試験. 臨床精神医学 **23**, 1249–1262(1994).

205 Miklowitz, D. J. *et al*. Psychosocial treatments for bipolar depression: a 1-year randomized trial from the Systematic Treatment Enhancement Program. *Arch Gen Psychiatry* **64**, 419–426 (2007).

206 Goodwin, F. K., Murphy, D. L., Dunner, D. L. & Bunney, W. E., Jr. Lithium response in unipolar versus bipolar depression. *American Journal of Psychiatry* **129**, 44–47 (1972).

207 Baron, M., Gershon, E. S., Rudy, V., Jonas, W. Z. & Buchsbaum, M. Lithium carbonate response in depression. Prediction by unipolar/bipolar illness, average-evoked response, catechol-O-methyl transferase, and family history. *Arch Gen Psychiatry* **32**, 1107–1111 (1975).

208 Bauer, M. S. & Mitchner, L. What is a "mood stabilizer"? An evidence-based response. *American Journal of Psychiatry* **161**, 3–18 (2004).

209 Zornberg, G. L. & Pope, H. G., Jr. Treatment of depression in bipolar disorder: new directions for research. *J Clin Psychopharmacol* **13**, 397–408 (1993).

210 Nemeroff, C. B. *et al*. Double-blind, placebo-controlled comparison of imipramine and paroxetine in the treatment of bipolar depression. *American Journal of Psychiatry* **158**, 906–912 (2001).

211 Young, A. H. *et al*. A double-blind, placebo-controlled study of quetiapine and lithium monotherapy in adults in the acute phase of bipolar depression (EMBOLDEN I). *Journal of Clinical Psychiatry* **71**, 150–162 (2010).

212 Bond, D. J., Lam, R. W. & Yatham, L. N. Divalproex sodium versus placebo in the treatment of acute bipolar depression: A systematic review and meta-analysis. *Journal of Affective Disorders* **124**, 228–234 (2009).

213 Calabrese, J. R. *et al*. A double-blind placebo-controlled study of lamotrigine monotherapy in outpatients with bipolar I depression. Lamictal 602 Study Group. *Journal of Clinical Psychiatry* **60**, 79–88 (1999).

214 Calabrese, J. R. *et al*. Lamotrigine in the acute treatment of bipolar depression: results of five double-blind, placebo-controlled clinical trials. *Bipolar Disorders* **10**, 323–333 (2008).

215 Calabrese, J. R. *et al*. A randomized, double-blind, placebo-controlled trial of quetiapine in the treatment of bipolar I or II depression. *American Journal of Psychiatry* **162**, 1351–1360 (2005).

216 Endicott, J., Rajagopalan, K., Minkwitz, M. & Macfadden, W. A randomized,

double-blind, placebo-controlled study of quetiapine in the treatment of bipolar I and II depression: improvements in quality of life. *Int Clin Psychopharmacol* **22**, 29–37 (2007).

217 McElroy, S. L. *et al.* A double-blind, placebo-controlled study of quetiapine and paroxetine as monotherapy in adults with bipolar depression (EMBOLDEN II). *Journal of Clinical Psychiatry* **71**, 163–174 (2010).

218 Murasaki, M. *et al.* Multi-center, randomized, double-blind, placebo-controlled study of quetiapine extended-release formulation in Japanese patients with bipolar depression. Psychopharmacology **235**, 2859–2869 (2018).

219 Tohen, M. *et al.* Efficacy of olanzapine and olanzapine-fluoxetine combination in the treatment of bipolar I depression. *Arch Gen Psychiatry* **60**, 1079–1088 (2003).

220 Tohen, M. *et al.* Randomised, double-blind, placebo-controlled study of olanzapine in patients with bipolar I depression. *Br J Psychiatry* **201**, 376–382 (2012).

221 Loebel, A. *et al.* Lurasidone monotherapy in the treatment of bipolar I depression: a randomized, double-blind, placebo-controlled study. *American Journal of Psychiatry* **171**, 160–168 (2014).

222 Loebel, A. *et al.* Lurasidone as adjunctive therapy with lithium or valproate for the treatment of bipolar I depression: a randomized, double-blind, placebo-controlled study. *American Journal of Psychiatry* **171**, 169–177 (2014).

223 Calabrese, J. R. *et al.* Lurasidone in combination with lithium or valproate for the maintenance treatment of bipolar I disorder. *Eur Neuropsychopharmacol* **27**, 865–876 (2017).

224 Wehr, T. A., Sack, D. A., Rosenthal, N. E. & Cowdry, R. W. Rapid cycling affective disorder: contributing factors and treatment responses in 51 patients. *American Journal of Psychiatry* **145**, 179–184 (1988).

225 Peet, M. Induction of mania with selective serotonin re-uptake inhibitors and tricyclic antidepressants. *Br J Psychiatry* **164**, 549–550 (1994).

226 Altshuler, L. *et al.* Impact of antidepressant discontinuation after acute bipolar depression remission on rates of depressive relapse at 1-year follow-up. *American Journal of Psychiatry* **160**, 1252–1262 (2003).

227 Akiskal, H. S. & Benazzi, F. Does the FDA proposed list of possible correlates of suicidality associated with antidepressants apply to an adult private practice population? *Journal of Affective Disorders* **94**, 105–110 (2006).

228 Casamassima, F. *et al.* Phenotypic effects of a bipolar liability gene among individuals with major depressive disorder. *American Journal of Medical Genetics. Part B, Neuropsychiatric Genetics* **153B**, 303–309 (2010).

229 El-Mallakh, R. S. & Karippot, A. Antidepressant-associated chronic irritable dysphoria (ACID) in bipolar disorder: a case series. *Journal of Affective Disorders* **84**, 267–272 (2005).

230 El-Mallakh, R. S. *et al.* Antidepressant-associated chronic irritable dysphoria (ACID) in STEP–BD patients. *Journal of Affective Disorders* **111**, 372–377 (2008).

231 Ghaemi, S. N. *et al.* Antidepressant discontinuation in bipolar depression: a Systematic Treatment Enhancement Program for Bipolar Disorder (STEP–BD) randomized clinical trial of long-term effectiveness and safety. *Journal of Clinical Psychiatry* **71**, 372–380 (2010).

232 El-Mallakh, R. S. *et al.* Antidepressants worsen rapid-cycling course in bipolar depression: A STEP–BD randomized clinical trial. *Journal of Affective Disorders* **184**, 318–321 (2015).

233 Altshuler, L. L. *et al.* Switch rates during acute treatment for bipolar II depression with lithium, sertraline, or the two combined: A randomized double-blind comparison. *American Journal of Psychiatry* **174**, 266–276 (2017).

234 McGirr, A., Vohringer, P. A., Ghaemi, S. N., Lam, R. W. & Yatham, L. N. Safety and efficacy of adjunctive second-generation antidepressant therapy with a mood stabiliser or an atypical antipsychotic in acute bipolar depression: a systematic review and meta-analysis of randomised placebo-controlled trials. *Lancet Psychiatry* **3**, 1138–1146 (2016).

235 Amsterdam, J. Efficacy and safety of venlafaxine in the treatment of bipolar II major depressive episode. *J Clin Psychopharmacol* **18**, 414–417 (1998).

236 Amsterdam, J. D. *et al.* Efficacy and safety of fluoxetine in treating bipolar II major depressive episode. *J Clin Psychopharmacol* **18**, 435–440 (1998).

237 Amsterdam, J. D. & Shults, J. Fluoxetine monotherapy of bipolar type II and bipolar NOS major depression: a double-blind, placebo-substitution, continuation study. *Int Clin Psychopharmacol* **20**, 257–264 (2005).

238 Amsterdam, J. D. & Shults, J. Comparison of short-term venlafaxine versus lithium monotherapy for bipolar II major depressive episode: a randomized open-label study. *J Clin Psychopharmacol* **28**, 171–181 (2008).

239 Amsterdam, J. D. & Shults, J. Efficacy and safety of long-term fluoxetine versus lithium monotherapy of bipolar II disorder: a randomized, double-blind, placebo-substitution study. *American Journal of Psychiatry* **167**, 792–800 (2010).

240 Sachs, G. S. *et al.* Effectiveness of adjunctive antidepressant treatment for bipolar depression. *New England Journal of Medicine* **356**, 1711–1722 (2007).

241 Cohn, J. B., Collins, G., Ashbrook, E. & Wernicke, J. F. A comparison of fluoxetine imipramine and placebo in patients with bipolar depressive disorder. *Int Clin Psychopharmacol* **4**, 313–322 (1989).

242 Gao, K. *et al.* Treatment-emergent mania/hypomania during antidepressant monotherapy in patients with rapid cycling bipolar disorder. *Bipolar Disorders* **10**, 907–915 (2008).

243 Leverich, G. S. *et al.* Risk of switch in mood polarity to hypomania or mania in patients with bipolar depression during acute and continuation trials of venlafaxine, sertraline, and bupropion as adjuncts to mood stabilizers. *American Journal of Psychiatry* **163**, 232–239 (2006).

244 Kelly, T. & Lieberman, D. Z. The use of triiodothyronine as an augmentation agent in treatment-resistant bipolar II and bipolar disorder NOS. *Journal of Affective Disorders* **116**, 222–226 (2009).

245 Frye, M. A. *et al.* Depressive relapse during lithium treatment associated with increased serum thyroid-stimulating hormone: results from two placebo-controlled bipolar I maintenance studies. *Acta Psychiatr Scand* **120**, 10–13 (2009).

246 Zarate, C. A., Jr. *et al.* Pramipexole for bipolar II depression: a placebo-controlled proof of concept study. *Biological Psychiatry* **56**, 54–60 (2004).

247 Inoue, T. *et al.* Long-term outcome of antidepressant-refractory depression: the relevance of unrecognized bipolarity. *Journal of Affective Disorders* **95**, 61–67 (2006).

248 日本精神神経学会新医療機器使用要件等基準策定事業 rTMS 適正使用指針作成ワーキンググループ．平成 29 年度新医療機器使用要件等基準策定事業（反復経頭蓋磁気刺激装置）事業報告書．（日本精神神経学会）．

249 佐々木青磁，猪俣好正，金子晃一，川副泰成＆岩成秀夫．電気けいれん療法の実態について―全国自治体病院協議会アンケート調査から―．病院・地域精神医学 **153**，245–247（2003）．

250 一瀬邦宏．わが国の電気けいれん療法（ECT）の現況―日本精神神経学会 ECT 検討委員会の全国実態調査から―．精神神経学雑誌 **113**，939–951（2011）．

251 UK ECT Review Group. Efficacy and safety of electroconvulsive therapy in depressive disorders: a systematic review and meta-analysis. *Lancet* **361**, 799–808 (2003).

252 Bailine, S. *et al.* Electroconvulsive therapy is equally effective in unipolar and bipolar depression. *Acta Psychiatr Scand* (2009).

253 Grunhaus, L., Schreiber, S., Dolberg, O. T., Hirshman, S. & Dannon, P. N. Response to ECT in major depression: are there differences between unipolar and bipolar depression? *Bipolar Disorders* 4 **Suppl 1**, 91–93 (2002).

254 Hallam, K. T., Smith, D. I. & Berk, M. Differences between subjective and objective assessments of the utility of Electroconvulsive therapy in patients with bipolar and unipolar depression. *Journal of Affective Disorders* **112**, 212–218 (2009).

255 Schoeyen, H. K. *et al.* Treatment-resistant bipolar depression: a randomized controlled trial of electroconvulsive therapy versus algorithm-based pharmacological treatment. *American Journal of Psychiatry* **172**, 41–51 (2015).

256 Mukherjee, S., Sackeim, H. A. & Schnur, D. B. Electroconvulsive therapy of acute manic episodes: a review of 50 years' experience. *American Journal of Psychiatry* **151**, 169–176 (1994).

257 Kessler, U. *et al.* The study protocol of the Norwegian randomized controlled trial of electroconvulsive therapy in treatment resistant depression in bipolar disorder. *BMC Psychiatry* **10**, 16 (2010).

258 松尾幸治, 加藤忠史, 平井利幸＆他. 修正電気けいれん療法(mECT)において心拍静止(asystole)を起こした4例. 精神医学　**43**, 291–296(2001).

259 Scott, A. I. F. ed. *The ECT Handbook. Second Edition.* (Royal College of Psychiatrists, 2004).

260 Abrams, R. *Electroconvulsive Therapy: Fourth Edition.* (Oxford University Press, 2002).

261 Nuttall, G. A. *et al.* Morbidity and mortality in the use of electroconvulsive therapy. *J ECT* **20**, 237–241 (2004).

262 Munk-Olsen, T., Laursen, T. M., Videbech, P., Mortensen, P. B. & Rosenberg, R. All-cause mortality among recipients of electroconvulsive therapy: register-based cohort study. *Br J Psychiatry* **190**, 435–439 (2007).

263 Merkl, A., Heuser, I. & Bajbouj, M. Antidepressant electroconvulsive therapy: mechanism of action, recent advances and limitations. *Exp Neurol* **219**, 20–26

366 ｜ 文献

(2009).

264 Mann, J. J. Neurobiological correlates of the antidepressant action of electroconvulsive therapy. *J ECT* **14**, 172-180 (1998).

265 Cooper, S. J., Leahey, W., Green, D. F. & King, D. J. The effect of electroconvulsive therapy on CSF amine metabolites in schizophrenic patients. *Br J Psychiatry* **152**, 59-63 (1988).

266 Saijo, T. *et al.* Electroconvulsive therapy decreases dopamine D(2) receptor binding in the anterior cingulate in patients with depression: a controlled study using positron emission tomography with radioligand [(11)C]FLB 457. *Journal of Clinical Psychiatry* (2009).

267 Strome, E. M., Zis, A. P. & Doudet, D. J. Electroconvulsive shock enhances striatal dopamine D1 and D3 receptor binding and improves motor performance in 6-OHDA-lesioned rats. *J Psychiatry Neurosci* **32**, 193-202 (2007).

268 Ishihara, K. & Sasa, M. Mechanism underlying the therapeutic effects of electroconvulsive therapy (ECT) on depression. *Jpn J Pharmacol* **80**, 185-189 (1999).

269 Nibuya, M., Morinobu, S. & Duman, R. S. Regulation of BDNF and trkB mRNA in rat brain by chronic electroconvulsive seizure and antidepressant drug treatments. *Journal of Neuroscience* **15**, 7539-7547 (1995).

270 Segi-Nishida, E., Warner-Schmidt, J. L. & Duman, R. S. Electroconvulsive seizure and VEGF increase the proliferation of neural stem-like cells in rat hippocampus. *Proceedings of the National Academy of Sciences of the United States of America* **105**, 11352-11357 (2008).

271 Kato, N. Neurophysiological mechanisms of electroconvulsive therapy for depression. *Neuroscience Research* **64**, 3-11 (2009).

272 中村満&他. 電気けいれん療法におけるインフォームド・コンセント―どのように説明し，同意を得るか―. 精神科治療学 **18**, 1257-1265 (2003).

273 Wheeldon, T. J., Robertson, C., Eagles, J. M. & Reid, I. C. The views and outcomes of consenting and non-consenting patients receiving ECT. *Psychol Med* **29**, 221-223 (1999).

274 Dolenc, T. J. & Rasmussen, K. G. The safety of electroconvulsive therapy and lithium in combination: a case series and review of the literature. *J ECT* **21**, 165-170 (2005).

275 Kellner, C. H. *et al.* Continuation electroconvulsive therapy vs pharmacotherapy for relapse prevention in major depression: a multisite study from the Consor-

tium for Research in Electroconvulsive Therapy (CORE). *Arch Gen Psychiatry* **63**, 1337–1344 (2006).

276 Santos Pina, L. *et al.* Maintenance electroconvulsive therapy in severe bipolar disorder: A retrospective chart review. *J ECT* **32**, 23–28 (2016).

277 Blackwood, D. H., Cull, R. E., Freeman, C. P., Evans, J. I. & Mawdsley, C. A study of the incidence of epilepsy following ECT. *J Neurol Neurosurg Psychiatry* **43**, 1098–1102 (1980).

278 Rosenthal, N. E., et al. Seasonal affective disorder: a description of the syndrome and preliminary findings in light therapy. *Arch Gen Psychiatry* **41**, 72–80 (1984).

279 Sit, D. K. *et al.* Adjunctive bright light therapy for bipolar depression: A randomized double-blind placebo-controlled trial. *American Journal of Psychiatry* **175**, 131–139 (2018).

280 Zhou, T. H. *et al.* Clinical efficacy, onset time and safety of bright light therapy in acute bipolar depression as an adjunctive therapy: A randomized controlled trial. *Journal of Affective Disorders* **227**, 90–96 (2018).

281 Riemann, D., Voderholzer, U. & Berger, M. Sleep and sleep-wake manipulations in bipolar depression. *Neuropsychobiology* **45 Suppl 1**, 7–12 (2002).

282 Benedetti, F. *et al.* Rapid treatment response of suicidal symptoms to lithium, sleep deprivation, and light therapy (chronotherapeutics) in drug-resistant bipolar depression. *Journal of Clinical Psychiatry* **75**, 133–140 (2014).

283 Sahlem, G. L. *et al.* Adjunctive triple chronotherapy (combined total sleep deprivation, sleep phase advance, and bright light therapy) rapidly improves mood and suicidality in suicidal depressed inpatients: an open label pilot study. *J Psychiatr Res* **59**, 101–107 (2014).

284 山田尚登&中島聡．断眠の抗うつ効果．気分障害の下位分類及び抗うつ薬との関連．精神医学 **38**, 1215–1218(1996)．

285 Slotema, C. W., Blom, J. D., Hoek, H. W. & Sommer, I. E. Should we expand the toolbox of psychiatric treatment methods to include Repetitive Transcranial Magnetic Stimulation (rTMS)? a meta-analysis of the efficacy of rTMS in psychiatric disorders. *Journal of Clinical Psychiatry* **71**, 873–884 (2010).

286 Nahas, Z., Kozel, F. A., Li, X., Anderson, B. & George, M. S. Left prefrontal transcranial magnetic stimulation (TMS) treatment of depression in bipolar affective disorder: a pilot study of acute safety and efficacy. *Bipolar Disorders* **5**, 40–47 (2003).

287 Praharaj, S. K., Ram, D. & Arora, M. Efficacy of high frequency (rapid) suprathreshold repetitive transcranial magnetic stimulation of right prefrontal cortex in bipolar mania: a randomized sham controlled study. *Journal of Affective Disorders* 117, 146-150 (2009).

288 Zarate, C. A., Jr. *et al.* Replication of ketamine's antidepressant efficacy in bipolar depression: a randomized controlled add-on trial. *Biological Psychiatry* 71, 939-946 (2012).

289 Harmer, C. J., Duman, R. S. & Cowen, P. J. How do antidepressants work? New perspectives for refining future treatment approaches. *Lancet Psychiatry* 4, 409-418 (2017).

290 Li, N. *et al.* mTOR-dependent synapse formation underlies the rapid antidepressant effects of NMDA antagonists. *Science* 329, 959-964 (2010).

291 Thielking, M. *Is the Ketamine Boom Getting out of Hand?* (2018).

292 Yang, C. *et al.* R-ketamine: a rapid-onset and sustained antidepressant without psychotomimetic side effects. *Transl Psychiatry* 5, e632 (2015).

293 Perez-Esparza, R. *et al.* Time until relapse after augmentation with single-dose ketamine in treatment-resistant depression. *Psychiatry and Clinical Neurosciences* 72, 613 (2018).

294 Daban, C., Martinez-Aran, A., Cruz, N. & Vieta, E. Safety and efficacy of Vagus Nerve Stimulation in treatment-resistant depression. A systematic review. *Journal of Affective Disorders* 110, 1-15 (2008).

295 Piasecki, S. D. & Jefferson, J. W. Psychiatric complications of deep brain stimulation for Parkinson's disease. *Journal of Clinical Psychiatry* 65, 845-849 (2004).

296 Holtzheimer, P. E. *et al.* Subcallosal cingulate deep brain stimulation for treatment-resistant depression: a multisite, randomised, sham-controlled trial. *Lancet Psychiatry* 4, 839-849 (2017).

297 Loo, C. K. *et al.* International randomized-controlled trial of transcranial Direct Current Stimulation in depression. *Brain Stimul* 11, 125-133 (2018).

298 Young, K. D. *et al.* Randomized clinical trial of real-time fMRI amygdala neurofeedback for major depressive disorder: Effects on symptoms and autobiographical memory recall. *American Journal of Psychiatry* 174, 748-755 (2017).

299 Mead, G. E. *et al.* Exercise for depression. *Cochrane Database Syst Rev*, CD004366 (2009).

300 Alsuwaidan, M. T., Kucyi, A., Law, C. W. & McIntyre, R. S. Exercise and bipolar

disorder: a review of neurobiological mediators. *Neuromolecular Med* 11, 328–336 (2009).

301 Isometsa, E. T., Henriksson, M. M., Aro, H. M. & Lonnqvist, J. K. Suicide in bipolar disorder in Finland. *American Journal of Psychiatry* 151, 1020–1024 (1994).

302 Hansson, C. *et al.* Risk factors for suicide in bipolar disorder: a cohort study of 12 850 patients. *Acta Psychiatr Scand* 138, 456–463 (2018).

303 Fleischmann, A. *et al.* Effectiveness of brief intervention and contact for suicide attempters: a randomized controlled trial in five countries. *Bull World Health Organ* 86, 703–709 (2008).

304 Kawanishi, C. *et al.* Assertive case management versus enhanced usual care for people with mental health problems who had attempted suicide and were admitted to hospital emergency departments in Japan (ACTION-J): a multi-centre, randomised controlled trial. *Lancet Psychiatry* 1, 193–201 (2014).

305 Furuno, T. *et al.* Effectiveness of assertive case management on repeat self-harm in patients admitted for suicide attempt: Findings from ACTION-J study. *Journal of Affective Disorders* 225, 460–465 (2018).

306 Ono, Y. *et al.* Effectiveness of a multimodal community intervention program to prevent suicide and suicide attempts: a quasi-experimental study. *PloS One* 8, e74902 (2013).

307 河西千秋. 自殺企図者への対応—自殺対策のための戦略研究・ACTION-J から得られた知見—. *Jpn J Psychosom Med* 56, 801–805(2016).

308 高橋祥友. 新訂増補 自殺の危険—臨床的評価と危機介入. (金剛出版, 2006).

309 Kanba, S., Kato, T., Terao, T. & Yamada, K. Guideline for treatment of bipolar disorder by the Japanese Society of Mood Disorders, 2012. *Psychiatry and Clinical Neurosciences* 67, 285–300 (2013).

310 Miura, T. *et al.* Comparative efficacy and tolerability of pharmacological treatments in the maintenance treatment of bipolar disorder: a systematic review and network meta-analysis. *Lancet Psychiatry* 1, 351–359 (2014).

311 Lahteenvuo, M. *et al.* Real-world effectiveness of pharmacologic treatments for the prevention of rehospitalization in a finnish nationwide cohort of patients with bipolar disorder. *JAMA Psychiatry* 75, 347–355 (2018).

312 Deshauer, D., Fergusson, D., Duffy, A., Albuquerque, J. & Grof, P. Re-evaluation of randomized control trials of lithium monotherapy: a cohort effect. *Bipolar*

Disorders **7**, 382–387 (2005).

313 Geddes, J. R. *et al.* Lithium plus valproate combination therapy versus mono-therapy for relapse prevention in bipolar I disorder (BALANCE): a randomised open-label trial. *Lancet* **375**, 385–395 (2010).

314 Weisler, R. H. *et al.* Continuation of quetiapine versus switching to placebo or lithium for maintenance treatment of bipolar I disorder (Trial 144: a random-ized controlled study). *Journal of Clinical Psychiatry* **72**, 1452–1464 (2011).

315 Smith, L. A., Cornelius, V., Warnock, A., Bell, A. & Young, A. H. Effectiveness of mood stabilizers and antipsychotics in the maintenance phase of bipolar dis-order: a systematic review of randomized controlled trials. *Bipolar Disorders* **9**, 394–412 (2007).

316 Geddes, J. R., Burgess, S., Hawton, K., Jamison, K. & Goodwin, G. M. Long-term lithium therapy for bipolar disorder: systematic review and meta-analysis of randomized controlled trials. *American Journal of Psychiatry* **161**, 217–222 (2004).

317 Cipriani, A., Pretty, H., Hawton, K. & Geddes, J. R. Lithium in the prevention of suicidal behavior and all-cause mortality in patients with mood disorders: a sys-tematic review of randomized trials. *American Journal of Psychiatry* **162**, 1805–1819 (2005).

318 Ahrens, B. & Muller-Oerlinghausen, B. Does lithium exert an independent anti-suicidal effect? *Pharmacopsychiatry* **34**, 132–136 (2001).

319 Bowden, C. L. *et al.* A placebo-controlled 18-month trial of lamotrigine and lith-ium maintenance treatment in recently manic or hypomanic patients with bipo-lar I disorder. *Arch Gen Psychiatry* **60**, 392–400 (2003).

320 Calabrese, J. R. *et al.* A placebo-controlled 18-month trial of lamotrigine and lithium maintenance treatment in recently depressed patients with bipolar I disorder. *Journal of Clinical Psychiatry* **64**, 1013–1024 (2003).

321 Goodwin, G. M. *et al.* A pooled analysis of 2 placebo-controlled 18-month trials of lamotrigine and lithium maintenance in bipolar I disorder. *Journal of Clinical Psychiatry* **65**, 432–441 (2004).

322 小山司. Lamotrigine の双極 I 型障害に対する臨床評価—気分エピソードの再発・再燃抑制を指標としたプラセボ対照二重盲検比較試験. 臨床精神医学 **40**, 369–383(2011).

323 van der Loos, M. L. *et al.* Long-term outcome of bipolar depressed patients re-

ceiving lamotrigine as add-on to lithium with the possibility of the addition of paroxetine in nonresponders: a randomized, placebo-controlled trial with a novel design. *Bipolar Disorders* **13**, 111–117 (2011).

324 Bowden, C. L. *et al.* A randomized, placebo-controlled 12-month trial of divalproex and lithium in treatment of outpatients with bipolar I disorder. Divalproex Maintenance Study Group. *Arch Gen Psychiatry* **57**, 481–489 (2000).

325 McElroy, S. L. *et al.* Relationship of open acute mania treatment to blinded maintenance outcome in bipolar I disorder. *Journal of Affective Disorders* **107**, 127–133 (2008).

326 Okuma, T. *et al.* A preliminary double-blind study on the efficacy of carbamazepine in prophylaxis of manic-depressive illness. *Psychopharmacology (Berl)* **73**, 95–96 (1981).

327 Ceron-Litvoc, D., Soares, B. G., Geddes, J., Litvoc, J. & de Lima, M. S. Comparison of carbamazepine and lithium in treatment of bipolar disorder: a systematic review of randomized controlled trials. *Hum Psychopharmacol* **24**, 19–28 (2009).

328 Baethge, C. *et al.* Long-term combination therapy versus monotherapy with lithium and carbamazepine in 46 bipolar I patients. *Journal of Clinical Psychiatry* **66**, 174–182 (2005).

329 Young, A. H. *et al.* A randomised, placebo-controlled 52-week trial of continued quetiapine treatment in recently depressed patients with bipolar I and bipolar II disorder. *World J Biol Psychiatry* **15**, 96–112 (2014).

330 Suppes, T., Vieta, E., Liu, S., Brecher, M. & Paulsson, B. Maintenance treatment for patients with bipolar I disorder: results from a North American study of quetiapine in combination with lithium or divalproex (trial 127). *American Journal of Psychiatry* **166**, 476–488 (2009).

331 Vieta, E. *et al.* Efficacy and safety of quetiapine in combination with lithium or divalproex for maintenance of patients with bipolar I disorder (international trial 126). *Journal of Affective Disorders* **109**, 251–263 (2008).

332 Tohen, M. *et al.* Randomized, placebo-controlled trial of olanzapine as maintenance therapy in patients with bipolar I disorder responding to acute treatment with olanzapine. *American Journal of Psychiatry* **163**, 247–256 (2006).

333 Berwaerts, J., Melkote, R., Nuamah, I. & Lim, P. A randomized, placebo- and active-controlled study of paliperidone extended-release as maintenance treat-

ment in patients with bipolar I disorder after an acute manic or mixed episode. *Journal of Affective Disorders* **138**, 247–258 (2012).

334 Vieta, E. *et al.* A randomized, double-blind, placebo-controlled trial to assess prevention of mood episodes with risperidone long-acting injectable in patients with bipolar I disorder. *Eur Neuropsychopharmacol* **22**, 825–835 (2012).

335 Keck, P. E., Jr. *et al.* Aripiprazole monotherapy for maintenance therapy in bipolar I disorder: a 100-week, double-blind study versus placebo. *Journal of Clinical Psychiatry* **68**, 1480–1491 (2007).

336 Marcus, R. *et al.* Efficacy of aripiprazole adjunctive to lithium or valproate in the long-term treatment of patients with bipolar I disorder with an inadequate response to lithium or valproate monotherapy: a multicenter, double-blind, randomized study. *Bipolar Disorders* **13**, 133–144 (2011).

337 Carlson, B. X. *et al.* Aripiprazole in combination with lamotrigine for the long-term treatment of patients with bipolar I disorder (manic or mixed): a randomized, multicenter, double-blind study (CN138–392). *Bipolar Disorders* **14**, 41–53 (2012).

338 Norris, E. R. *et al.* A double-blind, randomized, placebo-controlled trial of adjunctive ramelteon for the treatment of insomnia and mood stability in patients with euthymic bipolar disorder. *Journal of Affective Disorders* **144**, 141–147 (2013).

339 National Collaborating Centre for Mental Health (UK). *Bipolar Disorder: The NICE Guideline on the Assessment and Management of Bipolar Disorder in Adults, Children and Young People in Primary and Secondary Care. British Psychological Society* (2018).

340 Malhi, G. S., Gessler, D. & Outhred, T. The use of lithium for the treatment of bipolar disorder: Recommendations from clinical practice guidelines. *Journal of Affective Disorders* **217**, 266–280 (2017).

341 躁病治療研究会．二重盲検法による炭酸リチウムとクロルプロマジンの躁病に対する効果比較．臨床評価　**2**，23–45(1974)．

342 Watanabe, S., Ishino, H., Fujiwara, J. & Otsuki, S. Relationship between serum lithium level and clinical response to depression treated with lithium carbonate. *Folia Psychiatr Neurol Jpn* **28**, 167–177 (1974).

343 渡辺昌祐．リチウム．（医歯薬出版，1983）．

344 Gershon, S. Lithium in mania. *Clin Pharmacol Ther* **11**, 168–187 (1970).

345 APA. Practice guideline for the treatment of patients with bipolar disorder (revision). *American Journal of Psychiatry* **159**, 1–50 (2002).

346 Gelenberg, A. J. *et al.* Comparison of standard and low serum levels of lithium for maintenance treatment of bipolar disorder. *New England Journal of Medicine* **321**, 1489–1493 (1989).

347 Coppen, A., Abou-Saleh, M., Milln, P., Bailey, J. & Wood, K. Decreasing lithium dosage reduces morbidity and side-effects during prophylaxis. *Journal of Affective Disorders* **5**, 353–362 (1983).

348 Hopkins, H. S. & Gelenberg, A. J. Serum lithium levels and the outcome of maintenance therapy of bipolar disorder. *Bipolar Disorders* **2**, 174–179 (2000).

349 医薬品医療機器総合機構．炭酸リチウム投与中の血中濃度測定遵守について．PMDA からの医薬品適正使用のお願い　7(2012)．

350 医薬品副作用被害救済制度．（http://www.pmda.go.jp/kenkouhigai_camp/）

351 Sweilam, M. N., Varcoe, J. R. & Crean, C. Fabrication and optimization of fiber-based lithium sensor: A step toward wearable sensors for lithium drug monitoring in interstitial fluid. *ACS Sensors* **3**, 1802–1810 (2018).

352 Baldessarini, R. J., Tondo, L., Floris, G. & Rudas, N. Reduced morbidity after gradual discontinuation of lithium treatment for bipolar I and II disorders: a replication study. *American Journal of Psychiatry* **154**, 551–553 (1997).

353 de Vries, C. *et al.* The effectiveness of restarted lithium treatment after discontinuation: reviewing the evidence for discontinuation-induced refractoriness. *Bipolar Disorders* **15**, 645–649 (2013).

354 加藤忠史．双極性障害の治療における薬物療法と精神療法．精神神經學雜誌 **106**，587–590(2004)．

355 日本うつ病学会双極性障害委員会．双極性障害(躁うつ病)とつきあうために．(2015)．

356 Post, R. M., Kramlinger, K. G., Altshuler, L. L., Ketter, T. & Denicoff, K. Treatment of rapid cycling bipolar illness. *Psychopharmacol Bull* **26**, 37–47 (1990).

357 加藤忠史，高橋良斉＆高橋三郎．双極性感情障害における集団療法の試み．精神科治療学　**10**，165–170(1995)．

358 Colom, F. *et al.* A randomized trial on the efficacy of group psychoeducation in the prophylaxis of recurrences in bipolar patients whose disease is in remission. *Arch Gen Psychiatry* **60**, 402–407 (2003).

359 Colom, F. & Vieta, E.，秋山剛，尾崎紀夫(訳)．双極性障害の心理教育マニュ

アル―患者に何を，どう伝えるか(医学書院，2012)．

360 水島広子．対人関係療法でなおす双極性障害．(創元社，2010)．

361 Frank, E. *et al*. Two-year outcomes for interpersonal and social rhythm therapy in individuals with bipolar I disorder. *Arch Gen Psychiatry* **62**, 996–1004 (2005).

362 Inder, M. L. *et al*. Randomized, controlled trial of Interpersonal and Social Rhythm Therapy for young people with bipolar disorder. *Bipolar Disorders* **17**, 128–138 (2015).

363 西園昌久．うつ病の家族病理と家族療法．季刊精神療法　4，149(1978)．

364 Miklowitz, D. J., Goldstein, M. J., Nuechterlein, K. H., Snyder, K. S. & Mintz, J. Family factors and the course of bipolar affective disorder. *Arch Gen Psychiatry* **45**, 225–231 (1988).

365 O'Connell, R. A., Mayo, J. A., Flatow, L., Cuthbertson, B. & O'Brien, B. E. Outcome of bipolar disorder on long-term treatment with lithium. *Br J Psychiatry* **159**, 123–129 (1991).

366 Priebe, S., Wildgrube, C. & Muller-Oerlinghausen, B. Lithium prophylaxis and expressed emotion. *Br J Psychiatry* **154**, 396–399 (1989).

367 Retzer, A., Simon, F. B., Weber, G., Stierlin, H. & Schmidt, G. A followup study of manic-depressive and schizoaffective psychoses after systemic family therapy. *Fam Process* **30**, 139–153 (1991).

368 Miklowitz, D. J., George, E. L., Richards, J. A., Simoneau, T. L. & Suddath, R. L. A randomized study of family-focused psychoeducation and pharmacotherapy in the outpatient management of bipolar disorder. *Arch Gen Psychiatry* **60**, 904–912 (2003).

369 Reinares, M. *et al*. The impact of staging bipolar disorder on treatment outcome of family psychoeducation. *Journal of Affective Disorders* **123**, 81–86 (2009).

370 Miklowitz, D. J. *et al*. Family-focused treatment for adolescents with bipolar disorder: results of a 2-year randomized trial. *Arch Gen Psychiatry* **65**, 1053–1061 (2008).

371 Miklowitz, D. J. & Chung, B. Family-focused therapy for bipolar disorder: Reflections on 30 years of research. *Fam Process* **55**, 483–499 (2016).

372 中川敦夫＆大野裕．in 気分障害治療ガイドライン　第2版(ed 上島国利，樋口輝彦，野村総一郎)119–141(医学書院，2010)．

373 Lam, D. H. *et al*. A randomized controlled study of cognitive therapy for relapse prevention for bipolar affective disorder: outcome of the first year. *Arch Gen*

Psychiatry **60**, 145–152 (2003).

374　Zaretsky, A., Lancee, W., Miller, C., Harris, A. & Parikh, S. V. Is cognitive-behavioural therapy more effective than psychoeducation in bipolar disorder? *Canadian Journal of Psychiatry* **53**, 441–448 (2008).

375　Lam DH, J. S., Hayward R., 北川信樹, 賀古勇輝(訳), 双極性障害の認知行動療法. (医学書院, 2012).

376　Ball, J. R. *et al.* A randomized controlled trial of cognitive therapy for bipolar disorder: focus on long-term change. *Journal of Clinical Psychiatry* **67**, 277–286 (2006).

377　Scott, J. *et al.* Cognitive-behavioural therapy for severe and recurrent bipolar disorders: randomised controlled trial. *Br J Psychiatry* **188**, 313–320 (2006).

378　Chiang, K. J. *et al.* Efficacy of cognitive-behavioral therapy in patients with bipolar disorder: A meta-analysis of randomized controlled trials. *PloS One* **12**, e0176849 (2017).

379　Graves, J. S. Living with mania: a study of outpatient group psychotherapy for bipolar patients. *Am J Psychother* **47**, 113–126 (1993).

380　de Andres, R. D. *et al.* Impact of the life goals group therapy program for bipolar patients: an open study. *Journal of Affective Disorders* **93**, 253–257 (2006).

381　van Gent, E. M., Vida, S. L. & Zwart, F. M. Group therapy in addition to lithium therapy in patients with bipolar disorders. *Acta Psychiatr Belg* **88**, 405–418 (1988).

382　Colom, F. *et al.* Psychoeducation for bipolar II disorder: an exploratory, 5-year outcome subanalysis. *Journal of Affective Disorders* **112**, 30–35 (2009).

383　Proudfoot, J. *et al.* Next generation of self-management education: Web-based bipolar disorder program. *Aust N Z J Psychiatry* **41**, 903–909 (2007).

384　パトリシア・ウォレス, 川浦康至・貝塚泉(訳). インターネットの心理学. (NTT 出版, 2001).

385　Highton-Williamson, E., Priebe, S. & Giacco, D. Online social networking in people with psychosis: A systematic review. *Int J Soc Psychiatry* **61**, 92–101 (2015).

386　田中辰雄&山口真一. ネット炎上の研究(勁草書房, 2016).

387　Kahn, D. The psychotherapy of mania. *Psychiatr Clin North Am* **13**, 229–240 (1990).

388　Hadjipavlou, G. & Yatham, L. N. in *Bipolar II Disorder: Modelling, Measuring and Managing* (ed G. Parker) 120-132 (Cambridge University Press, 2009).

389 Altshuler, L. L. *et al.* Lower switch rate in depressed patients with bipolar II than bipolar I disorder treated adjunctively with second-generation antidepressants. *American Journal of Psychiatry* **163**, 313-315 (2006).

390 Suppes, T. *et al.* A single blind comparison of lithium and lamotrigine for the treatment of bipolar II depression. *Journal of Affective Disorders* **111**, 334-343 (2008).

391 Tondo, L., Baldessarini, R. J., Hennen, J. & Floris, G. Lithium maintenance treatment of depression and mania in bipolar I and bipolar II disorders. *American Journal of Psychiatry* **155**, 638-645 (1998).

392 Calabrese, J. R. *et al.* A double-blind, placebo-controlled, prophylaxis study of lamotrigine in rapid-cycling bipolar disorder. Lamictal 614 Study Group. *Journal of Clinical Psychiatry* **61**, 841-850 (2000).

393 Suppes, T. *et al.* Lamotrigine for the treatment of bipolar disorder: a clinical case series. *Journal of Affective Disorders* **53**, 95-98 (1999).

394 Kleindienst, N. & Greil, W. Differential efficacy of lithium and carbamazepine in the prophylaxis of bipolar disorder: results of the MAP study. *Neuropsychobiology* **42 Suppl 1**, 2-10 (2000).

395 Swartz, H. A., Frank, E., Frankel, D. R., Novick, D. & Houck, P. Psychotherapy as monotherapy for the treatment of bipolar II depression: a proof of concept study. *Bipolar Disorders* **11**, 89-94 (2009).

396 Akiskal, H. S. The prevalent clinical spectrum of bipolar disorders: beyond DSM-IV. *J Clin Psychopharmacol* **16**, 4S-14S (1996).

397 神田橋條治. 双極性障害の診断と治療—臨床医の質問に答える. 臨床精神医学 **34**, 471-486(2005).

398 Jacobsen, F. M. Low-dose valproate: a new treatment for cyclothymia, mild rapid cycling disorders, and premenstrual syndrome. *Journal of Clinical Psychiatry* **54**, 229-234 (1993).

399 Calabrese, J. R. *et al.* A 20-month, double-blind, maintenance trial of lithium versus divalproex in rapid-cycling bipolar disorder. *American Journal of Psychiatry* **162**, 2152-2161 (2005).

400 田中弘子. 甲状腺と精神症状. 臨床精神医学 **48**, 17-26(2019).

401 Berk, M. *et al.* N-acetyl cysteine for depressive symptoms in bipolar disorder — A double-blind randomized placebo-controlled trial. *Biological Psychiatry* **64**,

468–475 (2008).

402 Yildiz, A., Guleryuz, S., Ankerst, D. P., Ongur, D. & Renshaw, P. F. Protein kinase C inhibition in the treatment of mania: a double-blind, placebo-controlled trial of tamoxifen. *Arch Gen Psychiatry* **65**, 255–263 (2008).

403 Zarate, C. A., Jr. *et al.* Efficacy of a protein kinase C inhibitor (tamoxifen) in the treatment of acute mania: a pilot study. *Bipolar Disorders* **9**, 561–570 (2007).

404 Kulkarni, J. *et al.* A pilot study of hormone modulation as a new treatment for mania in women with bipolar affective disorder. *Psychoneuroendocrinology* **31**, 543–547 (2006).

405 Nery, F. G. *et al.* Celecoxib as an adjunct in the treatment of depressive or mixed episodes of bipolar disorder: a double-blind, randomized, placebo-controlled study. *Hum Psychopharmacol* **23**, 87–94 (2008).

406 Shelton, R. C. & Reddy, R. Adjunctive use of modafinil in bipolar patients: just another stimulant or not? *Curr Psychiatry Rep* **10**, 520–524 (2008).

407 Frye, M. A. *et al.* A placebo-controlled evaluation of adjunctive modafinil in the treatment of bipolar depression. *American Journal of Psychiatry* **164**, 1242–1249 (2007).

408 Calabrese, J. R., Guelfi, J. D. & Perdrizet-Chevallier, C. Agomelatine adjunctive therapy for acute bipolar depression: preliminary open data. *Bipolar Disorders* **9**, 628–635 (2007).

409 Andreescu, C., Mulsant, B. H. & Emanuel, J. E. Complementary and alternative medicine in the treatment of bipolar disorder — a review of the evidence. *Journal of Affective Disorders* **110**, 16–26 (2008).

410 Stoll, A. L. *et al.* Omega 3 fatty acids in bipolar disorder: a preliminary double-blind, placebo-controlled trial. *Arch Gen Psychiatry* **56**, 407–412 (1999).

411 Keck, P. E., Jr. *et al.* Double-blind, randomized, placebo-controlled trials of ethyl-eicosapentanoate in the treatment of bipolar depression and rapid cycling bipolar disorder. *Biological Psychiatry* **60**, 1020–1022 (2006).

412 Applebaum, J., Bersudsky, Y. & Klein, E. Rapid tryptophan depletion as a treatment for acute mania: a double-blind, pilot-controlled study. *Bipolar Disorders* **9**, 884–887 (2007).

413 Dickerson, F. *et al.* Adjunctive probiotic microorganisms to prevent rehospitalization in patients with acute mania: A randomized controlled trial. *Bipolar Disorders* (2018).

414 Patorno, E., *et al*. Lithium use in pregnancy and the risk of cardiac malformations. *N Eng J Med* **376**, 2245-2254 (2017).

415 伊藤真也, 村島温子, 鈴木利人(編) 向精神薬と妊娠・授乳. 改訂2版 南山堂 2017

416 Huybrechts, K. F. *et al*. Antipsychotic use in pregnancy and the risk for congenital malformations. *JAMA Psychiatry* **73**, 938-946 (2016).

417 Miklowitz, D. J. *et al*. Early intervention for symptomatic youth at risk for bipolar disorder: a randomized trial of family-focused therapy. *J Am Acad Child Adolesc Psychiatry* **52**, 121-131 (2013).

418 加藤忠史. 序文 気分安定薬とは何か―現状と課題. 臨床精神医学 **37**, 869-873(2008).

419 Goodwin, G. M. & Malhi, G. S. What is a mood stabilizer? *Psychological Medicine* **37**, 609-614 (2007).

420 Malhi, G. S. & Chengappa, K. N. R. Why 'mood stabilizer' needs stability: Polar views on its utility. *Bipolar Disorders* **19**, 414-416 (2017).

421 Zohar, J. *et al*. A review of the current nomenclature for psychotropic agents and an introduction to the Neuroscience-based Nomenclature. *Eur Neuropsychopharmacol* **25**, 2318-2325 (2015).

422 Kato, T. Current understanding of bipolar disorder: toward integration of biological basis and treatment strategies. *Psychiatry and Clinical Neurosciences* 2019 Apr 25 [Epub ahead of print].

423 Salvadore, G. *et al*. Increased uric acid levels in drug-naive subjects with bipolar disorder during a first manic episode. *Progress in Neuro-Psychopharmacology & Biological Psychiatry* **34**, 819-821 (2010).

424 渡辺昌祐, 古川達雄, 江原嵩&他(編). リチウム療法の実際. (医歯薬出版, 1990).

425 Kato, T., Takahashi, S. & Inubushi, T. Brain lithium concentration measured with lithium-7 magnetic resonance spectroscopy. A review. *Lithium* **5**, 75-81 (1994).

426 Schou, M. *et al*. Lithium treatment regimen and renal water handling: the significance of dosage pattern and tablet type examined through comparison of results from two clinics with different treatment regimens. *Psychopharmacology (Berl)* **77**, 387-390 (1982).

427 Jensen, H. V. *et al*. Lithium prophylaxis of manic-depressive disorder: daily lithium dosing schedule versus every second day. *Acta Psychiatr Scand* **92**, 69-74

(1995).

428　Tondo, L., Tagliamonte, A., Ghiani, C. & Mercenaro, S. Intensive treatment with lithium carbonate "once a day" in bipolar patients. *Clin Ter* **152**, 277–280 (2001).

429　Shine, B., McKnight, R. F., Leaver, L. & Geddes, J. R. Long-term effects of lithium on renal, thyroid, and parathyroid function: a retrospective analysis of laboratory data. *Lancet* **386**, 461–468 (2015).

430　Kessing, L. V., Gerds, T. A., Feldt-Rasmussen, B., Andersen, P. K. & Licht, R. W. Use of lithium and anticonvulsants and the rate of chronic kidney disease: A nationwide population-based study. *JAMA Psychiatry* **72**, 1182–1191 (2015).

431　Frausto da Silva, J. J. & Williams, R. J. Possible mechanism for the biological action of lithium. *Nature* **263**, 237–239 (1976).

432　Singh, N. *et al.* A safe lithium mimetic for bipolar disorder. *Nature Communications* **4**, 1332 (2013).

433　Casebolt, T. L. & Jope, R. S. Effects of chronic lithium treatment on protein kinase C and cyclic AMP-dependent protein phosphorylation. *Biological Psychiatry* **29**, 233–243 (1991).

434　Nonaka, S., Hough, C. J. & Chuang, D. M. Chronic lithium treatment robustly protects neurons in the central nervous system against excitotoxicity by inhibiting N-methyl-D-aspartate receptor-mediated calcium influx. *Proceedings of the National Academy of Sciences of the United States of America* **95**, 2642–2647 (1998).

435　Nonaka, S. & Chuang, D. M. Neuroprotective effects of chronic lithium on focal cerebral ischemia in rats. *Neuroreport* **9**, 2081–2084 (1998).

436　Moore, G. J., Bebchuk, J. M., Wilds, I. B., Chen, G. & Manji, H. K. Lithium-induced increase in human brain grey matter. *Lancet* **356**, 1241–1242 (2000).

437　Moore, G. J. *et al.* Lithium increases N-acetyl-aspartate in the human brain: in vivo evidence in support of bcl-2's neurotrophic effects? *Biological Psychiatry* **48**, 1–8 (2000).

438　Hibar, D. P. *et al.* Cortical abnormalities in bipolar disorder: an MRI analysis of 6503 individuals from the ENIGMA Bipolar Disorder Working Group. *Mol Psychiatry* **23**, 932–942 (2018).

439　Chen, G., Rajkowska, G., Du, F., Seraji-Bozorgzad, N. & Manji, H. K. Enhancement of hippocampal neurogenesis by lithium. *Journal of Neurochemistry* **75**,

1729–1734 (2000).

440 Williams, R. S., Cheng, L., Mudge, A. W. & Harwood, A. J. A common mechanism of action for three mood-stabilizing drugs. *Nature* **417**, 292–295 (2002).

441 Klein, P. S. & Melton, D. A. A molecular mechanism for the effect of lithium on development. *Proceedings of the National Academy of Sciences of the United States of America* **93**, 8455–8459 (1996).

442 O'Donnell, T. *et al.* Chronic lithium and sodium valproate both decrease the concentration of myoinositol and increase the concentration of inositol monophosphates in rat brain. *Eur Neuropsychopharmacol* **13**, 199–207 (2003).

443 Chen, G. *et al.* The mood-stabilizing agents lithium and valproate robustly increase the levels of the neuroprotective protein bcl-2 in the CNS. *Journal of Neurochemistry* **72**, 879–882 (1999).

444 Du, J. *et al.* Structurally dissimilar antimanic agents modulate synaptic plasticity by regulating AMPA glutamate receptor subunit GluR1 synaptic expression. *Ann N Y Acad Sci* **1003**, 378–380 (2003).

445 Beaulieu, J. M. *et al.* A beta-arrestin 2 signaling complex mediates lithium action on behavior. *Cell* **132**, 125–136 (2008).

446 Tobe, B. T. D. *et al.* Probing the lithium-response pathway in hiPSCs implicates the phosphoregulatory set-point for a cytoskeletal modulator in bipolar pathogenesis. *Proceedings of the National Academy of Sciences of the United States of America* **114**, E4462–E4471 (2017).

447 Hirschfeld, R. M., Baker, J. D., Wozniak, P., Tracy, K. & Sommerville, K. W. The safety and early efficacy of oral-loaded divalproex versus standard-titration divalproex, lithium, olanzapine, and placebo in the treatment of acute mania associated with bipolar disorder. *Journal of Clinical Psychiatry* **64**, 841–846 (2003).

448 Allen, M. H., Hirschfeld, R. M., Wozniak, P. J., Baker, J. D. & Bowden, C. L. Linear relationship of valproate serum concentration to response and optimal serum levels for acute mania. *American Journal of Psychiatry* **163**, 272–275 (2006).

449 Owens, M. J. & Nemeroff, C. B. Pharmacology of valproate. *Psychopharmacol Bull* **37 Suppl 2**, 17–24 (2003).

450 Okuma, T. & Kishimoto, A. A history of investigation on the mood stabilizing effect of carbamazepine in Japan. *Psychiatry and Clinical Neurosciences* **52**,

3-12 (1998).

451 Chung, W. H. *et al.* Medical genetics: a marker for Stevens-Johnson syndrome. *Nature* **428**, 486 (2004).

452 Ozeki, T. *et al.* Genome-wide association study identifies HLA-A*3101 allele as a genetic risk factor for carbamazepine-induced cutaneous adverse drug reactions in Japanese population. *Human molecular genetics* **20**, 1034-1041 (2011).

453 野崎昭子&田島治．新たな気分安定薬：ラモトリギンを中心に．臨床精神医学 **37**，889-897(2008)．

454 加藤忠史．ラモトリギンの気分安定作用のメカニズム．精神科 **19**，45-49 (2011)．

455 「医療上の必要性に係る基準」への該当性に関する専門作業班(WG)の評価 〈精神・神経 WG〉(https://www.mhlw.go.jp/stf/shingi/2r9852000000w1az-att/2r9852000000w1hq.pdf)

456 Thase, M. E. *et al.* Efficacy of quetiapine monotherapy in bipolar I and II depression: a double-blind, placebo-controlled study (the BOLDER II study). *J Clin Psychopharmacol* **26**, 600-609 (2006).

457 堤祐一郎．非定型抗精神病薬は気分安定薬になりうるか？ 臨床精神医学 **37**，919-930(2008)．

458 Riedel, M. *et al.* Quetiapine in the treatment of schizophrenia and related disorders. *Neuropsychiatric Diseases and Treatment* **3**, 219-235 (2007).

459 Winter, H. R., Earley, W. R., Hamer-Maansson, J. E., Davis, P. C. & Smith, M. A. Profles of quetiapine, norquetiapine, and other quetiapine metabolites in pediatric and adult patients with psychotic disorders. *Journal of Child and Adolescent Psychopharmacology* **18**, 81-98 (2008).

460 Jensen, N. H. *et al.* N-Desalkylquetiapine, a potent norepinephrine reuptake inhibitor and partial 5-HT(1A) agonist, as a putative mediator of quetiapine's antidepressant activity. *Neuropsychopharmacology* **33**, 2303-2312 (2008).

461 Castberg, I., Skogvoll, E. & Spigset, O. Quetiapine and drug interactions: evidence from a routine therapeutic drug monitoring service. *Journal of Clinical Psychiatry* **68**, 1540-1545 (2007).

462 Tadori, Y. *et al.* Differences in agonist/antagonist properties at human dopamine D(2) receptors between aripiprazole, bifeprunox and SDZ 208-912. *Eur J Pharmacol* **574**, 103-111 (2007).

463 Thase, M. E. *et al.* Aripiprazole monotherapy in nonpsychotic bipolar I depres-

sion: results of 2 randomized, placebo-controlled studies. *J Clin Psychopharmacol* **28**, 13-20 (2008).

464 Quiroz, J. A. *et al.* Risperidone long-acting injectable monotherapy in the maintenance treatment of bipolar I disorder. *Biological Psychiatry* **68**, 156-162 (2010).

465 Takano, A. *et al.* The antipsychotic sultopride is overdosed — a PET study of drug-induced receptor occupancy in comparison with sulpiride. *International Journal of Neuropsychopharmacology* **9**, 539-545 (2006).

466 Perlis, R. H. *et al.* Benzodiazepine use and risk of recurrence in bipolar disorder: a STEP-BD report. *Journal of Clinical Psychiatry* **71**, 194-200 (2010).

467 Saito, T. *et al.* Pharmacogenomic study of clozapine-induced agranulocytosis/granulocytopenia in a Japanese population. *Biological Psychiatry* **80**, 636-642 (2016).

468 Tanner, J. A. *et al.* Combinatorial pharmacogenomics and improved patient outcomes in depression: Treatment by primary care physicians or psychiatrists. *J Psychiatr Res* **104**, 157-162 (2018).

469 Greden, J. F. *et al.* Impact of pharmacogenomics on clinical outcomes in major depressive disorder in the GUIDED trial: A large, patient- and rater-blinded, randomized, controlled study. *J Psychiatr Res* **111**: 59-67 (2019).

470 Hou, L. *et al.* Genetic variants associated with response to lithium treatment in bipolar disorder: a genome-wide association study. *Lancet* **387**, 1085-1093 (2016).

471 International Consortium on Lithium, Genetics. *et al.* Association of polygenic score for schizophrenia and HLA antigen and inflammation genes with response to lithium in bipolar affective disorder: A genome-wide association study. *JAMA Psychiatry* **75**, 65-74 (2018).

472 Aldinger, F. & Schulze, T. G. Environmental factors, life events, and trauma in the course of bipolar disorder. *Psychiatry and Clinical Neurosciences* **71**, 6-17 (2017).

473 Palmier-Claus, J. E., Berry, K., Bucci, S., Mansell, W. & Varese, F. Relationship between childhood adversity and bipolar affective disorder: systematic review and meta-analysis. *Br J Psychiatry* **209**, 454-459 (2016).

474 Horwitz, A. V., Widom, C. S., McLaughlin, J. & White, H. R. The impact of childhood abuse and neglect on adult mental health: a prospective study. *J*

Health Soc Behav **42**, 184–201 (2001).

475 Chudal, R. *et al.* Perinatal factors and the risk of bipolar disorder in Finland. *Journal of Affective Disorders* **155**, 75–80 (2014).

476 Parboosing, R., Bao, Y., Shen, L., Schaefer, C. A. & Brown, A. S. Gestational influenza and bipolar disorder in adult offspring. *JAMA Psychiatry* **70**, 677–685 (2013).

477 Talati, A. *et al.* Maternal smoking during pregnancy and bipolar disorder in offspring. *American Journal of Psychiatry* **170**, 1178–1185 (2013).

478 Frans, E. M. *et al.* Advancing paternal age and bipolar disorder. *Arch Gen Psychiatry* **65**, 1034–1040 (2008).

479 Ellicott, A., Hammen, C., Gitlin, M., Brown, G. & Jamison, K. Life events and the course of bipolar disorder. *American Journal of Psychiatry* **147**, 1194–1198 (1990).

480 Hosang, G. M. *et al.* Life-event specificity: bipolar disorder compared with unipolar depression. *Br J Psychiatry* **201**, 458–465 (2012).

481 Post, R. M. & Weiss, S. R. Sensitization, kindling, and anticonvulsants in mania. *Journal of Clinical Psychiatry* **50 Suppl**, 23–30 (1989).

482 Bender, R. E. & Alloy, L. B. Life stress and kindling in bipolar disorder: review of the evidence and integration with emerging biopsychosocial theories. *Clin Psychol Rev* **31**, 383–398 (2011).

483 Mendlewicz, J. & Rainer, J. D. Adoption study supporting genetic transmission in manic — depressive illness. *Nature* **268**, 327–329 (1977).

484 Cadoret, R. J. Evidence for genetic inheritance of primary affective disorder in adoptees. *American Journal of Psychiatry* **135**, 463–466 (1978).

485 Egeland, J. A. *et al.* Bipolar Affective Disorders linked to DNA markers on chromosome 11. *Nature* **325**, 783–787 (1987).

486 Kelsoe, J. R. *et al.* Re-evaluation of the linkage relationship between chromosome 11p loci and the gene for bipolar affective disorder in the Old Order Amish. *Nature* **342**, 238–243 (1989).

487 Risch, N. & Botstein, D. A manic depressive history. *Nature Genetics* **12**, 351–353 (1996).

488 Badner, J. A. & Gershon, E. S. Meta-analysis of whole-genome linkage scans of bipolar disorder and schizophrenia. *Mol Psychiatry* **7**, 405–411 (2002).

489 Segurado, R. *et al.* Genome scan meta-analysis of schizophrenia and bipolar

disorder, part III: Bipolar disorder. *Am J Hum Genet* **73**, 49-62 (2003).

490 Lesch, K. P. *et al.* Association of anxiety-related traits with a polymorphism in the serotonin transporter gene regulatory region. *Science* **274**, 1527-1531 (1996).

491 Nakamura, M., Ueno, S., Sano, A. & Tanabe, H. The human serotonin transporter gene linked polymorphism (5-HTTLPR) shows ten novel allelic variants. *Mol Psychiatry* **5**, 32-38 (2000).

492 Hu, X. Z. *et al.* Serotonin transporter promoter gain-of-function genotypes are linked to obsessive-compulsive disorder. *Am J Hum Genet* **78**, 815-826 (2006).

493 Ikegame, T. *et al.* Hypermethylation of SLC6A4 promoter in psychiatric disorders and its effect on gene expression. 30th CINP World Congress of Neuropsychopharmacology (July 3-5/2016, Seoul, Korea).

494 Okada, T. *et al.* A complex polymorphic region in the brain-derived neurotrophic factor (BDNF) gene confers susceptibility to bipolar disorder and affects transcriptional activity. *Mol Psychiatry* **11**, 695-703 (2006).

495 Detera-Wadleigh, S. D. & McMahon, F. J. G72/G30 in schizophrenia and bipolar disorder: review and meta-analysis. *Biological Psychiatry* **60**, 106-114 (2006).

496 Hashimoto, A. *et al.* The presence of free D-serine in rat brain. FEBS Lett **296**, 33-36 (1992).

497 Hattori, E. *et al.* Polymorphisms at the G72/G30 gene locus, on 13q33, are associated with bipolar disorder in two independent pedigree series. *Am J Hum Genet* **72**, 1131-1140 (2003).

498 Chen, Y. S. *et al.* Findings in an independent sample support an association between bipolar affective disorder and the G72/G30 locus on chromosome 13q33. *Mol Psychiatry* **9**, 87-92; image 85 (2004).

499 Schumacher, J. *et al.* Examination of G72 and D-amino-acid oxidase as genetic risk factors for schizophrenia and bipolar affective disorder. *Mol Psychiatry* **9**, 203-207 (2004).

500 Williams, N. M. *et al.* Variation at the DAOA/G30 locus influences susceptibility to major mood episodes but not psychosis in schizophrenia and bipolar disorder. *Arch Gen Psychiatry* **63**, 366-373 (2006).

501 Schulze, T. G. *et al.* Genotype-phenotype studies in bipolar disorder showing association between the DAOA/G30 locus and persecutory delusions: a first step toward a molecular genetic classification of psychiatric phenotypes. *American Journal of Psychiatry* **162**, 2101-2108 (2005).

502 Addington, A. M. *et al.* Polymorphisms in the 13q33.2 gene G72/G30 are associated with childhood-onset schizophrenia and psychosis not otherwise specified. *Biological Psychiatry* **55**, 976–980 (2004).

503 Krug, A. *et al.* Genetic variation in G72 correlates with brain activation in the right middle temporal gyrus in a verbal fluency task in healthy individuals. *Hum Brain Mapp* **32**, 118–126 (2011).

504 Zuliani, R. *et al.* Genetic variation in the G72 (DAOA) gene affects temporal lobe and amygdala structure in subjects affected by bipolar disorder. *Bipolar Disorders* **11**, 621–627 (2009).

505 Nickl-Jockschat, T. *et al.* Genetic variation in the G72 gene is associated with increased frontotemporal fiber tract integrity. *Eur Arch Psychiatry Clin Neurosci* **265**, 291–301 (2015).

506 Meyer-Lindenberg, A. *et al.* False positives in imaging genetics. *NeuroImage* **40**, 655–661 (2008).

507 Newton-Cheh, C. & Hirschhorn, J. N. Genetic association studies of complex traits: design and analysis issues. *Mutation Research* **573**, 54–69 (2005).

508 Lenox, R. H., Gould, T. D. & Manji, H. K. Endophenotypes in bipolar disorder. *Am J Med Genet* **114**, 391–406 (2002).

509 Glahn, D. C., Bearden, C. E., Niendam, T. A. & Escamilla, M. A. The feasibility of neuropsychological endophenotypes in the search for genes associated with bipolar affective disorder. *Bipolar Disorders* **6**, 171–182 (2004).

510 Niculescu, A. B., 3rd & Kelsoe, J. R. Convergent functional genomics: application to bipolar disorder. *Ann Med* **33**, 263–271 (2001).

511 Bezchlibnyk, Y. B., Wang, J. F., McQueen, G. M. & Young, L. T. Gene expression differences in bipolar disorder revealed by cDNA array analysis of post-mortem frontal cortex. *Journal of Neurochemistry* **79**, 826–834 (2001).

512 Iwamoto, K., Kakiuchi, C., Bundo, M., Ikeda, K. & Kato, T. Molecular characterization of bipolar disorder by comparing gene expression profiles of postmortem brains of major mental disorders. *Mol Psychiatry* **9**, 406–416 (2004).

513 Iwamoto, K., Bundo, M., Washizuka, S., Kakiuchi, C. & Kato, T. Expression of HSPF1 and LIM in the lymphoblastoid cells derived from patients with bipolar disorder and schizophrenia. *Journal of Human Genetics* **49**, 227–231 (2004).

514 Kato, T. *et al.* Gene expression and association analyses of LIM (PDLIM5) in bipolar disorder and schizophrenia. *Mol Psychiatry* **10**, 1045–1055 (2005).

515 Shi, J., Badner, J. A. & Liu, C. PDLIM5 and susceptibility to bipolar disorder: a family-based association study and meta-analysis. *Psychiatric Genetics* 18, 116-121 (2008).

516 Horiuchi, Y. *et al.* Experimental evidence for the involvement of PDLIM5 in mood disorders in hetero knockout mice. *PloS One* 8, e59320 (2013).

517 Kakiuchi, C. *et al.* Impaired feedback regulation of XBP1 as a genetic risk factor for bipolar disorder. *Nature Genetics* 35, 171-175 (2003).

518 Cichon, S. *et al.* Lack of support for a genetic association of the XBP1 promoter polymorphism with bipolar disorder in probands of European origin. *Nature Genetics* 36, 783-784 (2004).

519 Nakatani, N. *et al.* Genome-wide expression analysis detects eight genes with robust alterations specific to bipolar I disorder: relevance to neuronal network perturbation. *Human Molecular Genetics* 15, 1949-1962 (2006).

520 Munakata, K., Iwamoto, K., Bundo, M. & Kato, T. Mitochondrial DNA 3243A>G mutation and increased expression of LARS2 gene in the brains of patients with bipolar disorder and schizophrenia. *Biological Psychiatry* 57, 525-532 (2005).

521 Elashoff, M. *et al.* Meta-analysis of 12 genomic studies in bipolar disorder. *J Mol Neurosci* 31, 221-243 (2007).

522 Lichtenstein, P. *et al.* Common genetic determinants of schizophrenia and bipolar disorder in Swedish families: a population-based study. *Lancet* 373, 234-239 (2009).

523 Potash, J. B. *et al.* Suggestive linkage to chromosomal regions 13q31 and 22q12 in families with psychotic bipolar disorder. *American Journal of Psychiatry* 160, 680-686 (2003).

524 International Schizophrenia, C. *et al.* Common polygenic variation contributes to risk of schizophrenia and bipolar disorder. *Nature* 460, 748-752 (2009).

525 WTCCC. Genome-wide association study of 14,000 cases of seven common diseases and 3,000 shared controls. *Nature* 447, 661-678 (2007).

526 Ferreira, M. A. *et al.* Collaborative genome-wide association analysis supports a role for ANK3 and CACNA1C in bipolar disorder. *Nature Genetics* 40, 1056-1058 (2008).

527 Ikeda, M. *et al.* A genome-wide association study identifies two novel susceptibility loci and trans population polygenicity associated with bipolar disorder. *Mol Psychiatry* 23, 639-647 (2018).

528 Stahl, E, *et al.* Genome-wide association study identifies 30 loci associated with bipolar disorder. *Nat Genet* **51**, 793-803 (2019).

529 Kato, T. Role of mitochondrial DNA in calcium signaling abnormality in bipolar disorder. *Cell Calcium* **44**, 92-102 (2008).

530 Dao, D. T. *et al.* Mood disorder susceptibility gene CACNA1C modifies mood-related behaviors in mice and interacts with sex to influence behavior in mice and diagnosis in humans. *Biological Psychiatry* **68**, 801-810 (2010).

531 Terrillion, C. E. *et al.* Reduced levels of Cacna1c attenuate mesolimbic dopamine system function. *Genes Brain Behav* **16**, 495-505 (2017).

532 Zhang, Y. & Meltzer, H. L. Increased content of a minor ankyrin in erythrocyte membranes of bipolar subjects. *Psychiatry Research* **27**, 267-275 (1989).

533 Rueckert, E. H. *et al.* Cis-acting regulation of brain-specific ANK3 gene expression by a genetic variant associated with bipolar disorder. *Mol Psychiatry* **18**, 922-929 (2013).

534 Leussis, M. P. *et al.* The ANK3 bipolar disorder gene regulates psychiatric-related behaviors that are modulated by lithium and stress. *Biological Psychiatry* **73**, 683-690 (2013).

535 Lopez, A. Y. *et al.* Ankyrin-G isoform imbalance and interneuronopathy link epilepsy and bipolar disorder. *Mol Psychiatry* **22**, 1464-1472 (2017).

536 Cruz, D. A., Weaver, C. L., Lovallo, E. M., Melchitzky, D. S. & Lewis, D. A. Selective alterations in postsynaptic markers of chandelier cell inputs to cortical pyramidal neurons in subjects with schizophrenia. *Neuropsychopharmacology* **34**, 2112-2124 (2009).

537 Zhu, S. *et al.* Genetic disruption of ankyrin-G in adult mouse forebrain causes cortical synapse alteration and behavior reminiscent of bipolar disorder. *Proceedings of the National Academy of Sciences of the United States of America* **114**, 10479-10484 (2017).

538 Torkamani, A., Topol, E. J. & Schork, N. J. Pathway analysis of seven common diseases assessed by genome-wide association. *Genomics* **92**, 265-272 (2008).

539 Askland, K., Read, C. & Moore, J. Pathways-based analyses of whole-genome association study data in bipolar disorder reveal genes mediating ion channel activity and synaptic neurotransmission. *Hum Genet* **125**, 63-79 (2009).

540 Kupfer, D. J. The increasing medical burden in bipolar disorder. *JAMA* **293**, 2528-2530 (2005).

541 Mistry, S., Harrison, J. R., Smith, D. J., Escott-Price, V. & Zammit, S. The use of polygenic risk scores to identify phenotypes associated with genetic risk of bipolar disorder and depression: A systematic review. *Journal of Affective Disorders* **234**, 148-155 (2018).

542 Bipolar Disorder and Schizophrenia Working Group of the Psychiatric Genomics Consortium. Genomic dissection of bipolar disorder and schizophrenia, including 28 subphenotypes. *Cell* **173**, 1705-1715 (2018).

543 Sebat, J. *et al.* Large-scale copy number polymorphism in the human genome. *Science* **305**, 525-528 (2004).

544 Xu, B. *et al.* Strong association of de novo copy number mutations with sporadic schizophrenia. *Nature Genetics* **40**, 880-885 (2008).

545 International Schizophrenia Consortium. Rare chromosomal deletions and duplications increase risk of schizophrenia. *Nature* **455**, 237-241 (2008).

546 Stefansson, H. *et al.* Large recurrent microdeletions associated with schizophrenia. *Nature* **455**, 232-236 (2008).

547 Zhang, D. *et al.* Singleton deletions throughout the genome increase risk of bipolar disorder. *Mol Psychiatry* **14**, 376-380 (2009).

548 Grozeva, D. *et al.* Rare copy number variants: a point of rarity in genetic risk for bipolar disorder and schizophrenia. *Arch Gen Psychiatry* **67**, 318-327.

549 Piotrowski, A. *et al.* Somatic mosaicism for copy number variation in differentiated human tissues. *Hum Mutat* **29**, 1118-1124 (2008).

550 Green, E. K. *et al.* Copy number variation in bipolar disorder. *Mol Psychiatry* **21**, 89-93 (2016).

551 Georgieva, L. *et al.* De novo CNVs in bipolar affective disorder and schizophrenia. *Human Molecular Genetics* **23**, 6677-6683 (2014).

552 Jacobsen, N. J. *et al.* ATP2A2 mutations in Darier's disease and their relationship to neuropsychiatric phenotypes. *Human Molecular Genetics* **8**, 1631-1636 (1999).

553 Jones, I. *et al.* Evidence for familial cosegregation of major affective disorder and genetic markers flanking the gene for Darier's disease. *Mol Psychiatry* **7**, 424-427 (2002).

554 Gordon-Smith, K. *et al.* The neuropsychiatric phenotype in darier disease. *Br J Dermatol* **163**, 515-522 (2010).

555 Schizophrenia Working Group of the Psychiatric Genomics Consortium. Biolog-

ical insights from 108 schizophrenia-associated genetic loci. *Nature* **511**, 421–427 (2014).

556 Nakamura, T. *et al.* Loss of function mutations in ATP2A2 and psychoses: A case report and literature survey. *Psychiatry and Clinical Neurosciences* **70**, 342–350 (2016).

557 Swift, R. G., Sadler, D. B. & Swift, M. Psychiatric findings in Wolfram syndrome homozygotes. *Lancet* **336**, 667–669 (1990).

558 Nanko, S., Yokoyama, H., Hoshino, Y., Kumashiro, H. & Mikuni, M. Organic mood syndrome in two siblings with Wolfram syndrome. *Br J Psychiatry* **161**, 282 (1992).

559 Swift, R. G., Perkins, D. O., Chase, C. L., Sadler, D. B. & Swift, M. Psychiatric disorders in 36 families with Wolfram syndrome. *American Journal of Psychiatry* **148**, 775–779 (1991).

560 Kakiuchi, C., Ishiwata, M., Hayashi, A. & Kato, T. XBP1 induces WFS1 through an endoplasmic reticulum stress response element-like motif in SH–SY5Y cells. *Journal of Neurochemistry* **97**, 545–555 (2006).

561 加藤忠史. Wolfram 病と気分障害. 分子精神医学　**3**, 89–93(2003).

562 Kato, T. *et al.* Behavioral and gene expression analyses of Wfs1 knockout mice as a possible animal model of mood disorder. *Neuroscience Research* **61**, 143–158 (2008).

563 Barrientos, A. *et al.* A nuclear defect in the 4p16 region predisposes to multiple mitochondrial DNA deletions in families with Wolfram syndrome. *J Clin Invest* **97**, 1570–1576 (1996).

564 Suomalainen, A. *et al.* Multiple deletions of mitochondrial DNA in several tissues of a patient with severe retarded depression and familial progressive external ophthalmoplegia. *J Clin Invest* **90**, 61–66 (1992).

565 Kato, T. The other, forgotten genome: mitochondrial DNA and mental disorders. *Mol Psychiatry* **6**, 625–633 (2001).

566 Munakata, K. *et al.* Mitochondrial DNA 3644T → C mutation associated with bipolar disorder. *Genomics* **84**, 1041–1050 (2004).

567 Fattal, O., Link, J., Quinn, K., Cohen, B. H. & Franco, K. Psychiatric comorbidity in 36 adults with mitochondrial cytopathies. *CNS Spectr* **12**, 429–438 (2007).

568 Mancuso, M. *et al.* Psychiatric involvement in adult patients with mitochondrial disease. *Neurol Sci* **34**, 71–74 (2013).

569　Inczedy-Farkas, G. *et al*. Psychiatric symptoms of patients with primary mitochondrial DNA disorders. *Behav Brain Funct* **8**, 9 (2012).

570　Millar, J. K. *et al*. Disruption of two novel genes by a translocation co-segregating with schizophrenia. *Human Molecular Genetics* **9**, 1415-1423 (2000).

571　Kamiya, A. *et al*. A schizophrenia-associated mutation of DISC1 perturbs cerebral cortex development. *Nat Cell Biol* **7**, 1167-1178 (2005).

572　Porteous, D. J., Thomson, P., Brandon, N. J. & Millar, J. K. The genetics and biology of DISC1 — an emerging role in psychosis and cognition. *Biological Psychiatry* **60**, 123-131 (2006).

573　Clapcote, S. J. *et al*. Behavioral phenotypes of Disc1 missense mutations in mice. *Neuron* **54**, 387-402 (2007).

574　Koike, H., Arguello, P. A., Kvajo, M., Karayiorgou, M. & Gogos, J. A. Disc1 is mutated in the 129S6/SvEv strain and modulates working memory in mice. *Proceedings of the National Academy of Sciences of the United States of America* **103**, 3693-3697 (2006).

575　Hikida, T. *et al*. Dominant-negative DISC1 transgenic mice display schizophrenia-associated phenotypes detected by measures translatable to humans. *Proceedings of the National Academy of Sciences of the United States of America* **104**, 14501-14506 (2007).

576　Pletnikov, M. V. *et al*. Inducible expression of mutant human DISC1 in mice is associated with brain and behavioral abnormalities reminiscent of schizophrenia. *Mol Psychiatry* **13**, 173-186, 115 (2008).

577　Li, W. *et al*. Specific developmental disruption of disrupted-in-schizophrenia-1 function results in schizophrenia-related phenotypes in mice. *Proceedings of the National Academy of Sciences of the United States of America* **104**, 18280-18285 (2007).

578　Kvajo, M. *et al*. A mutation in mouse Disc1 that models a schizophrenia risk allele leads to specific alterations in neuronal architecture and cognition. *Proceedings of the National Academy of Sciences of the United States of America* **105**, 7076-7081 (2008).

579　Duan, X. *et al*. Disrupted-In-Schizophrenia 1 regulates integration of newly generated neurons in the adult brain. *Cell* **130**, 1146-1158 (2007).

580　Mao, Y. *et al*. Disrupted in schizophrenia 1 regulates neuronal progenitor proliferation via modulation of GSK3beta/beta-catenin signaling. *Cell* **136**, 1017-1031

(2009).

581 Sachs, N. A. *et al.* A frameshift mutation in Disrupted in Schizophrenia 1 in an American family with schizophrenia and schizoaffective disorder. *Mol Psychiatry* **10**, 758–764 (2005).

582 Wen, Z. *et al.* Synaptic dysregulation in a human iPS cell model of mental disorders. *Nature* **515**, 414–418 (2014).

583 Papolos, D. F. *et al.* Bipolar spectrum disorders in patients diagnosed with velo-cardio-facial syndrome: does a hemizygous deletion of chromosome 22q11 result in bipolar affective disorder? *American Journal of Psychiatry* **153**, 1541–1547 (1996).

584 Jolin, E. M. *et al.* Affective disorders and other psychiatric diagnoses in children and adolescents with 22q11.2 Deletion Syndrome. *Journal of Affective Disorders* **119**, 177–180 (2009).

585 Mukai, J. *et al.* Palmitoylation-dependent neurodevelopmental deficits in a mouse model of 22q11 microdeletion. *Nature Neuroscience* **11**, 1302–1310 (2008).

586 Sigurdsson, T., Stark, K. L., Karayiorgou, M., Gogos, J. A. & Gordon, J. A. Impaired hippocampal-prefrontal synchrony in a genetic mouse model of schizophrenia. *Nature* **464**, 763–767 (2010).

587 Baysal, B. E. *et al.* A mannosyltransferase gene at 11q23 is disrupted by a translocation breakpoint that co-segregates with bipolar affective disorder in a small family. *Neurogenetics* **4**, 43–53 (2002).

588 Ament, S. A. *et al.* Rare variants in neuronal excitability genes influence risk for bipolar disorder. *Proceedings of the National Academy of Sciences of the United States of America* **112**, 3576–3581 (2015).

589 Georgi, B. *et al.* Genomic view of bipolar disorder revealed by whole genome sequencing in a genetic isolate. *PLoS Genetics* **10**, e1004229 (2014).

590 Rao, A. R., Yourshaw, M., Christensen, B., Nelson, S. F. & Kerner, B. Rare deleterious mutations are associated with disease in bipolar disorder families. *Mol Psychiatry* **22**, 1009–1014 (2017).

591 Krupp, D. R. *et al.* Exonic mosaic mutations contribute risk for autism spectrum disorder. *Am J Hum Genet* **101**, 369–390 (2017).

592 Bundo, M. *et al.* Increased L1 retrotransposition in the neuronal genome in schizophrenia. *Neuron* **81**, 306–313 (2014).

593 Nishioka, M. *et al.* Identification of somatic mutations in monozygotic twins discordant for psychiatric disorders. *npj Schizophr* 4, 7 (2018).

594 Nishioka, M., Bundo, M., Iwamoto, K. & Kato, T. Somatic mutations in the human brain: implications for psychiatric research. *Mol Psychiatry* (2018).

595 Drevets, W. C. *et al.* Subgenual prefrontal cortex abnormalities in mood disorders. *Nature* 386, 824–827 (1997).

596 Torrey, E. F., Webster, M., Knable, M., Johnston, N. & Yolken, R. H. The stanley foundation brain collection and neuropathology consortium. *Schizophrenia Research* 44, 151–155 (2000).

597 Ongur, D., Drevets, W. C. & Price, J. L. Glial reduction in the subgenual prefrontal cortex in mood disorders. *Proceedings of the National Academy of Sciences of the United States of America* 95, 13290–13295 (1998).

598 Cotter, D., Mackay, D., Landau, S., Kerwin, R. & Everall, I. Reduced glial cell density and neuronal size in the anterior cingulate cortex in major depressive disorder. *Arch Gen Psychiatry* 58, 545–553 (2001).

599 Rajkowska, G., Halaris, A. & Selemon, L. D. Reductions in neuronal and glial density characterize the dorsolateral prefrontal cortex in bipolar disorder. *Biological psychiatry* 49, 741–752 (2001).

600 Konopaske, G. T., Lange, N., Coyle, J. T. & Benes, F. M. Prefrontal cortical dendritic spine pathology in schizophrenia and bipolar disorder. *JAMA Psychiatry* 71, 1323–1331 (2014).

601 Baumann, B. *et al.* Tyrosine hydroxylase immunoreactivity in the locus coeruleus is reduced in depressed non-suicidal patients but normal in depressed suicide patients. *Eur Arch Psychiatry Clin Neurosci* 249, 212–219 (1999).

602 Vawter, M. P., Freed, W. J. & Kleinman, J. E. Neuropathology of bipolar disorder. *Biological Psychiatry* 48, 486–504 (2000).

603 Baumann, B. *et al.* Circumscribed numerical deficit of dorsal raphe neurons in mood disorders. *Psychol Med* 32, 93–103 (2002).

604 Matthews, P. R. & Harrison, P. J. A morphometric, immunohistochemical, and in situ hybridization study of the dorsal raphe nucleus in major depression, bipolar disorder, schizophrenia, and suicide. *Journal of Affective Disorders* 137, 125–134 (2012).

605 Dowlatshahi, D., MacQueen, G., Wang, J. F., Chen, B. & Young, L. T. Increased hippocampal supragranular Timm staining in subjects with bipolar disorder.

Neuroreport **11**, 3775–3778 (2000).

606 Benes, F. M., Kwok, E. W., Vincent, S. L. & Todtenkopf, M. S. A reduction of nonpyramidal cells in sector CA2 of schizophrenics and manic depressives. *Biological Psychiatry* **44**, 88–97 (1998).

607 Konradi, C. *et al.* Hippocampal interneurons in bipolar disorder. *Arch Gen Psychiatry* **68**, 340–350 (2011).

608 Bielau, H. *et al.* Volume deficits of subcortical nuclei in mood disorders A postmortem study. *Eur Arch Psychiatry Clin Neurosci* **255**, 401–412 (2005).

609 Manaye, K. F. *et al.* Selective neuron loss in the paraventricular nucleus of hypothalamus in patients suffering from major depression and bipolar disorder. *J Neuropathol Exp Neurol* **64**, 224–229 (2005).

610 Ranft, K. *et al.* Evidence for structural abnormalities of the human habenular complex in affective disorders but not in schizophrenia. *Psychol Med* **40**, 557–567 (2010).

611 Savitz, J. B. *et al.* Habenula volume in bipolar disorder and major depressive disorder: a high-resolution magnetic resonance imaging study. *Biological Psychiatry* **69**, 336–343 (2011).

612 Schafer, M. *et al.* Imaging habenula volume in schizophrenia and bipolar disorder. *Front Psychiatry* **9**, 456 (2018).

613 Steullet, P. *et al.* The thalamic reticular nucleus in schizophrenia and bipolar disorder: role of parvalbumin-expressing neuron networks and oxidative stress. *Mol Psychiatry* **23**, 2057–2065 (2017).

614 Kempton, M. J., Geddes, J. R., Ettinger, U., Williams, S. C. & Grasby, P. M. Meta-analysis, database, and meta-regression of 98 structural imaging studies in bipolar disorder. *Arch Gen Psychiatry* **65**, 1017–1032 (2008).

615 Ellison-Wright, I. & Bullmore, E. Anatomy of bipolar disorder and schizophrenia: a meta-analysis. *Schizophrenia Research* **117**, 1–12 (2010).

616 Bora, E., Fornito, A., Yucel, M. & Pantelis, C. Voxelwise meta-analysis of gray matter abnormalities in bipolar disorder. *Biological Psychiatry* **67**, 1097–1105 (2010).

617 Matsuo, K. *et al.* Distinctive neuroanatomical substrates for depression in bipolar disorder versus major depressive disorder. *Cereb Cortex* **29**, 1–13 (2017).

618 Nortje, G., Stein, D. J., Radua, J., Mataix-Cols, D. & Horn, N. Systematic review and voxel-based meta-analysis of diffusion tensor imaging studies in bipolar

disorder. *Journal of Affective Disorders* **150**, 192–200 (2013).

619 Focking, M. *et al.* Common proteomic changes in the hippocampus in schizophrenia and bipolar disorder and particular evidence for involvement of cornu ammonis regions 2 and 3. *Arch Gen Psychiatry* **68**, 477–488 (2011).

620 Stelzhammer, V. *et al.* Distinct proteomic profiles in post-mortem pituitary glands from bipolar disorder and major depressive disorder patients. *J Psychiatr Res* **60**, 40–48 (2015).

621 Schubert, K. O., Focking, M. & Cotter, D. R. Proteomic pathway analysis of the hippocampus in schizophrenia and bipolar affective disorder implicates 14-3-3 signaling, aryl hydrocarbon receptor signaling, and glucose metabolism: potential roles in GABAergic interneuron pathology. *Schizophrenia Research* **167**, 64–72 (2015).

622 Ichimiya, T. *et al.* Serotonin transporter binding in patients with mood disorders: a PET study with [11C](+)McN5652. *Biological Psychiatry* **51**, 715–722 (2002).

623 Cannon, D. M. *et al.* Serotonin transporter binding in bipolar disorder assessed using [11C]DASB and positron emission tomography. *Biological Psychiatry* **60**, 207–217 (2006).

624 Cannon, D. M. *et al.* Elevated serotonin transporter binding in major depressive disorder assessed using positron emission tomography and [^{11}C]DASB; comparison with bipolar disorder. *Biological Psychiatry* **62**, 870–877 (2007).

625 Miller, J. M. *et al.* Positron emission tomography quantification of serotonin transporter binding in medication-free bipolar disorder. *Synapse* **70**, 24–32 (2016).

626 Yatham, L. N. *et al.* Brain serotonin-2 receptors in acute mania. *Br J Psychiatry* **196**, 47–51 (2010).

627 Suhara, T. *et al.* D1 dopamine receptor binding in mood disorders measured by positron emission tomography. *Psychopharmacology (Berl)* **106**, 14–18 (1992).

628 Yatham, L. N. *et al.* PET study of the effects of valproate on dopamine D$_2$ receptors in neuroleptic- and mood-stabilizer-naive patients with nonpsychotic mania. *American Journal of Psychiatry* **159**, 1718–1723 (2002).

629 Yatham, L. N. *et al.* PET study of [(18)F]6-fluoro-L-dopa uptake in neuroleptic- and mood-stabilizer-naive first-episode nonpsychotic mania: effects of treatment with divalproex sodium. *American Journal of Psychiatry* **159**, 768–774 (2002).

630 Haarman, B. C. *et al*. Neuroinflammation in bipolar disorder–A [^{11}C]-(R)-PK11195 positron emission tomography study. *Brain Behav Immun* 40, 219–225 (2014).

631 Kato, T., Inubushi, T. & Kato, N. Magnetic resonance spectroscopy in Affective Disorders. *Journal of Neuropsychiatry and Clinical Neurosciences* 10, 133–147 (1998).

632 Stork, C. & Renshaw, P. F. Mitochondrial dysfunction in bipolar disorder: evidence from magnetic resonance spectroscopy research. *Mol Psychiatry* 10, 900–919 (2005).

633 Dogan, A. E., Yuksel, C., Du, F., Chouinard, V. A. & Ongur, D. Brain lactate and pH in schizophrenia and bipolar disorder: a systematic review of findings from magnetic resonance studies. *Neuropsychopharmacology* 43, 1681–1690 (2018).

634 Moore, G. J. *et al*. Temporal dissociation between lithium-induced changes in frontal lobe myo-inositol and clinical response in manic-depressive illness. *American Journal of Psychiatry* 156, 1902–1908 (1999).

635 Hughes, J. R. & John, E. R. Conventional and quantitative electroencephalography in psychiatry. *Journal of Neuropsychiatry and Clinical Neurosciences* 11, 190–208 (1999).

636 Small, J. G., Small, I. F., Milstein, V. & Moore, D. F. Familial associations with EEG variants in manic-depressive disease. *Arch Gen Psychiatry* 32, 43–48 (1975).

637 Levy, A. B., Drake, M. E. & Shy, K. E. EEG evidence of epileptiform paroxysms in rapid cycling bipolar patients. *Journal of Clinical Psychiatry* 49, 232–234 (1988).

638 Mula, M. *et al*. On the prevalence of bipolar disorder in epilepsy. *Epilepsy Behav* 13, 658–661 (2008).

639 Ikeda, A., Kato, N. & Kato, T. Possible relationship between electroencephalogram finding and lithium response in bipolar disorder. *Progress in Neuro-psychopharmacology & Biological Psychiatry* 26, 903–907 (2002).

640 Reeves, R. R., Struve, F. A. & Patrick, G. Does EEG predict response to valproate versus lithium in patients with mania? *Ann Clin Psychiatry* 13, 69–73 (2001).

641 McCarley, R. W., Nakamura, M., Shenton, M. E. & Salisbury, D. F. Combining ERP and structural MRI information in first episode schizophrenia and bipolar disorder. *Clin EEG Neurosci* 39, 57–60 (2008).

642 Bestelmeyer, P. E., Phillips, L. H., Crombie, C., Benson, P. & St Clair, D. The P300 as a possible endophenotype for schizophrenia and bipolar disorder: Evidence from twin and patient studies. *Psychiatry Research* **169**, 212–219 (2009).

643 Lee, P. S., Chen, Y. S., Hsieh, J. C., Su, T. P. & Chen, L. F. Distinct neuronal oscillatory responses between patients with bipolar and unipolar disorders: a magnetoencephalographic study. *Journal of Affective Disorders* **123**, 270–275 (2010).

644 Kim, D. J. *et al.* Disturbed resting state EEG synchronization in bipolar disorder: A graph-theoretic analysis. *Neuroimage Clin* **2**, 414–423 (2013).

645 Kam, J. W., Bolbecker, A. R., O'Donnell, B. F., Hetrick, W. P. & Brenner, C. A. Resting state EEG power and coherence abnormalities in bipolar disorder and schizophrenia. *J Psychiatr Res* **47**, 1893–1901 (2013).

646 Morsel, A. M., Morrens, M., Dhar, M. & Sabbe, B. Systematic review of cognitive event related potentials in euthymic bipolar disorder. *Clin Neurophysiol* **129**, 1854–1865 (2018).

647 Onitsuka, T., Oribe, N. & Kanba, S. Neurophysiological findings in patients with bipolar disorder. *Suppl Clin Neurophysiol* **62**, 197–206 (2013).

648 Isomura, S. *et al.* Differentiation between major depressive disorder and bipolar disorder by auditory steady-state responses. *Journal of Affective Disorders* **190**, 800–806 (2016).

649 Yurgelun-Todd, D. A. *et al.* fMRI during affect discrimination in bipolar affective disorder. *Bipolar Disorders* **2**, 237–248 (2000).

650 Blumberg, H. P. *et al.* Preliminary evidence for medication effects on functional abnormalities in the amygdala and anterior cingulate in bipolar disorder. *Psychopharmacology (Berl)* **183**, 308–313 (2005).

651 Altshuler, L. *et al.* Increased amygdala activation during mania: a functional magnetic resonance imaging study. *American Journal of Psychiatry* **162**, 1211–1213 (2005).

652 Delvecchio, G., Sugranyes, G. & Frangou, S. Evidence of diagnostic specificity in the neural correlates of facial affect processing in bipolar disorder and schizophrenia: a meta-analysis of functional imaging studies. *Psychol Med* **43**, 553–569 (2013).

653 Curtis, V. A. *et al.* Differential frontal activation in schizophrenia and bipolar illness during verbal fluency. *Journal of Affective Disorders* **66**, 111–121 (2001).

654 Gruber, S. A., Rogowska, J. & Yurgelun-Todd, D. A. Decreased activation of the anterior cingulate in bipolar patients: an fMRI study. *Journal of Affective Disorders* **82**, 191–201 (2004).

655 Blumberg, H. P. *et al.* A functional magnetic resonance imaging study of bipolar disorder: state- and trait-related dysfunction in ventral prefrontal cortices. *Arch Gen Psychiatry* **60**, 601–609 (2003).

656 Malhi, G. S., Lagopoulos, J., Sachdev, P. S., Ivanovski, B. & Shnier, R. An emotional Stroop functional MRI study of euthymic bipolar disorder. *Bipolar Disorders* **7 Suppl 5**, 58–69 (2005).

657 加藤忠史. 脳と精神疾患. (朝倉書店, 2009).

658 Syan, S. K. *et al.* Resting-state functional connectivity in individuals with bipolar disorder during clinical remission: a systematic review. *J Psychiatry Neurosci* **43**, 298–316 (2018).

659 Sun, Y., Zhang, L., Johnston, N. L., Torrey, E. F. & Yolken, R. H. Serial analysis of gene expression in the frontal cortex of patients with bipolar disorder. *Br J Psychiatry Suppl* **41**, s137–141 (2001).

660 Kuromitsu, J. *et al.* Reduced neuropeptide Y mRNA levels in the frontal cortex of people with schizophrenia and bipolar disorder. *Brain Res Gene Expr Patterns* **1**, 17–21 (2001).

661 Konradi, C. *et al.* Molecular evidence for mitochondrial dysfunction in bipolar disorder. *Arch Gen Psychiatry* **61**, 300–308 (2004).

662 Iwamoto, K., Bundo, M. & Kato, T. Altered expression of mitochondria-related genes in postmortem brains of patients with bipolar disorder or schizophrenia, as revealed by large-scale DNA microarray analysis. *Human Molecular Genetics* **14**, 241–253 (2005).

663 Sun, X., Wang, J. F., Tseng, M. & Young, L. T. Downregulation in components of the mitochondrial electron transport chain in the postmortem frontal cortex of subjects with bipolar disorder. *J Psychiatry Neurosci* **31**, 189–196 (2006).

664 Vawter, M. P. *et al.* Mitochondrial-related gene expression changes are sensitive to agonal-pH state: implications for brain disorders. *Mol Psychiatry* **11**, 615, 663–679 (2006).

665 Tomita, H. *et al.* Effect of agonal and postmortem factors on gene expression profile: quality control in microarray analyses of postmortem human brain. *Biological psychiatry* **55**, 346–352 (2004).

666 Naydenov, A. V., MacDonald, M. L., Ongur, D. & Konradi, C. Differences in lymphocyte electron transport gene expression levels between subjects with bipolar disorder and normal controls in response to glucose deprivation stress. *Arch Gen Psychiatry* 64, 555-564 (2007).

667 岩本和也, 文東美紀 & 加藤忠史. in 第 27 回躁うつ病の薬理・生化学的研究懇話会(2008).

668 Tkachev, D. *et al.* Oligodendrocyte dysfunction in schizophrenia and bipolar disorder. *Lancet* 362, 798-805 (2003).

669 Ryan, M. M. *et al.* Gene expression analysis of bipolar disorder reveals downregulation of the ubiquitin cycle and alterations in synaptic genes. *Mol Psychiatry* 11, 965-978 (2006).

670 Akula, N. *et al.* RNA-sequencing of the brain transcriptome implicates dysregulation of neuroplasticity, circadian rhythms and GTPase binding in bipolar disorder. *Mol Psychiatry* 19, 1179-1185 (2014).

671 Gandal, M. J. *et al.* Shared molecular neuropathology across major psychiatric disorders parallels polygenic overlap. *Science* 359, 693-697 (2018).

672 Oldham, M. C. *et al.* Functional organization of the transcriptome in human brain. *Nature Neuroscience* 11, 1271-1282 (2008).

673 Benes, F. M. *et al.* Regulation of the GABA cell phenotype in hippocampus of schizophrenics and bipolars. *Proceedings of the National Academy of Sciences of the United States of America* 104, 10164-10169 (2007).

674 Kohen, R., Dobra, A., Tracy, J. H. & Haugen, E. Transcriptome profiling of human hippocampus dentate gyrus granule cells in mental illness. *Transl Psychiatry* 4, e366 (2014).

675 Arion, D. *et al.* Transcriptome alterations in prefrontal pyramidal cells distinguish schizophrenia from bipolar and major depressive disorders. *Biological Psychiatry* 82, 594-600 (2017).

676 Iwamoto, K. & Kato, T. RNA editing of serotonin 2C receptor in human postmortem brains of major mental disorders. *Neuroscience Letters* 346, 169-172 (2003).

677 Dracheva, S. *et al.* Increased serotonin 2C receptor mRNA editing: a possible risk factor for suicide. *Mol Psychiatry* 13, 1001-1010 (2008).

678 Kubota-Sakashita, M., Iwamoto, K., Bundo, M. & Kato, T. A role of ADAR2 and RNA editing of glutamate receptors in mood disorders and schizophrenia. *Molecular Brain* 7, 5 (2014).

679　Lyddon, R., Navarrett, S. & Dracheva, S. Ionotropic glutamate receptor mRNA editing in the prefrontal cortex: no alterations in schizophrenia or bipolar disorder. *J Psychiatry Neurosci* 37, 267–272 (2012).

680　Bushman, D. M. & Chun, J. The genomically mosaic brain: aneuploidy and more in neural diversity and disease. *Semin Cell Dev Biol* 24, 357–369 (2013).

681　Wilson, G. M. *et al.* DNA copy-number analysis in bipolar disorder and schizophrenia reveals aberrations in genes involved in glutamate signaling. *Human Molecular Genetics* 15, 743–749 (2006).

682　Nishioka, M. *et al.* Identification of somatic mutations in postmortem human brains by whole genome sequencing and their implications for psychiatric disorders. *Psychiatry and Clinical Neurosciences* 72, 280–294 (2017).

683　Coufal, N. G. *et al.* L1 retrotransposition in human neural progenitor cells. *Nature* 460, 1127–1131 (2009).

684　Doyle, G. A. *et al.* Analysis of LINE-1 elements in DNA from postmortem brains of individuals with schizophrenia. *Neuropsychopharmacology* 42, 2602–2611 (2017).

685　Zhang, D., Cheng, L., Craig, D. W., Redman, M. & Liu, C. Cerebellar telomere length and psychiatric disorders. *Behav Genet* 40, 250–254 (2010).

686　Che, Y., Wang, J. F., Shao, L. & Young, T. Oxidative damage to RNA but not DNA in the hippocampus of patients with major mental illness. *J Psychiatry Neurosci* 35, 296–302 (2010).

687　Kato, T., Stine, O. C., McMahon, F. J. & Crowe, R. R. Increased levels of a mitochondrial DNA deletion in the brain of patients with bipolar disorder. *Biological Psychiatry* 42, 871–875 (1997).

688　Shao, L. *et al.* Mitochondrial involvement in psychiatric disorders. *Ann Med* 40, 281–295 (2008).

689　McGowan, P. O. *et al.* Epigenetic regulation of the glucocorticoid receptor in human brain associates with childhood abuse. *Nature Neuroscience* 12, 342–348 (2009).

690　Keller, S. *et al.* Increased BDNF promoter methylation in the Wernicke area of suicide subjects. *Arch Gen Psychiatry* 67, 258–267 (2010).

691　Mill, J. *et al.* Epigenomic profiling reveals DNA-methylation changes associated with major psychosis. *Am J Hum Genet* 82, 696–711 (2008).

692　Kaminsky, Z. *et al.* A multi-tissue analysis identifies HLA complex group 9 gene methylation differences in bipolar disorder. *Mol Psychiatry* 17, 728–740 (2012).

693　Iwamoto, K. *et al.* Neurons show distinctive DNA methylation profile and higher interindividual variations compared with non-neurons. *Genome Research* 21, 688–696 (2011).

694　Rao, J. S., Keleshian, V. L., Klein, S. & Rapoport, S. I. Epigenetic modifications in frontal cortex from Alzheimer's disease and bipolar disorder patients. *Transl Psychiatry* 2, e132, (2012).

695　Xiao, Y. *et al.* The DNA methylome and transcriptome of different brain regions in schizophrenia and bipolar disorder. *PloS One* 9, e95875 (2014).

696　Chen, C. *et al.* Correlation between DNA methylation and gene expression in the brains of patients with bipolar disorder and schizophrenia. *Bipolar Disorders* 16, 790–799 (2014).

697　Ruzicka, W. B., Subburaju, S. & Benes, F. M. Circuit- and diagnosis-specific DNA methylation changes at gamma-aminobutyric acid-related genes in postmortem human hippocampus in schizophrenia and bipolar disorder. *JAMA Psychiatry* 72, 541–551 (2015).

698　Zhao, H. et al. Genome-wide DNA methylome reveals the dysfunction of intronic microRNAs in major psychosis. *BMC Med Genomics* 8, 62 (2015).

699　Zhao, Z. *et al.* PD_NGSAtlas: a reference database combining next-generation sequencing epigenomic and transcriptomic data for psychiatric disorders. *BMC Med Genomics* 7, 71 (2014).

700　Eykelenboom, J. E. *et al.* A t(1;11) translocation linked to schizophrenia and Affective Disorders gives rise to aberrant chimeric DISC1 transcripts that encode structurally altered, deleterious mitochondrial proteins. *Human Molecular Genetics* 21, 3374–3386 (2012).

701　Etain, B. *et al.* Genetic and functional abnormalities of the melatonin biosynthesis pathway in patients with bipolar disorder. *Human Molecular Genetics* 21, 4030–4037 (2012).

702　Lavebratt, C. *et al.* The KMO allele encoding Arg452 is associated with psychotic features in bipolar disorder type 1, and with increased CSF KYNA level and reduced KMO expression. *Mol Psychiatry* 19, 334–341 (2014).

703　Johansson, A. S. *et al.* Activation of kynurenine pathway in ex vivo fibroblasts from patients with bipolar disorder or schizophrenia: cytokine challenge increases production of 3-hydroxykynurenine. *J Psychiatr Res* 47, 1815–1823

(2013).

704 Breen, M. S. *et al.* Lithium-responsive genes and gene networks in bipolar disorder patient-derived lymphoblastoid cell lines. *Pharmacogenomics J* 16, 446–453 (2016).

705 Gaspar, L. *et al.* Human cellular differences in cAMP — CREB signaling correlate with light-dependent melatonin suppression and bipolar disorder. *Eur J Neurosci* 40, 2206–2215 (2014).

706 Huang, J. H. *et al.* Perturbational profiling of metabolites in patient fibroblasts implicates alpha-aminoadipate as a potential biomarker for bipolar disorder. *Mol Neuropsychiatry* 2, 97–106 (2016).

707 McCarthy, M. J. *et al.* Genetic and clinical factors predict lithium's effects on PER2 gene expression rhythms in cells from bipolar disorder patients. *Transl Psychiatry* 3, e318 (2013).

708 McCarthy, M. J., Wei, H., Landgraf, D., Le Roux, M. J. & Welsh, D. K. Disinhibition of the extracellular-signal-regulated kinase restores the amplification of circadian rhythms by lithium in cells from bipolar disorder patients. *Eur Neuropsychopharmacol* 26, 1310–1319 (2016).

709 McCarthy, M. J. *et al.* Calcium channel genes associated with bipolar disorder modulate lithium's amplification of circadian rhythms. *Neuropharmacology* 101, 439–448 (2016).

710 Bamne, M. N. *et al.* Application of an ex vivo cellular model of circadian variation for bipolar disorder research: a proof of concept study. *Bipolar Disorders* 15, 694–700 (2013).

711 McLean CK *et al.* Lithium-associated transcriptional regulation of CRMP1 in patient-derived olfactory neurons and symptom changes in bipolar disorder. *Transl Psychiatry* 8: 81 (2018).

712 Chen, H. M. *et al.* Transcripts involved in calcium signaling and telencephalic neuronal fate are altered in induced pluripotent stem cells from bipolar disorder patients. *Transl Psychiatry* 4, e375 (2014).

713 Bavamian, S. *et al.* Dysregulation of miR–34a links neuronal development to genetic risk factors for bipolar disorder. *Mol Psychiatry* 20, 573–584 (2015).

714 Mertens, J. *et al.* Differential responses to lithium in hyperexcitable neurons from patients with bipolar disorder. *Nature* 527, 95–99 (2015).

715 Stern, S. *et al.* Neurons derived from patients with bipolar disorder divide into

intrinsically different sub-populations of neurons, predicting the patients' responsiveness to lithium. *Mol Psychiatry* **23**, 1453–1465 (2018).

716 Kim, K. H. *et al.* Transcriptomic analysis of induced pluripotent stem cells derived from patients with bipolar disorder from an old order amish pedigree. *PloS One* **10**, e0142693 (2015).

717 Sawada, T. *et al.* Staged dysregulation of cortical development underlies psychoses. Neuro 2019 (July 25–28/2019, Niigata).

718 Shiah, I. S. & Yatham, L. N. Serotonin in mania and in the mechanism of action of mood stabilizers: a review of clinical studies. *Bipolar Disorders* **2**, 77–92 (2000).

719 Post, R. M. *et al.* Alterations in motor activity, sleep, and biochemistry in a cycling manic-depressive patient. *Arch Gen Psychiatry* **34**, 470–477 (1977).

720 Rush, A. J. *et al.* The dexamethasone suppression test in patients with mood disorders. *J Clin Psychiatry* **57**, 470–484 (1996).

721 Arana, G. W., Baldessarini, R. J. & Ornsteen, M. The dexamethasone suppression test for diagnosis and prognosis in psychiatry. Commentary and review. *Arch Gen Psychiatry* **42**, 1193–1204 (1985).

722 Hori, H. *et al.* Relationship of temperament and character with cortisol reactivity to the combined dexamethasone/CRH test in depressed outpatients. *Journal of Affective Disorders* **147**, 128–136 (2013).

723 Kasahara, T. *et al.* Depression-like episodes in mice harboring mtDNA deletions in paraventricular thalamus. *Mol Psychiatry* **21**, 39–48 (2016).

724 Shimizu, E. *et al.* Alterations of serum levels of brain-derived neurotrophic factor (BDNF) in depressed patients with or without antidepressants. *Biol Psychiatry*. **54**, 70–75. (2003).

725 Machado-Vieira, R. *et al.* Decreased plasma brain derived neurotrophic factor levels in unmedicated bipolar patients during manic episode. *Biological Psychiatry* **61**, 142–144 (2007).

726 Kato, T., Kakiuchi, C. & Iwamoto, K. Comprehensive gene expression analysis in bipolar disorder. *Canadian Journal of Psychiatry* **52**, 763–771 (2007).

727 So, J., Warsh, J. J. & Li, P. P. Impaired endoplasmic reticulum stress response in B-lymphoblasts from patients with bipolar-I disorder. *Biological Psychiatry* **62**, 141–147 (2007).

728 Hayashi, A. *et al.* Aberrant endoplasmic reticulum stress response in lympho-

blastoid cells from patients with bipolar disorder. *International Journal of Neuropsychopharmacology* **12**, 33–43 (2009).

729 Kato, T., Hayashi-Takagi, A., Toyota, T., Yoshikawa, T. & Iwamoto, K. Gene expression analysis in lymphoblastoid cells as a potential biomarker of bipolar disorder. *Journal of Human Genetics* **56**, 779–783 (2011).

730 Ranjekar, P. K. *et al.* Decreased antioxidant enzymes and membrane essential polyunsaturated fatty acids in schizophrenic and bipolar mood disorder patients. *Psychiatry Research* **121**, 109–122 (2003).

731 Ozcan, M. E., Gulec, M., Ozerol, E., Polat, R. & Akyol, O. Antioxidant enzyme activities and oxidative stress in Affective Disorders. *Int Clin Psychopharmacol* **19**, 89–95 (2004).

732 Kuloglu, M. *et al.* Antioxidant enzyme activities and malondialdehyde levels in patients with obsessive-compulsive disorder. *Neuropsychobiology* **46**, 27–32 (2002).

733 Andreazza, A. C. *et al.* Oxidative stress markers in bipolar disorder: A meta-analysis. *Journal of Affective Disorders* (2008).

734 Benes, F. M., Matzilevich, D., Burke, R. E. & Walsh, J. The expression of proapoptosis genes is increased in bipolar disorder, but not in schizophrenia. *Mol Psychiatry* **11**, 241–251 (2006).

735 Andreazza, A. C. *et al.* DNA damage in bipolar disorder. *Psychiatry Research* **153**, 27–32 (2007).

736 Simon, N. M. *et al.* Telomere shortening and mood disorders: preliminary support for a chronic stress model of accelerated aging. *Biological Psychiatry* **60**, 432–435 (2006).

737 Frey, B. N. *et al.* Increased oxidative stress and DNA damage in bipolar disorder: a twin-case report. *Progress in Neuro-psychopharmacology & Biological Psychiatry* **31**, 283–285 (2007).

738 Brown, N. C., Andreazza, A. C. & Young, L. T. An updated meta-analysis of oxidative stress markers in bipolar disorder. *Psychiatry Research* **218**, 61–68 (2014).

739 Kato, T., et al. Mitochondrial dysfunction and oxidative stress. in *Bipolar Disorder: Clinical and Neuro-biological Foundations*. (eds Maj, M., Yatham, L.N.) (Wiley-Blackwell, 2010).

740 Padmos, R. C. *et al.* A discriminating messenger RNA signature for bipolar dis-

order formed by an aberrant expression of inflammatory genes in monocytes. *Arch Gen Psychiatry* **65**, 395-407 (2008).

741 Yoshimi, N. *et al.* Cerebrospinal fluid metabolomics identifies a key role of isocitrate dehydrogenase in bipolar disorder: evidence in support of mitochondrial dysfunction hypothesis. *Mol Psychiatry* **21**, 1504-1510 (2016).

742 Kageyama, Y. *et al.* Search for plasma biomarkers in drug-free patients with bipolar disorder and schizophrenia using metabolome analysis. *Psychiatry and Clinical Neurosciences* **71**, 115-123 (2017).

743 Kageyama, Y. *et al.* Plasma Nervonic Acid Is a Potential Biomarker for Major Depressive Disorder: A Pilot Study. *International Journal of Neuropsychopharmacology* **21**, 207-215 (2018).

744 Berk, M. *et al.* Dopamine dysregulation syndrome: implications for a dopamine hypothesis of bipolar disorder. *Acta Psychiatr Scand* **434**, 41-49. (2007).

745 Kato, T. Molecular neurobiology of bipolar disorder: a disease of 'mood-stabilizing neurons'? *Trends in Neurosciences* **31**, 495-503 (2008).

746 Song, J. H. T., Lowe, C. B. & Kingsley, D. M. Characterization of a human-specific tandem repeat associated with bipolar disorder and schizophrenia. *Am J Hum Genet* **103**, 421-430 (2018).

747 Harwood, A. J. Lithium and bipolar mood disorder: the inositol-depletion hypothesis revisited. *Mol Psychiatry* **10**, 117-126 (2005).

748 Belmaker, R. H. *et al.* Reduced inositol content in lymphocyte-derived cell lines from bipolar patients. *Bipolar Disorders* **4**, 67-69 (2002).

749 Nemanov, L., Ebstein, R. P., Belmaker, R. H., Osher, Y. & Agam, G. Effect of bipolar disorder on lymphocyte inositol monophosphatase mRNA levels. *International Journal of Neuropsychopharmacology* **2**, 25-29 (1999).

750 Yoon, I. S. *et al.* Altered IMPA2 gene expression and calcium homeostasis in bipolar disorder. *Mol Psychiatry* **6**, 678-683 (2001).

751 Shamir, A. *et al.* Inositol monophosphatase in immortalized lymphoblastoid cell lines indicates susceptibility to bipolar disorder and response to lithium therapy. *Mol Psychiatry* **3**, 481-482 (1998).

752 Murray, G. & Harvey, A. Circadian rhythms and sleep in bipolar disorder. *Bipolar Disorders* **12**, 459-472 (2010).

753 Akiskal, H. S. *et al.* Bipolar outcome in the course of depressive illness. Phenomenologic, familial, and pharmacologic predictors. *Journal of Affective Disorders*

5, 115–128 (1983).

754 Salvatore, P. *et al.* Circadian activity rhythm abnormalities in ill and recovered bipolar I disorder patients. *Bipolar Disorders* **10**, 256–265 (2008).

755 Takaesu, Y. *et al.* Circadian rhythm sleep-wake disorders predict shorter time to relapse of mood episodes in euthymic patients with bipolar disorder: A prospective 48-week study. *J Clin Psychiatry* **79**. 17m11565 (2018).

756 Harvey, A. G. Sleep and circadian rhythms in bipolar disorder: seeking synchrony, harmony, and regulation. *American Journal of Psychiatry* **165**, 820–829 (2008).

757 Lewy, A. J., Wehr, T. A., Goodwin, F. K., Newsome, D. A. & Rosenthal, N. E. Manic-depressive patients may be supersensitive to light. *Lancet* **1**, 383–384 (1981).

758 Nurnberger, J. I., Jr. *et al.* Melatonin suppression by light in euthymic bipolar and unipolar patients. *Arch Gen Psychiatry* **57**, 572–579 (2000).

759 Yang, S., Van Dongen, H. P., Wang, K., Berrettini, W. & Bucan, M. Assessment of circadian function in fibroblasts of patients with bipolar disorder. *Mol Psychiatry* **14**, 143–155 (2009).

760 Malkoff-Schwartz, S. *et al.* Stressful life events and social rhythm disruption in the onset of manic and depressive bipolar episodes: a preliminary investigation. *Arch Gen Psychiatry* **55**, 702–707 (1998).

761 Meesters, Y. & van Houwelingen, C. A. Rapid mood swings after unmonitored light exposure. *American Journal of Psychiatry* **155**, 306 (1998).

762 Wehr, T. A. *et al.* Treatment of rapidly cycling bipolar patient by using extended bed rest and darkness to stabilize the timing and duration of sleep. *Biological Psychiatry* **43**, 822–828 (1998).

763 Barbini, B. *et al.* Dark therapy for mania: a pilot study. *Bipolar Disorders* **7**, 98–101 (2005).

764 Dokucu, M. E., Yu, L. & Taghert, P. H. Lithium- and valproate-induced alterations in circadian locomotor behavior in Drosophila. *Neuropsychopharmacology* **30**, 2216–2224 (2005).

765 Yin, L., Wang, J., Klein, P. S. & Lazar, M. A. Nuclear receptor Rev-erbalpha is a critical lithium-sensitive component of the circadian clock. *Science* **311**, 1002–1005 (2006).

766 Halberg, F., Vestergaard, P. & Sakai, M. Rhythmometry on urinary 17-ketoster-

oid excretion by healthy men and women and patients with chronic schizophrenia; possible chronopathology in depressive illness. *Arch Anat Histol Embryol* 51, 299-311 (1968).

767 加藤忠史. in 精神の脳科学(ed 加藤忠史)157-188(東大出版会, 2008).

768 Nakao, N. *et al.* Thyrotrophin in the pars tuberalis triggers photoperiodic response. *Nature* 452, 317-322 (2008).

769 Yoshimura, T. *et al.* Light-induced hormone conversion of T4 to T3 regulates photoperiodic response of gonads in birds. *Nature* 426, 178-181 (2003).

770 Ono, H. *et al.* Involvement of thyrotropin in photoperiodic signal transduction in mice. *Proceedings of the National Academy of Sciences of the United States of America* 105, 18238-18242 (2008).

771 King, D. P. *et al.* Positional cloning of the mouse circadian clock gene. *Cell* 89, 641-653 (1997).

772 Naylor, E. *et al.* The circadian clock mutation alters sleep homeostasis in the mouse. *Journal of Neuroscience* 20, 8138-8143 (2000).

773 Roybal, K., *et al.* Mania-like behavior induced by disruption of CLOCK. *Proc Natl Acad Sci USA* 104, 6406-6411 (2007).

774 McClung, C. A. *et al.* Regulation of dopaminergic transmission and cocaine reward by the Clock gene. *Proceedings of the National Academy of Sciences of the United States of America* 102, 9377-9381 (2005).

775 Mukherjee, S. *et al.* Knockdown of Clock in the ventral tegmental area through RNA interference results in a mixed state of mania and depression-like behavior. *Biological Psychiatry* 68, 503-511 (2010).

776 Shi, J. *et al.* Clock genes may influence bipolar disorder susceptibility and dysfunctional circadian rhythm. *American Journal of Medical Genetics. Part B, Neuropsychiatric Genetics* 147B, 1047-1055 (2008).

777 Mendlewicz, J. Disruption of the circadian timing systems: molecular mechanisms in mood disorders. *CNS drugs* 23 Suppl 2, 15-26 (2009).

778 Yoshida, H., Matsui, T., Yamamoto, A., Okada, T. & Mori, K. XBP1 mRNA is induced by ATF6 and spliced by IRE1 in response to ER stress to produce a highly active transcription factor. *Cell* 107, 881-891 (2001).

779 Hayashi, A. *et al.* The role of brain-derived neurotrophic factor (BDNF)-induced XBP1 splicing during brain development. *Journal of Biological Chemistry* 282, 34525-34534 (2007).

780 Hayashi, A., Kasahara, T., Kametani, M. & Kato, T. Attenuated BDNF-induced upregulation of GABAergic markers in neurons lacking Xbp1. *Biochemical and Biophysical Research Communications* **376**, 758-763 (2008).

781 Kato, T. & Kato, N. Mitochondrial dysfunction in bipolar disorder. *Bipolar Disorders* **2**, 180-190 (2000).

782 Clay, H. B., Sillivan, S. & Konradi, C. Mitochondrial dysfunction and pathology in bipolar disorder and schizophrenia. *International Journal of Developmental Neuroscience* **29**, 311-324 (2011).

783 Jou, S. H., Chiu, N. Y. & Liu, C. S. Mitochondrial dysfunction and psychiatric disorders. *Chang Gung Med J* **32**, 370-379 (2009).

784 Quiroz, J. A., Gray, N. A., Kato, T. & Manji, H. K. Mitochondrially mediated plasticity in the pathophysiology and treatment of bipolar disorder. *Neuropsychopharmacology* **33**, 2551-2565 (2008).

785 Rezin, G. T., Amboni, G., Zugno, A. I., Quevedo, J. & Streck, E. L. Mitochondrial dysfunction and psychiatric disorders. *Neurochem Res* **34**, 1021-1029 (2009).

786 Scaglia, F. The role of mitochondrial dysfunction in psychiatric disease. *Dev Disabil Res Rev* **16**, 136-143 (2010).

787 Young, L. T. Is bipolar disorder a mitochondrial disease? *J Psychiatry Neurosci* **32**, 160-161 (2007).

788 Morris, G. *et al.* A model of the mitochondrial basis of bipolar disorder. *Neuroscience and Biobehavioral Reviews* **74**, 1-20 (2017).

789 Scaini, G. *et al.* Mitochondrial dysfunction in bipolar disorder: Evidence, pathophysiology and translational implications. *Neuroscience and Biobehavioral Reviews* **68**, 694-713 (2016).

790 Machado, A. K., Pan, A. Y., da Silva, T. M., Duong, A. & Andreazza, A. C. Upstream pathways controlling mitochondrial function in major psychosis: A focus on bipolar disorder. *Canadian Journal of Psychiatry* **61**, 446-456 (2016).

791 Nierenberg, A. A. *et al.* Mitochondrial modulators for bipolar disorder: a pathophysiologically informed paradigm for new drug development. *Aust N Z J Psychiatry* **47**, 26-42 (2013).

792 Kato, T. *et al.* Reduction of brain phosphocreatine in bipolar II disorder detected by phosphorus-31 magnetic resonance spectroscopy. *Journal of Affective Disorders* **31**, 125-133 (1994).

793 Kato, T., Takahashi, S., Shioiri, T. & Inubushi, T. Alterations in brain phospho-

rous metabolism in bipolar disorder detected by in vivo ^{31}P and [7]Li magnetic resonance spectroscopy. *Journal of Affective Disorders* **27**, 53–59 (1993).

794 Murashita, J., Kato, T., Shioiri, T., Inubushi, T. & Kato, N. Altered brain energy metabolism in lithium-resistant bipolar disorder detected by photic stimulated ^{31}P-MR spectroscopy. *Psychol Med* **30**, 107–115 (2000).

795 Barbiroli, B. *et al.* Defective brain energy metabolism shown by in vivo ^{31}P MR spectroscopy in 28 patients with mitochondrial cytopathies. *J Cereb Blood Flow Metab* **13**, 469–474 (1993).

796 Kazuno, A. A. *et al.* Identification of mitochondrial DNA polymorphisms that alter mitochondrial matrix pH and intracellular calcium dynamics. *PLoS Genetics* **2**, e128 (2006).

797 Kakiuchi, C. *et al.* Quantitative analysis of mitochondrial DNA deletions in the brains of patients with bipolar disorder and schizophrenia. *International Journal of Neuropsychopharmacology* **8**, 515–522 (2005).

798 Fuke, S., Kametani, M. & Kato, T. Quantitative analysis of the 4977-bp common deletion of mitochondrial DNA in postmortem frontal cortex from patients with bipolar disorder and schizophrenia. *Neuroscience Letters* **439**, 173–177 (2008).

799 Sabunciyan, S. *et al.* Genome-wide DNA methylation scan in major depressive disorder. *PloS One* **7**, e34451 (2012).

800 Kong, Q. P. *et al.* Updating the East Asian mtDNA phylogeny: a prerequisite for the identification of pathogenic mutations. *Human Molecular Genetics* **15**, 2076–2086 (2006).

801 Kasahara, T. *et al.* Enrichment of deleterious variants of mitochondrial DNA polymerase gene (POLG1) in bipolar disorder. *Psychiatry and Clinical Neurosciences* **71**, 518–529 (2017).

802 Kato, T. M. *et al. Ant1* mutant mice bridge the mitochondrial and serotonergic dysfunctions in bipolar disorder. *Mol Psychiatry* **23**, 2039–2049 (2018).

803 Kasahara, T. *et al.* Mice with neuron-specific accumulation of mitochondrial DNA mutations show mood disorder-like phenotypes. *Mol Psychiatry* **11**, 577–593, 523 (2006).

804 Zhang, D. *et al.* Construction of transgenic mice with tissue-specific acceleration of mitochondrial DNA mutagenesis. *Genomics* **69**, 151–161 (2000).

805 Van Goethem, G., Dermaut, B., Lofgren, A., Martin, J. J. & Van Broeckhoven, C. Mutation of POLG is associated with progressive external ophthalmoplegia

文献 | 409

characterized by mtDNA deletions. *Nature Genetics* **28**, 211–212 (2001).

806 Siciliano, G. *et al.* Autosomal dominant external ophthalmoplegia and bipolar affective disorder associated with a mutation in the ANT1 gene. *Neuromuscul Disord* **13**, 162–165 (2003).

807 Kasahara, T., Kubota, M., Miyauchi, T., Ishiwata, M. & Kato, T. A marked effect of electroconvulsive stimulation on behavioral aberration of mice with neuron-specific mitochondrial DNA defects. *PloS One* **3**, e1877 (2008).

808 Kubota, M. *et al.* Abnormal Ca^{2+} dynamics in transgenic mice with neuron-specific mitochondrial DNA defects. *Journal of Neuroscience* **26**, 12314–12324 (2006).

809 Kubota, M. *et al.* Therapeutic implications of down-regulation of cyclophilin D in bipolar disorder. *International Journal of Neuropsychopharmacology* **13**, 1355–1368 (2010).

810 Hsu, D. T., Kirouac, G. J., Zubieta, J. K. & Bhatnagar, S. Contributions of the paraventricular thalamic nucleus in the regulation of stress, motivation, and mood. *Front Behav Neurosci* **8**, 73 (2014).

811 Zhu, Y., Nachtrab, G., Keyes, P. C., Allen, W. E., Luo, L. & Chen, X. Dynamic salience processing in paraventricular thalamus gates associative learning. *Science* **362**, 423–429 (2018).

812 Choi, E. A., Jean-Richard-Dit-Bressel, P., Clifford, C. W. G. & McNally, G. P. Paraventricular thalamus controls behavior during motivational conflict. *J Neurosci* (2019)

813 Miyazaki, K. W. *et al.* Optogenetic activation of dorsal raphe serotonin neurons enhances patience for future rewards. *Current Biology* **24**, 2033–2040 (2014).

おわりに

疫学，症状・経過，診断，治療，ゲノム，脳画像，死後脳研究，iPS 細胞，バイオマーカー……．

双極性障害の研究は膨大であり，全てをカバーする専門書を 1 人で書こうなどという途方もないことを考える人は，（自分を含め）いないのではないだろうか？　我ながら，無謀としか言いようがない．

もし，1999 年に，若気の至りで，本書の初版を書いていなかったら，おそらく今，このような本をゼロから書くことはなかったし，書く時間も，気力もなかったであろう．

本書の校正を終えて，自分が精神科医になってからの 31 年に思いをはせた．前半は，双極性障害の MRS 研究に取り組みつつ，病棟で躁状態の患者さんと文字通り格闘したり，病棟でセルフヘルプグループもどきを始めたり，本当にいろいろなことがあった．

理研で研究に専念するようになってからも，ゲノム，死後脳，動物モデル，iPS 細胞，バイオマーカーなど，さまざまな研究に従事しつつ，細々と外来診療を続けてきた．その傍ら，患者会の立ち上げに参加したり，世界双極性障害デーのイベントを企画したり，治療ガイドライン策定に関わったり，一般書を執筆・監修したり，臨床試験に関わったりと，色々な仕事に関わってきたが，全ては双極性障害に関係したものばかりである．30 年間，双極性障害中心の生活を送ってきたと言っても過言ではない．

本書の校正は，これまでの本の仕事の中でも，最も困難を極めるものであったが，その仕事を何とかやり終えることができた今，とにかくホッとしている．

自分で書いた以上，筆者には全ての責任があるが，人の書いた本の査読ははるかに気の重い仕事だろう．今回，その骨の折れるお仕事を行ってくれた，獨協医科大学精神科の藤井久彌子先生に，心より感謝を申し上げたい．

なお，初版からの 20 年の間には，倫理面でも大きな変化があった．

以前は個人が特定できないように留意することが重視され，細部を改変し

て報告するといったことが行われていたが，2018年にできた，日本精神神経学会のプライバシー保護のガイドラインでは，症例報告においては，原則として同意を得ることになった．そのため，第3版で新たに追加した症例については，掲載原稿を提示して書面にて同意を得た．ご協力いただいた方々に，感謝申し上げたい．

　本書を通して，自分がこれまでに体験し，勉強して身につけてきた双極性障害について理解を，こうして次世代の方々にお伝えすることで，新たな診療・研究の糧にしていただければ，と願っている．

　2019年5月

加藤忠史

利害関係の開示

発表に関連し，開示すべき COI 関係にある企業など

① 顧問：日本イーライリリー，かなえ医薬振興財団，共和薬品工業，グラクソ・スミスクライン，大正富山医薬品，大日本住友製薬，武田薬品工業，日本ベーリンガーインゲルハイム，ヤンセンファーマ

② 株保有・利益：なし

③ 特許使用料：なし

④ 講演料：アステラス製薬，日本イーライリリー，MSD，大塚製薬，協和発酵キリン，共和薬品工業，グラクソ・スミスクライン，塩野義製薬，大正富山医薬品，ファイザー，Meiji Seika ファルマ，持田製薬，ヤンセンファーマ，吉富薬品，和光純薬

⑤ 原稿料：Janssen Asia Pacific，日本イーライリリー，大塚製薬，協和発酵キリン，共和薬品工業

⑥ 受託研究・共同研究費：武田薬品工業(共同研究)

⑦ 奨学寄付金：なし

⑧ 寄付講座所属：なし

⑨ 贈答品などの報酬：なし

索引